医学缩略语词典

主　编　　郑芝田　段丽萍

北京大学医学出版社

YIXUE SUOLUEYU CIDIAN

图书在版编目（CIP）数据

医学缩略语词典/郑芝田、段丽萍主编 .—北京：北京大学医学出版社，2003.4
ISBN 7-81071-246-2

Ⅰ.医… Ⅱ.①郑…②段… Ⅲ.医学-缩略语-词典
Ⅳ.R-61

中国版本图书馆 CIP 数据核字（2002）第 052826 号

医学缩略语词典

主　　编：郑芝田　段丽萍
出版发行：北京大学医学出版社（电话：010-82802230）
地　　址：（100083）北京市海淀区学院路 38 号　北京大学医学部院内
网　　址：http：//www. pumpress. com. cn
E - mail：booksale@ bjmu. edu. cn
印　　刷：莱芜市圣龙印务书刊有限责任公司
经　　销：新华书店
责任编辑：赵　莳　　**责任校对**：王怀玲　　**责任印制**：张京生
开　　本：850mm×1168mm　1/32　**印张**：11.75　**字数**：433 千字
版　　次：2003 年 4 月第 1 版　2005 年 1 月第 2 次印刷　**印数**：2101－3200 册
书　　号：ISBN 7-81071-246-2/R·246
定　　价：29.90 元

本书由

北京大学医学部科学出版基金

资助出版

编 者 名 单

主　编　郑芝田　段丽萍

编写者（按汉语拼音排序）

陈　曼	陈凤荣	陈明哲	陈学荣	褚雅贤	丁士刚
段丽萍	范敏华	韩鸿宾	黄德珉	郭　静	孔繁祜
雷道年	李　英	李林峰	李美芝	李琼芳	李淑珍
李学军	李哲生	林佩芬	林香春	刘　彬	刘丹丹
吕愈敏	牛　杰	潘天明	宋世兵	孙　宇	孙永昌
田德祥	王　松	王爱英	王良绪	王世俊	谢敬霞
谢汝萍	杨雪玲	杨雪松	姚婉贞	叶蓉华	叶嗣懋
张　武	张　媛	张永珍	张自顺	郑芝田	周丽雅

前 言

医学发展日新月异，分支逐渐增多，新名词不断出现，旧有名词已不能满足需要，为书写方便和节省书刊篇幅，不少名词的缩略语随即应运而生。缩略语在文章中第一次出现时，按规定应附原文。目前一些书刊文献缩略语的书写尚属规范，但也有不按规定不附原文者，则不易理解其意义，给读者造成困难。有鉴于此，特邀我院24个科室的专家共同撰写了《医学缩略语词典》。本词典共收集缩略语1万5千余条，以英语为主，供读者查阅。缩略语繁多难以尽收，疏漏错误在所难免，希望读者不吝赐教，以便再版时改正。

本词典的出版得到北京大学医学部科学出版基金的资助；全体撰写者在业余时间不懈努力，使之得以顺利按时脱稿，在此表示衷心感谢。

郑芝田

北京大学第三临床医学院

凡　　例

1. 本词典共收录缩略语 15000 余条，按英语字母排序；
2. 语别以英语为主，少数为拉丁语或德语；
3. 编辑原则是按略语、原词、词义或注释顺序排列；
4. 略语词形按惯例形式；
5. 注释后所附的（= × × ×）系指同义词或参见；
6. 有符号或数字的词（如：αF，17K）则按其后的英语字母顺序（F，K）排序。
7. 一条缩略语含多个原词时，只列一条缩略语，其他原词则按英语字母顺序排在其下。

目　录

A

A absolute temperature 绝对温度（°A）
Acarapis 蜂跗腺螨属
Acarus 螨属；恙虫属；粉螨属
achievable 可达到的
acid 酸
acidity total 总酸度
action 作用；动作
active 有效的；活性的
activity 活动；活动度；活性；效能
adenine 腺嘌呤
adenosine 腺苷
adrenaline 肾上腺素（= Adr，Ad）
adult 成人
afternoon 午后
alanine 丙氨酸（= Ala）
alcohol 酒精
allergist 变态反应学家
allergy 过敏
alpha A（大写），α（小写）希腊语第1个字母；最初，第一位的；the alpha and omega 自始至终
ampere 安培（电流单位）
ampule 安瓿
anaphylaxis 过敏症，过敏性
and 和
androstenedione 雄烯二酮（正常参考值：成年女性 1.72-8.6nmol/L，同睾酮）
anode 阳极
anterior 前的
aqua 水；水剂
arteria，artery 动脉
Aspergillus 曲霉属
asymmetry 不对称（现象）
atrial 心房
attack 发作；发病；攻击
author 著者
axial 轴的，中轴的

°A degree absolute 绝对温度

Å Angström 埃（分光化学用长度单位，1Å = 10^{-10}m）

ΓA gamma A 伽马 A（= IgA）

& and 和

A_1 α_1 globulin α_1 球蛋白
aortic first heart sound 主动脉瓣（区）第1心音

A_2 aortic second heart sound 主动脉瓣（区）第二心音（主动脉第2音）

AⅡ angiotensin Ⅱ 血管紧张素Ⅱ

A260 absorbance at 260nm 260 nm 处吸光度

α_2G α_2 globulin α_2 球蛋白

AA absolute alcohol 无水酒精
absolute arrhythmia 完全不整脉
active assistive（range of motion） 助动活动范围
acupuncture analgesia 无痛针刺法
adrenocortical androgen 肾上腺皮质雄激素
agranulocytic angina 粒细胞缺乏性咽峡炎
allergic asthma 变应性哮喘
alopecia areata 斑形脱发，斑秃，局限性脱发

alveolar-arterial (gradient) 肺泡－动脉（梯度）
amino acid 氨基酸
aortic aneurysm 主动脉（动脉）瘤
aortic arch 主动脉弓
aplastic anemia 再生障碍性贫血（= APLA）
arachidonic acid 花生四烯酸
ascending aorta 升主动脉
ascorbic acid 抗坏血酸，维生素 C（= AsA）
atlas 寰椎，图谱
atlantoaxial 寰枢［椎］的

Aa actinobacillus actinomycetem comitans 放线共生放线杆菌

aA aortic amplitude 主动脉（根部主波）振幅

aa ana 同量（处方用语）

AAA abdominal aortic aneurysm 腹主动脉瘤
abdominal aortic aneurysmectomy 腹主动脉瘤切除术
acquired aplastic anemia 获得性再生障碍性贫血
acute anxiety attack 急性焦虑发作
acute aplastic anemia 急性再生障碍性贫血
American Academy of Allergy 美国变态反应学会
aneurysm of the ascending aorta 升主动脉瘤

AAbs autoantibody 自身抗体

A1B A1B blood subgroup A1B 亚血型

AAD alpha 1-antitrypsin deficiency α1 抗胰蛋白酶缺陷
American Academy of Dermatology 美国皮肤病学会
antiarrhythmic drug 抗心律失常药
antibiotic-associated diarrhea 抗生素相关性腹泻
atherosclerotic arterial disease 动脉粥样硬化病

aad adrenalectomized alloxan-diabetic 切除肾上腺的四氧嘧啶糖尿病

A-aDo$_2$ alveolar arterial oxygen difference 肺泡内氧分压-动脉血氧分压差（PAo_2-Pao_2，正常值在 20mmHg 以下。$AaDo_2$ 相差很大时，应考虑为通气/血流比分布异常，左右分流或弥散功能障碍）

AADS American Academy of Dermatology and Syphilology 美国皮肤病和梅毒学会

AAF acetic-alcohol formalin (fixing fluid) 乙酸-乙醇-甲醛液（固定液）
ascorbic acid factor 抗坏血酸因子

AAFS American Academy of Forensic Science 美国法医学会

AAI atrial inhibited〔pacing〕心房抑制型〔起搏〕

AAL anterior axillary line 腋前线

AAM American Association of Microbiology 美国微生物学协会

AAMC Association of American Medical Colleges 美国医科大学协会

AAN acute allergic nephritis 急性过敏性肾炎

AAOS American Academy of Orthopedic Surgery 美国整形外科学会

AAP acetaminophen 扑热息痛，对乙酰氨基酚，醋氨酚

alanine aminopeptidase 丙氨酸氨基肽酶（正常参考值：尿 2.5 – 6.1mu/mg 肌酐，尿浓度增高为肾小管损伤的指标）
American Academy of Pediatrics 美国儿科学会
American Academy of Pedodontics 美国儿童牙科学会
American Academy of Periodontology 美国牙周病学会
aminoantipyrine 氨基安替比林，匹拉米洞
Association of American Physicians 美国医师协会

AAS allgemeine adaptations syndrome 全身性适应［应激］综合征
anthrax antiserum 抗炭疽血清
aortic arch syndrome 主动脉弓综合征
atlantoaxial subluxation 寰枢［椎］不全脱位
atomic absorption spectrometry 原子吸收分光光度法

AAV adeno-associated virus 腺相关病毒

AB abdominal 腹部
able-bodied 体格健全的，强壮的
abnormal 异常的
abortion 流产；顿挫
abscess 脓肿
actual base 实际碱
actual bicarbonate 实际碳酸氢盐（正常参考值：22-27mmol/L；增高：代谢性酸中毒；降低：代谢性碱中毒）
antibody 抗体

A2B A2B blood subgroup A2B 亚血型

abbr abbreviation 缩写，简写

ABC absolute basophil count 绝对嗜碱细胞计数
absolute bone conduction 绝对骨传导
adriamycin，BCNU，cyclophosphamide 阿霉素、卡氮芥、环磷酰胺（化疗方案）
airway，breathing，circulation 气道、呼吸与循环（心肺复苏）
aneurysmal bone cyst 动脉瘤性骨囊肿
apnea，bradycardia，cyanosis 呼吸暂停，心动过缓，发绀
aspiration biopsy cytology 抽吸活检细胞学，针吸活检细胞学
avidin-biotin-peroxidase complex 抗生物素蛋白 – 生物素 – 过氧化物酶复合物

ABCD adriamycin，bleomycin，CCNU，dacarbazine 阿霉素、博来霉素、罗氮芥、氮烯唑胺（化疗方案）

ABCM adriamycin（doxorubicin），bleomycin，cyclophosphamide，and mitomycin C 阿霉素、博来霉素、环磷酰胺、丝裂霉素 C（化疗方案）

ABD abdomen 腹部
abduction 外展（上臂、肩关节、下肢髋关节自矢状面向外侧运动。手足的指（趾）离开中指（趾）向外侧运动，常用的有髋关节外展）
adriamycin，bleomycin，DTIC（dacarbazine） 阿霉素、博来霉素、氮烯唑胺（化疗方案）
adynamic（or aplastic）bone disease 动力缺陷性骨病，再生不良性骨病
aged，blind，disabled 老年的、失明的、残疾的
American Board of Dermatology 美国皮肤病学委员会
apparent bulk density 表观容积

密度，表观计算密度，表观体积重量
average body dose 平均全身（照射）剂量
ABE actual base excess 实际碱剩余
acute bacterial endocarditis 急性细菌性心内膜炎
ABG axiobuccogingival 轴颊龈的
AB gap air bone gap 气骨隙，气骨导间距（为气传导与骨传导听力差，气传导听力减低时导致骨传导听力差，表示传音障碍）
ABGs arterial blood gases 动脉血气
ABI atherothrombotic brain infarction ［动脉］粥样血栓形成性脑梗死
ABL axiobuccolingual 轴颊舌的
ABLB alternate binaural loudness balance［test］ 双耳交替响度平衡［试验］
ABMT allogeneic bone marrow transplantation 同种（异体）骨髓移植
autologous bone marrow transplantation 自体骨髓移植
ABNM American Board of Nuclear Medicine 美国核医学委员会
ABO ABO blood type（group）system ABO 血型分型法（将血型分为 A 型、B 型、AB 型、O 型。此外尚有 A1、A2、A1B、A2B 分型法和 MN 式、RH 式 P 式等）
ABP adriamycin, bleomycin, prednisone 阿霉素、博来霉素、泼尼松（化疗方案）
arterial blood pressure 动脉血压
avidin-biotin-peroxidase 抗生物素蛋白-生物素-过氧化物酶
ABPA allergic bronchopulmonary aspergillosis 变应性支气管肺曲霉菌病
AB-PASR Alcian-blue periodic acid-Schiff reaction 阿申蓝-高碘酸希夫反应
AB-Pc aminobenzyl penicillin 氨基苄青霉素（氨苄青霉素 aminobenzyl Pc，ampicillin，为广谱抗生素，是应用范围较广的青霉素，能长时间保持血中浓度，在胆汁内也有较高浓度，常用于细菌性痢疾、肠伤寒、细菌性胆囊炎等）
ABPM ambulatory blood pressure monitoring 动态血压监测
ABR absolute bedrest 绝对卧床
actual bicarbonate radical 实际碳酸氢根
auditory brainstem response 听［性］脑干反应
ABS acrylonitrile-butadiene-styrene 丙烯腈-丁二烯-苯乙烯三元聚合物
acute brain syndrome 急性脑综合征
Alcian blue stain 阿申蓝染色
anti-B serum 抗 B 血清
antihuman B lymphocyte serum 抗人 B 淋巴细胞血清
at bedside 床旁
abs abstracts 文摘，摘要
ABT aminopyrine breath test 氨基比林呼气试验
antibody binding test 抗体结合试验
arteria basilaris thrombus 基底动脉血栓
ABU American Board of Urology 美国泌尿科学委员会
asymptomatic bacteriuria 无症状性细菌尿
ABVD adriamycin, bleomycin,

vincristine, dacarbzine 阿霉素、博来霉素、长春花碱、氮烯唑胺（化疗方案）

AC abdominal circumference 腹围（对腹水患者定期或在抽腹水前后进行的测量。用卷尺测量与身体长轴呈直角交叉的平脐一周的长度即为腹围）

accommodative convergence 调节性集合

acrodermatitis continual 连续性肢端皮炎

acromioclavicular［joint］ 肩锁［关节］

activated charcoal 活性炭（毒物吸附剂）

acute cystitis 急性膀胱炎

acute 急性

adenylate cyclase 腺苷酸环化酶

adrenal cortex 肾上腺皮质

air conduction 气导［听力］（声音由气导受音器经外耳道及中耳传至内耳的听力。患有外耳道及中耳疾病时，气传导听力减低）

alcoholic cirrhosis 酒精性肝硬化

alternating current 交流电

angle campimetry 视角中心视野测定（为确定有无偏盲的黄斑遮蔽而进行的视野检查法）

anterior chamber ［眼］前房（在虹膜与晶状体和玻璃体之间的空间，充满前房水）

aortic commissurotomy 主动脉瓣连合部切开术

auditory curve 听力曲线

ac ante cibum 饭前（处方用语）

ac（a） anterior communicating artery 前交通动脉支（联结两侧大脑前动脉的前交通支，为动脉瘤的好发部位，构成大脑动脉环的一部分）

ACA acinic cell carcinoma 腺泡细胞癌

active cutaneous anaphylaxis 自动皮肤过敏反应

acute cerebellar ataxia 急性小脑共济失调

acute coronary attack 冠心病急性发作

adenocarcinoma 腺癌

adoptive cutaneous anaphylaxis 继承性皮肤过敏反应

adrenal cortex antibody 肾上腺皮质抗体

anterior cerebral artery 大脑前动脉

anti-cardiolipin antibody 抗心肌磷脂抗体（正常：阴性；阳性常见于：脑梗死、肺梗死、血管阻塞性失明、青年性头痛病人。部分系统性红斑狼疮病人也可呈阳性）

ACAD allograft coronary artery disease ［同种］异体移植后冠状动脉疾病

acad academy, academic 学院，［科学］院的

ACAG acute closed angle glaucoma 急性闭角型青光眼

ACB antibody coated bacteria 抗体被覆细菌

aortocoronary bypass 主动脉冠状动脉搭桥术

AC bypass aorto-coronary bypass 主动脉－冠状动脉搭桥术（冠状动脉严重狭窄，有可能发生心肌梗死时，将主动脉与狭窄的冠状动脉末梢以血管(多采用大隐静脉或乳内动脉)连接，构成侧支循环以保持血运）

ACC accident 事故

accidental 事故的

acetyl-CoA carboxylase 乙酰辅

酶A羧化酶
adenoid cystic carcinoma 腺样囊性癌
American College of Cardiology 美国心脏病学院
aplasia cutis congenita 先天性皮肤发育不全

AcCoA acetyl coenzyme A 乙酰辅酶A

ACCR amylase creatinine clearance ratio 淀粉酶肌苷清除率（正常参考值：1.4%－4.0%（$=C_{am}/C_{cr}$））

ACD absolute cardiac dullness 绝对心浊音［界］
acid-citrate-dextrose 枸橼酸盐葡萄糖（血液贮存保养液）
allergic contact dermatitis 过敏性接触性皮炎
anemia of chronic disease 慢性病性贫血
angiokeratoma corporis diffusum universale 全身性弥散性血管角质瘤，范勃利综合征
anterior chamber depth 前房深度
area of cardiac dullness 心浊音区

ACE acetylcholinesterase 乙酰胆碱酯酶
angiotensin converting enzyme 血管紧张素转换酶

ACEI angiotensin converting enzyme inhibitor 血管紧张素转换酶抑制剂

ACG angiocardiography 心血管造影术
antral chronic gastritis 慢性胃窦炎
aortocoronary graft 主动脉冠状动脉移植物
apex cardiography 心尖搏动图（心尖搏动、心音和心电图同时记录的检查方法）
apexcardiogram 心尖搏动图
autoimmune chronic gastritis 自身免疫性慢性胃炎

ACGIH American Conference of Governmental Industrial Hygienist 美国政府工业卫生医师会议

ACH acetohexamide 醋磺环己脲，对乙酰苯磺酰环己脲（降血糖药）
achalasia 失弛缓性，弛缓不能，失弛缓症（一般指食管下部）
active chronic hepatitis 慢性活动性肝炎
adrenal cortical（adrenocortical）hormone 肾上腺皮质激素
aftercoming head 胎头后出（臀位）
arm，chest，height 臂［围］、胸［围］、［身］高
arm girth，chest depth，hip width 臂围、胸厚、髋宽（营养指数）

ACh acetylcholine 乙酰胆碱（将副交感神经及运动神经的冲动传到脏器，可被血中的胆碱酯酶水解）

ACHA anterior choroidal artery 脉络膜前动脉

AChE acetylcholinesterase 乙酰胆碱酯酶

ACHF acute congestive heart failure 急性充血型心力衰竭

ACIOL anterior chamber intraocular lens 前房型人工晶体

ACL anterior cruciate ligament 前交叉韧带

ACLA anticardiolipin antibody 抗心磷脂抗体（见于抗磷脂综合

征患者，正常为阴性）

ACLE acute cutaneous lupus erythematosus 急性皮肤红斑狼疮

AcM achromycin 四环素（商品名 Tetracyclin）

AcoA anterior communicating artery 前交通动脉

Acoust acoustical 声学的

ACP acid phosphatase 酸性磷酸酶（其正常参考值与碱性磷酸酶(AlP)一样。由于测定方法不同而各异，Bodansky 测定法为 0.2-1.0 单位，King Armstrong 测定法为 0-4 单位，Bessey Lowry 测定法为 0.13-0.63 单位。升高见于前列腺癌、骨肉瘤、多发性骨髓瘤、骨转移癌、前列腺肥大及骨质疏松等）

acute cor pulmonale 急性肺源性心脏病

acyl carrier protein 酰基载体蛋白

adriamycin, cyclophosphamide and prednisone 阿霉素、环磷酰胺和泼尼松（化疗方案）

aspirin, caffeine, phenacetin 阿司匹林、咖啡因、非那西汀

atypical chest pain 非典型胸痛

ACPD ambulant continuous peritoneal dialysis 非卧床持续性腹膜透析

ACPP adrenal cortex polypeptide 肾上腺皮质多肽

ACR acquired cellular resistance 获得性细胞抗力，获得性细胞免疫

adenomatosis of the colon and rectum 结肠与直肠腺上皮增生

American College of Radiology 美国放射学会

auditory cortical response 听皮层反应

acro acrophobia 恐高症

ACS acute coronary syndrome 急性冠状动脉综合征

AC shock alternating current [counter]shock 交流电震荡除颤器（利用交流电引起电震荡而设计的这种除颤器进行除颤，目前因疗效和安全性差已很少使用，应用直流电的 DC 型较好）

ACSM American College of Sport Medicine 美国运动医学学会

ACT accelerated clotting time 促凝时间

acinic cell tumors 腺泡细胞瘤

actinomycin 放线菌素

activated clotting time 激活凝固时间

anticoagulant therapy 抗凝血治疗

ACTCM American College of Traditional Chinese Medicine 美国中国传统医学学会

ACT-D actinomycin-D 放线菌素-D（抗癌药）

ACTH adrenocorticotrophic hormone 促肾上腺皮质激素（来自脑下垂体前叶，作用于肾上腺皮质，促进类固酮激素的分泌，亦称促皮质素。是由 39 个氨基酸组成的多肽。除做治疗药物外，还可用于做脑下垂体、肾上腺皮质的功能检查。血浆 RIA 法参考值 5-180ng/L，上午 8-9 时 10-80ng/L，夜间 12 时 < 10ng/L。升高 > 200ng/L，见于异位分泌、小细胞肺癌、先天性肾上腺皮质增生；减低见于肾上腺腺瘤及肾上腺皮质瘤）

ACTH-RH ACTH-releasing hormone 促肾上腺皮质激素释放激素

ACV acute cardiovascular 急性心血管［疾病］

acyclovir (acycloguanosine) 无环鸟苷（抗病毒药）
airway closing volume 气道关闭容量
allergic cutaneous vasculitis 皮肤变应性血管炎
anti-coxsackie virus B 柯萨奇B组病毒抗体（阴性或阳性，用于病毒性心肌炎诊断）
atrial-carotid-ventricular 心房－颈动脉－心室的
arteriole-capillary-venule 小动脉－毛细血管－小静脉

ACW anti-clockwise 反时针方向

AD accidental death 事故死亡，意外死亡
acetate dialysis 乙酸盐透析
active disease 活动性疾病
acute dermatomyositis 急性皮肌炎
addict 癖嗜者，瘾君子
Addison disease 艾迪生病，肾上腺皮质功能减退
adenoidal degeneration [virus] 腺样变性[病毒]
admitting diagnosis 入院诊断
adriamycin 阿霉素
adult disease 成人疾病
Aleutian [mink] disease 阿留申水貂病
alveolar duct 肺泡小管
Alzheimer's disease 阿尔茨海默病，早老性痴呆（= AZ）
aneurysmal dilatation 动脉瘤性扩张
antibody D D[Rh血型]抗体
atopic dermatitis 特应性皮炎
autoimmune disease 自身免疫性疾病
average deviation 平均偏差，均差
Anno Domini 公元

Ad adenocarcinoma 腺癌
adenoma 腺瘤
adenovirus 腺病毒
adipocyte 脂肪细胞
adrenaline 肾上腺素（= A, Adr）
aortic dimension 主动脉（根部）内径
aqua destillata 蒸馏水

ad adde, addatur 加上（处方用语）
a drug (addict) 麻药成瘾

ADA adenosine deaminase 腺苷脱氨酶（正常参考值：< 35U / L（胸水）诊断结核）
American Dermatology Association 美国皮肤病学协会
anti-DNA antibody 抗DNA抗体
automatic data acquisition 自动数据采集程序（为计算机功能）

adapt adaptation 改编

ADAT American Dental Association Test 美国牙科协会考试

ADC anterior descending coronary 冠状动脉前降支
analog-to-digital converter 模拟/数字转换器（为计算机器件）
antral diverticulum of the colon 结肠窦憩室
apparent diffusion coefficient 表面扩散系数

AdC adrenal cortex 肾上腺皮质

ADCC antibody-dependent cellular cytotoxicity 抗体依赖细胞的细胞毒性

ADCCP Advanced Data Communication Control Procedure 高级数据通信控制规程

ADCMC antibody-dependent complement mediated cytotoxicity 抗体依赖性补体介导的细胞毒性

ADD addendum 补遗，附录
adduction 内收
androstenedione 雄甾烯二酮
attention deficit disorder 注意力缺陷症；儿童多动症
addict addiction 嗜癖
Addis Addis count 艾迪计数（12小时尿沉渣细胞计数。正常参考值：白细胞 < 100 万个/12h、红细胞 < 50 万个/12h、管型 < 5000 个/12h。红细胞升高见于：肾炎、肾结核、肾肿瘤、肾结石及多囊肾等；管形增多见于：肾炎；白细胞升高见于：肾盂肾炎及尿路感染）
Addn addition 加
ADEM acute disseminated encephalomyelitis 急性播散性脑脊髓炎
ADH alcohol dehydrogenase 乙醇脱氢酶
antidiuretic hormone 抗利尿激素（正常参考值：1-1.5μg/L(pg/ml)）
ADI acceptable daily intake 每日允许摄入量
antral diverticulum of the ileum 回肠窦憩室
autosomal dominant ichthyosis 常染色体显性的干皮病（鱼鳞病）
ADKC atopic dermatitis with keratoconjunctivitis 伴有角膜结膜炎的特异性皮炎
ADL activities of daily living 日常生活活动
AdM adrenal medulla 肾上腺髓质
Adm admission 住院
ADP acute dermatomyositis and polymy-ositis 急性皮肌炎与多发性肌炎
adenosine diphosphate 二磷酸腺苷
advanced pancreatitis 进展性胰腺炎
ADPKD autosomal dominant polycystic kidney disease 常染色体显性（遗传性）多囊肾
ADQ abductor digiti quinti 小指（趾）展肌
ADR accepted dental remedies 认可的牙科药物，公认牙科疗法
adverse drug reaction 药物不良反应
Adr adrenaline 肾上腺素（= A, Ad）
ADS antidiuretic substance 抗利尿物质
automated drafting system 自动化制图系统
ADT anterior drawer test 前抽屉试验（检查膝前交叉韧带的方法）
attribute distributed tree 特征分布树
ADTA American Dental Trade Association 美国牙医界协会
ADTe anodal duration tetany 阳极通电期间强直收缩
A-D test acceleration deceleration test 加减速度实验
ADU acute duodenal ulcer 急性十二指肠溃疡
ad us ext ad usum externum 外用（处方用语）
ad us int ad usum internum 内用，内服（处方用语）
adv advancement, advanced 进展，高等的
AE above elbow 肘上［截肢］
acrodermatitis enteropathica 肠病性肢端皮炎
adult erythrocyte 成人红细胞
air embolism 气泡栓塞
amblyopia eye 弱视眼
angioneurotic edema 血管神经

性水肿
anoxic encephalopathy 缺氧性脑病
anti-epileptic［medication］ 抗癫痫［药物疗法］
atopic eczema 特应性湿疹
AEB acqured epidermolysis bullosa 获得性大疱性表皮松解
acute erythroblastopenia 急性成红细胞减少症
AEC ankyloblepharon-ectodermal dysplasia-clefting ［syndrome］ 睑缘粘连－外胚层发育不全－唇腭裂［综合征］
AECD allergic eczematous contact dermatitis 过敏湿疹性接触性皮炎
AECG ambulatory electrocardiography 动态心电图
AED acceptable emergency dose 急救容许剂量
anhidrotic ectodermal dysplasia 无汗性外胚层发育不良
anti-epileptic drug 抗癫痫药
automated external defibrillator 体外自动除颤器
AEDS anhidrotic ectodermal dysplasia syndrome 无汗性外胚叶发育不良综合征
AEI atrial escape interval 心房逃逸间期
AEN acute epidermal necrolysis 急性表皮坏死性松解
aseptic epiphyseal necrosis 无菌性骺部坏死
AEP acute edematous pancreatitis 急性水肿性胰腺炎
auditory evoked potential 听觉诱发电位
AEP average evoked potential 平均诱发电位
AERE Atomic Energy Research Establishment 原子能研究所
Aeromed aeromedicine 航空医学
AES atomic emission spectroscopy 原子发射光谱法
atrial extra systole 心房性期外收缩
AEX anion exchange 阴离子交换
AF abnormal frequency 异常频率
acid fast 抗酸性的
acoustic frequency 声频，音频
adult female 成年女性
afebrile 无热（度）的
aflatoxin 黄曲霉素
amaurosis fugax 一过性黑矇
ascitic fluid 腹水
atrial fibrillation 心房纤颤
atrial flutter 心房扑动
AFB acid fast bacillus 抗酸杆菌(结核杆菌、麻风杆菌等染色后，用强酸处理也不退色，故称抗酸杆菌)
AFE amniotic fluid embolism 羊水栓塞
aff afferent 近心性的
AFI advanced Fourier imaging 高级傅立叶成像
amniotic fluid index 羊水指数(8-20cm，＜5cm 为羊水过少，＞20cm 为羊水过多)
amaurotic familial idiocy 家族黑矇性白痴
AFLP acute fatty liver of pregnancy 妊娠性急性脂肪肝（妊娠 30 周以后合并，呈急性肝功不全表现）
AFMLNS acute febrile mucocutaneous lymph node syndrome 急性发热性黏膜皮肤淋巴结综合征
AFND acute febrile neutrophilic

dermatosis 急性热性嗜中性皮肤病；急性发热性嗜中性粒细胞浸润性皮病（斯威特 Sweet 综合征）

AFO ankle-foot orthosis 踝-足关节支具

AFP acute fibrinous pericarditis 急性纤维蛋白性心包炎
alpha fetoprotein, α-fetoprotein 甲胎蛋白（正常参考值：<25mg/ml）
anterior faucial pillar 舌腭弓，前腭弓（耳鼻喉科）

AFS acquired Fanconi syndrome 获得性范科尼综合征
adult Fanconi syndrome 成人范科尼综合征
American Fertility Society 美国生育协会

AFT antifibrinolysin test 抗纤维素溶解试验

AFU α-L-fucosidase α-L-岩藻糖苷酶（血清正常参考值：3.08±0.27U/L（生化法）。升高见于肝、子宫、胃、胰腺的恶性肿瘤及肝良性肿瘤）

AFX atypical fibroxanthoma 非典型纤维黄色瘤

AG abdominal girth 腹围
acycloguanosine 无环鸟苷
agranulocytosis 粒细胞缺乏症
allergic granulomatosis 变应性肉芽肿病
aminoglycoside 氨基糖苷类
anion gap 阴离子间隙（正常参考值：8-16mmol/L）
antigravity 无重量
arteriography 动脉造影术（将造影剂注入动脉进行 X 线摄片，其摄片称为动脉造影照片（arteriogram））
atrial gallop 心房性奔马律
atrophic gastritis 萎缩性胃炎

α_1AG α_1 acid glucoprotein α1 酸性糖蛋白（正常参考值：IDA 法 7.8-23.9μmol/L；NM 法 8.3-26.8μmol/L；升高见于：恶性肿瘤、非恶性肿瘤、炎症或外伤）

A/G ratio albumin/globulin ratio 白蛋白与球蛋白比率（指在血浆、血清的总蛋白量中，分子量小的白蛋白与分子量较大的球蛋白之比率。由于测法不同，正常值亦各异，但一般在 1.0-2.5 之间。白蛋白量下降或球蛋白量增加，均可使正常值下降）。

Ag argentum 银（原子序数 47，原子量 107.88，是感光材料的主要原料，也大量用于医疗方面）
antigen 抗原

Ag Ⅰ/Ⅱ angiotensin Ⅰ/Ⅱ 血管紧张素Ⅰ/Ⅱ

AGA acetylglutamate synthetase 乙酰谷氨酸合成酶
appropriate for gestational age 适于胎龄

AGC absolute granulocyte count 粒细胞绝对值
advanced gastric cancer 进展期胃癌
automatic gain control 自动增益控制

AGE acute gastroenteritis 急性胃肠炎
angle of greatest extension 最大伸展角度
arterial gas embolism 动脉气体栓塞

AGF adrenal growth factor 肾上腺发育因子
angiogenesis growth factor 血管生长因子
angle of greatest flexion 最大屈曲角度

AGG agammaglobulinemia 无丙

种球蛋白血症
agglutination 凝集
aggravation 恶化
AGGS anti gas gangrene serum 抗气性坏疽血清
AGL acute granulocytic leukemia 急性粒细胞性白血病
AGML acute gastric mucosal lesions 急性胃黏膜病变
AGN acute glomerulonephritis 急性肾小球肾炎
AGP acid glycoprotein 酸性糖蛋白
acute guttate psoriasis 急性点滴状银屑病
Agr agriculture 农业
AGS adrenal gland sympathogonioma 肾上腺交感神经元细胞瘤
adrenogenital syndrome 肾上腺生殖综合征；肾上腺性征综合征
audiogenic seizure 听原性癫痫发作
AGT abnormality of glucose tolerance 葡萄糖耐量异常
acute generalized tuberculosis 急性播散性结核
AGT-Ⅱ angiotensin Ⅱ 血管紧张素Ⅱ
AH abdominal hysterectomy 经腹子宫切除术
acute hepatitis 急性肝炎
Adie-Holmes [syndrome] 阿-霍[综合征]（病侧瞳孔放大及收缩迟缓）
alcoholic hepatitis 酒精性肝炎
aqueous humour 房水（指眼）
artificial heart 人工心脏
ascites hepatoma 肝细胞瘤性腹水
AHA acetohydroxamic acid 乙酰羟肟酸
acquired hemolytic anemia 获得性溶血性贫血
American Heart Association 美国心脏协会
autoimmune hemolytic anemia 自身免疫性溶血性贫血
AHC acute hemorrhagic conjunctivitis 急性出血性结膜炎
acute hemorrhagic cystitis 急性出血性膀胱炎
AHF acute heart failure 急性心力衰竭
anti-hemolytic factor 抗溶血因子
antihemophilic factor 抗血友病因子
AHF-A antihemophilic factor A 抗血友病A因子
AHF-B antihemophilic factor B 抗血友病B因子
AHG antihemophilic globulin 抗血友病球蛋白
antihuman globulin 抗人球蛋白
AHL artificial heart lung 人工心肺机（主要用于心脏手术，为了在一定时间内代替心肺功能而制作的电动机驱动泵设备）
AHN acute hepatic necrosis 急性肝坏死
assistant head nurse 副护士长
AHNE acute hemorrhagic necrotic enteritis 急性出血性坏死性肠炎
AHNP acute haemorrhagic necrotic pancreatitis 急性出血坏死性胰腺炎
AHP acute hemorrhagic pancreatitis 急性出血性胰腺炎
AHR airway hyperresponsiveness 气道高反应性
AHS autologous human serum 自

体人血清

AHT augmented histamine test 加大组胺试验

AHV Alcelaphine herpesvirus 狷羚疱疹病毒

avian herpes virus 鸟类疱疹病毒

AI accidental injury 意外损伤，事故伤

accidentally incurred 偶发，意外发生的

acropustulosis of infancy 婴儿肢端脓疱病

active ingredient 有效成分，活性成分

adynamic ileus 无力性肠梗阻

aortic incompetence 主动脉瓣闭锁不全

aortic insufficiency 主动脉瓣闭锁不全

apical impulse 心尖搏动

artificial insemination 人工授精

atrial insuffciency 心房功能不全

auricular infarction 心房梗死

AICD automatic implantable cardioverter-defibrillator 可植入自动性心脏复律-除颤器

AICF autoimmune complement fixation [test] 自身免疫性补体结合［试验］（在补体结合反应检查中，有因自身抗体而呈阳性反应。瓦瑟曼梅毒反应（Wassermann reaction）之所以引起假阳性（false positive），是由于作为抗原的脂质有自身抗体能力所致）

AICP alcohol induced chronic pancreatitis 慢性酒精性胰腺炎

AID acquired immunodeficiency disease 获得性免疫缺陷疾病

acute infectious disease 急性传染病

artificial insemination with donor's semen 异配［人工］受精（因丈夫的原因而不能受孕的妇女，为达到受精的目的，将其他男性精液注入子宫内）

AIDP acute inflammatory demyelinating polyneuropathy 急性炎症性脱髓鞘性多发性神经病

AIDS acquired immunodeficiency syndrome 获得性免疫缺陷综合征（艾滋病）

AIDS－RC AIDS-related complex 艾滋病有关综合征

AIED autoimmune inner ear disease 自身免疫性内耳病

AIEP amount of insulin excretion from pancreas 胰腺分泌胰岛素量

AIH artificial insemination with husband's semen 配偶［人工］受精（对不孕的妇女在排卵期内，将其丈夫的精液用注射器注入阴道子宫颈管或宫腔内，使其受精）

autoimmune hepatitis 自身免疫性肝炎

AIN acute interstitial nephritis 急性间质性肾炎

American Institute of Nutrition 美国营养学会

AION anterior ischemic optic neuropathy 前部缺血性视神经病

AIP acute idiopathic pericarditis 急性特发性心包炎

acute idiopathic polyneuropathy 急性特发性多发性神经病

acute infectious polyneuritis 急性传染性多神经炎

acute intermittent porphyria 急性间歇性卟啉病，急性间歇性血紫质病

alcohol induced pancreatitis 酒精性胰腺炎

AIPDA anterior inferior pancreaticoduodenal artery 胰十二指肠前下动脉

AIPDV anterior inferior pancreaticoduodenal vein 胰十二指肠前下静脉

AIS adenoma in situ 原位腺瘤
adolescent idiopathic scoliosis 青少年特发性脊柱侧凸
androgen insensitivity syndrome 雄激素不敏感综合征

AJ ankle jerk ［踝］跟腱反射

AJR American Journal of Roentgenology 美国 X 射线学杂志

AK above knee 膝盖以上，膝上
adenylate kinase 腺苷酸激酶
amikacin 丁胺卡那霉素，氨羟丁酰卡那霉素
artificial kidney 人工肾脏

AKP alkaline phosphatase 碱性磷酸酶（血清正常参考值：生化法 75-215U/L；升高见于原发或继发肝肿瘤、骨肉瘤、前列腺癌等恶性肿瘤、胆道梗阻和肝病变）

AL acute leukemia 急性白血病
albumin 白蛋白
Amplatz left coronary catheter Amplatz 左冠脉造影导管
aplastic leukemia 低增生性白血病，发音不全性白血病
attachment level 附着水平
attachment loss 附着丧失
axiolingual 轴舌的

Al aluminium 铝（原子序数 13，原子量 26.98。为低比重轻金属，多用于构造材料。又因其可使 X 线的线质均匀，故也用于制作滤线器）

ALA amebic liver abscess 阿米巴肝脓肿
American Leukemia Association 美国白血病协会
aminolevulinic acid 氨基酮戊酸

δALA δ aminolevulinic acid ［尿］δ氨基乙酰丙酸（正常参考值：6mg/L；过量铅接触的早期敏感指标）

Ala alanine 丙氨酸（= A）
axiolabial 轴唇的

ALAD aminolevulinic acid dehydrase 氨乙酸丙酸脱水酶

AlaG axiolabiogingival 轴唇龈的

AlaL axiolabiolingual 轴唇舌的

ALB albumin 白蛋白（血清正常参考值：35-55g/L；升高见于脱水血浓缩，减低见于肝脏病蛋白合成障碍或蛋白质大量丢失）

ALC absolute lymphocyte count 淋巴细胞绝对计数
axiolinguocervical 轴舌颈的

alc alcohol 酒精（在记录病历时，有时用此略语表示酒及饮酒的含意）

ALD adrenoleukodystrophy 肾上腺脑白质营养不良
alcoholic liver disease 酒精性肝病
aldosterone 醛固酮（正常参考值：卧位时血浆：166-471pmol/L（60-170pg/ml）（普通饮食，RIA 法）；338-1025pmol/L（122-370pg/ml）（低钠饮食）；立位时血浆：180-831pmol/L（65-300pg/ml）（普通饮食）；尿：5.54-36.8μmol/24h（2-13.3μg/24h）。临床意义：协助心血管病、高血压病的诊断，是诊断醛固酮增多症的一项主要指标）
amyloidosis 淀粉样变性

ALG antilymphocytic globulin 抗淋巴细胞球蛋白

ALH anterior lobe hormone 垂体前叶激素

ALHE angiolymphoid hyperplasia with eosinophil 嗜酸细胞性血管淋巴样增生

ALI acute lung injury 急性肺损伤

ALK acceptor-like kinases 受体样激酶

auto-lamellar keratectomy 自动板层角膜成形术

ALL acute lymphoblastic leukemia 急性成淋巴细胞性白血病

acute lymphocytic leukemia 急性淋巴细胞性白血病

allergy 变态反应

allo-BMT allogenic bone marrow transplantation 同种异基因骨髓移植

ALM acral lentiginous melanoma 肢端雀斑痣样黑色素瘤

ALP acute lupus pericarditis 急性狼疮性心包炎

acute lupoid (lupous) pneumonia 急性狼疮性肺炎

acute lymphoid pneumonia 急性类淋巴细胞性肺炎

alkaline phosphatase 碱性磷酸酶（正常参考值：< 130U/L；增高见于胆道梗阻，骨骼疾病如骨转移癌）

ALS acute lateral sclerosis 急性侧索硬化

advanced life support 高级生命支持

amyotrophic lateral sclerosis 肌萎缩性侧索硬化症

anterolateral sclerosis 前侧索硬化症

ALSS artificial liver support system 人工肝支持系统

ALT activated liquid thromboplastin 激活的液体凝血激酶

acute laryngotracheitis 急性喉气管炎

alanine aminotransferase 丙氨酸氨基转移酶（正常参考值：< 40U/L。升高见于急性肝炎、药物性肝损害、脂肪肝、肝硬化、心肌炎及心肌梗死等）

ALVAD abdominal left ventricular assist device 腹腔内左心室辅助泵

Al-Pase alkaline phosphatase 碱性磷酸酶（患有骨组织疾病和黄疸，尤其是阻塞性黄疸时，血中明显增多。正常参考值根据测定法而不同，Bodansky 法为 1.5-4 单位；King Armstrong 法为 2.6-10.0 单位；Bessey Lowry 法则为 0.8-2.9 单位，小儿略高）

AM acute marginal 锐缘

acute myocarditis 急性心肌炎

America, American 美国，美国的

ametropia 屈光不正

ampicillin 氨苄青霉素

amplitude modulation 调幅，振幅调制

anovular menstruation 无排卵性月经，不排卵性月经

aviation medicine 航空医学

am, AM ante meridiem 午前，上午（处方用语）

AMA American Medical Association 美国医学会

antimitochondrial antibody 抗线粒体抗体

antimyocardial antibody 抗心肌抗体

antimyosin antibody 抗肌球蛋白抗体

AMAN acute motor axonal neuropathy 急性运动轴索神经病

A-mat amorphous material 非结晶形物质

amb ambulance 救护车（指急救车或野战医院）

AMC adenoma malignum of the cervix 恶性子宫颈腺瘤

arthrogryposis mutiplex congenita 先天性多关节挛缩

AMD age-related macular degeneration 老年黄斑变性

arthroscopic micro discectomy 关节镜下显微椎间盘切除术

Amegl acute megakaryoblastic leukemia 急性原巨核细胞白血病

AMF abnormal mitotic figure 非典型的有丝核分裂象

acute myelofibrosis 急性骨髓纤维化症

antimuscle factor 抗横纹肌因子

AMG axiomesiogingival 轴近中龈的

AMH antimüllerian hormone 米勒管抑制激素

AMHTS automated multiphasic health testing and service［system］ 自动化健康检查及服务［系统］

AMI acute myocardial infarction 急性心肌梗死

acute myocardial insufficiency 急性心肌功能不全

acute myocardial ischemia 急性心肌缺血

anterior myocardial infarction 前壁心肌梗死

axiomesioincisal 轴近中切的

AML acute monocytic leukemia 急性单核细胞性白血病

acute myeloblastic leukemia 急性髓母细胞性白血病，急性原始粒细胞性白血病

acute myelocytic leukemia 急性髓细胞性白血病

acute myelogenous leukemia 急性髓细胞性白血病

acute myeloid leukemia 急性髓细胞样白血病

angiomyolipoma 血管肌肉脂肪肿瘤

anterior mitral［valve］leaflet 二尖瓣前叶

antimyeloblastic leukemia 抗成髓细胞性白血病

AMLB alternate monoaural loudness balance 单耳交替响度平衡

Amm ammonia 氨

AMMoL acute myelo-monocytic leukemia 急性髓性单核细胞白血病

AMN adrenomyeloneuropathy 肾上腺脊髓神经疾患（脊髓小脑变性症）

AMO acute mucocutaneous ocular syndrome 急性皮肤、黏膜、眼综合征

axiomesio-occlusal 轴近中殆的

amor amorphous 无定形的，非结晶的

AMP adenosine monophosphate 一磷酸腺苷

amp amplification 倍率，增幅

amplify 扩大

amp（o）ule 安瓿（密封一定量的药液或药物的玻璃容器，用安瓿锯刀切开后，即可使用）

amputation 切断［术］

amph amphibian 两栖类

amphoric 空瓮性的

AMPH-B amphotericin B 两性霉素 B(抗真菌性物质，对真菌类

有较广的抗菌谱,但对念珠菌症无效)
AMPPE acute multifocal placoid pigment epitheliopathy 急性多病灶鱼鳞板状色素上皮病
AMR acute mitral regurgitation 急性二尖瓣反流
average minimum requirement 平均最小需要量
AMS acute mountain sickness 急性高山病
AMT acute miliary tuberculosis 急性粟粒性结核
amt amount 合计,总量
AMU atomic mass unit 原子质量单位(1.66×10 g)
AmV avian myeloblastosis virus 禽成髓细胞白血症病毒
Amy amylase 淀粉酶(正常参考值:血 < 220U/L,尿 < 900U/L。升高于急性胰腺炎、溃疡穿孔,减低见于胰腺纤维化)
AN acanthosis nigricans 黑[色]棘皮症
acrylonitrile 丙烯腈(用于制造纤维、塑料、橡胶,毒性作用类似氢氰酸)
analgesic nephropathy 无痛性肾病
anisometropia 屈光参差,两眼屈光不等
anorexia nervosa 神经性厌食(= anorex)
aseptic necrosis 无菌性坏死
An anatomy 解剖学,解剖
aniridia 虹膜缺失(眼科)
anode 阳极
ANA antinuclear antibody 抗核抗体(自身免疫性疾病的筛选指标,正常参考值:滴度≤1:10 为阴性反应)
Anal Psychol analytical psychology 分析心理学
anal analysis, analytical 分析,分析的
anasto anastomosis 吻合
ANA COM analog computer 模拟计算机
ANB aspiration-needle biopsy 针吸活检
avascular necrosis of bone 无血管性骨坏死
ANC absolute neutrophil count 嗜中性粒细胞绝对计数
ANCA antineutrophil cytoplasmic antibody 抗中性白细胞胞浆抗体(正常阴性,阳性见于系统性血管炎)
ANDI acquired nephrogenic diabetes insipidus 获得性肾性尿崩症
Anes anesthesia 麻醉
anesthecian 麻醉医师
anesthesiologist 麻醉学专家
anesthesiology 麻醉学
anesthetic 麻醉的
ANF antineuritic factor 抗神经炎因子
antinuclear factor 抗核因子(主要是在全身性红斑狼疮患者的血清中证实的抗核抗体)
atrial natriuretic factor 心房利钠因子,心钠素
ANFH avascular necrosis of femoral head 股骨头缺血性坏死
ANG acute necrosis gingivitis 急性坏死性龈炎
Ang angiotensin 血管紧张素
anhyd anhydrous 脱水[状态]的
ANIF antinuclear immunofluorescence 抗核免疫荧光
ANIFT antinuclear immunofluo-

rescence technique 抗核免疫荧光技术

ANL acute nonlymphoblastic leukemia 急性非淋巴母细胞性白血病

acute nonlymphocytic leukemia 急性非淋巴细胞性白血病

all or none law 全或无定律

automatic noise limiter 自动限噪器,自动噪声限制器

ANLL acute nonlymphocytic leukemia 急性非淋巴细胞性白血病

ann annals, annual 纪事,年鉴,年刊

annot annotated 注释的,注解的

anon anonymous 无名的;假名的

anorex anorexia nervosa 神经性厌食(= AN)

ANOVA analysis of variance 方差分析,变量分析(统计学用语)

ANP acute necrotizing pancreatitis 急性坏死性胰腺炎

atrial natriuretic polypeptide 心房利钠多肽,心钠素

ANS active nephrotic syndrome 活动性肾病综合征

American Nuclear Society 美国核学会

anterior nasal spine 前鼻棘

Atemnot syndrome 呼吸困难综合征

autonomic nervous system 自主神经系统

ant anterior 前的

ant ax line anterior axillary line 腋前线

antag antagonist 拮抗药;拮抗肌

anthrop anthropology 人类学

anthropom anthropometry 人体测量学

Anti-ENA anti-extractable nuclear antigen antibody [血清]可提取核抗原抗体,抗 ENA 抗体(正常阴性:①抗 Sm:对系统性红斑狼疮特异性高;②抗 RNP:是诊断混合性结缔组织病的重要依据;③抗 SSA:干燥综合征时阳性率高;④抗 SSB:干燥综合征,SLE 时阳性率高;⑤抗 JO-1:多发性心肌炎及皮肌炎的标记抗体;⑥抗 Sci70:为系统性硬化症的标记抗体;⑦抗核抗体:SLE 的标记抗体)

Anti-LP anti-Legionella pneumophila 军团菌抗体(测定)(1,6,8 三型)(正常参考值≤1:160,凝集效价增高常见于军团菌病。双份血清测定,后次凝集效价上升且高于 4 倍者有临床意义)

ANTU alpha-naphthyl thiourea α-萘硫脲,安妥(杀鼠药,中毒可致肺水肿)

ANUG acute necrotizing ulcerative gingivitis 急性坏死性溃疡性龈炎

AO abdominal aorta 腹主动脉

ankle orthosis 踝关节支具

auriculoventricular〔valve〕opening 房室[瓣]开放

autoimmune oophoritis 自身免疫性卵巢炎

axioocclusal 轴殆的

Ao aorta 主动脉

AO/ASIF Association for the Study of Internal Fixation 内固定研究学会

AOM acute otitis media 急性中耳炎

AOP aortic pressure 主动脉压

aort regurg aort regurgitation 主动脉[瓣]反流

AOS American Ophthalmological Society 美国眼科学会

AoV aortic flow velocity 主动脉[瓣]血流速度

AP acra-pigmentation 肢端色素沉着症
action potential 动作电位
acute pancreatitis 急性胰腺炎
acute pneumonia 急性肺炎
acute polyradiculoneuritis 急性多神经根神经炎
acute pyelonephritis 急性肾盂肾炎
adult periodontitis 成人牙周炎
aminopeptidase 氨基肽酶
angina pectoris 心绞痛
anteriorposterior 前后位
apical pulse 心尖搏动
appendectomy 阑尾切除术
artificial pneumothorax 人工气胸
aspiration pneumonia 吸入性肺炎
atherosclerotic plaque [动脉]粥样硬化斑块
atrial paced event 心房起搏事件
axiopulpal 轴髓的(牙)

α_2AP α_2 antiplasmin α_2纤溶酶抑制物(正常参考值:80%-120%,减低见于:遗传性α_2AP缺乏症、尿激酶或链激溶栓治疗、DIC、休克、严重肝脏病;轻度增高见于:产后、急性深部静脉血栓、心肌梗死等)

ap ante prandium 饭前(处方用语)

APA aldosterone producing adenoma 产生醛固酮的腺瘤

APAF anti-pernicious anemia factor 抗恶性贫血因子
N-acetyl-p-aminophenol, acetaminophen, paracetamol 对乙酰氨基酚,醋氨酚,扑热息痛(解热镇痛药)

APB abductor pollicis brevis 拇短展肌
atrial premature beat(s), auricular premature beat(s) 房性早搏

APC absolute polymorphonuclear leukocyte count 绝对多形核白细胞计数
activated protein C 激活蛋白C
allophycocyanin 别藻蓝蛋白
antibody producing cell 抗体产生细胞
antigen-presenting cell 呈递抗原细胞,抗原呈递细胞
antiphlogistic corticoid 抗炎类皮质类固醇
atrial premature contraction(s) 房性期前收缩,心房提前收缩

APCS alcohol induced pseudo Cushing syndrome 酒精引起的假性库欣综合征

APD action potential duration 动作电位时间
acute polycystic disease 急性多囊病
adult polycystic disease 成人多囊病
automated peritoneal dialysis 自动化腹膜透析

APDI arteria pancreaticoduodenal inferior 胰十二指肠下动脉

APE acute polioencephalitis 急性脑灰质炎
anterior pituitary extract 垂体前叶浸出物

APECS autoimmune polyendocrinopathy-candidosis syndrome 自身免疫性多分泌病-念珠菌病综合征

APH ante partum hemorrhage 产前出血
anterior pituitary hormone 垂体前叶激素
aphasia 失语症
apical hypertrophy 心尖肥厚

APHP anti-pseudomonas human plasma 抗假单胞菌人血浆

A-pill abortion pill 堕胎药片

APKD adult-onset polycystic kidney disease 成年人发生的多囊肾病
adult polycystic kidney disease 成年人多囊肾病(多囊肾有两型：一型婴幼儿发病;另一型在40岁左右发病)
APL abductor pollicis longus 拇长展肌
accelerated painless labor 快速无痛分娩
acute promyelocytic leukemia 急性早幼粒细胞白血病,急性前髓细胞性白血病
APLA aplastic anemia 再生障碍性贫血(=AA)
APM anterior papillary muscle 前乳头肌
APO adriamycin, prednisone, oncovin [vincristine] 阿霉素、泼尼松、长春新碱(化疗方案)
apomorphine 阿扑吗啡
apoptosis [细胞]凋亡
Apo apoplexy cerebri 脑卒中
APO A-Ⅰ apolipoprotein A-Ⅰ载脂蛋白A-I(正常参考值：1080-1580mg/L,减低见于高血脂、冠心病及肝损害)
APO A-Ⅱ apolipoprotein A-Ⅱ 载脂蛋白A-Ⅱ(正常参考值：250-360mg/L，减低见于高血脂症Ⅰ型、心肌梗死及梗阻性黄疸)
APO B apolipoprotein B 载脂蛋白B(血清正常参考值：680-980mg / L；升高见于高血脂症、冠心病，减低见于肝实质病变)
APO C-Ⅱ apolipoprotein C-Ⅱ 载脂蛋白C-Ⅱ(血清正常参考值：22-44mg/L；升高见于高血脂症，减低见于家族性APO C-Ⅱ缺乏症，即高血脂症Ⅰ及Ⅴ型，因缺乏APO C-Ⅱ引起)
APO C-Ⅲ apolipoprotein C-Ⅲ 载脂蛋白C-Ⅲ(血清正常参考值：45-195mg/L，升高见于高血脂症)
APO E apolipoprotein E 载脂蛋白E(血清正常参考值：29-53mg/L；升高见于高血脂症)
APP acute phase protein 急性期蛋白
annular pustular psoriasis 脓疱性环状牛皮癣
artificial pneumoperitoneum 人工气腹
App appendicitis 阑尾炎
app appetite 食欲
AP-PCR arbitrarily primed PCR 任意引物聚合酶链反应
Appl applied, application 应用的，应用
Approx approximately 近乎，大约
Appx appendix 附录
APR abdominal-perineal resection 腹会阴切除术
acropigmentation of reticularis 网状组织肢端色素沉着症
auropalpebral reflex 耳睑反射(听到声音时即瞬目，一种听力检查法)
apr annual percentage rate 年百分率
aprx approximately 大约的，近似的
APS antiphospholipid syndrome 抗磷脂综合征(由抗磷脂抗体引起的一组临床症状的总称)
autoimmune polyglandular syndrome 自身免疫多腺性综合征
APSAC acetylated plasminogen streptokinase activator complex 乙酰化纤溶酶原链激酶激活复合物

APSD aorticopulmonary septal defect 主-肺动脉间隔缺损（是主动脉和肺动脉间有异常分流的先天性疾病，亦称主-肺动脉瘘或主动脉隔缺损症）

APSGN acute poststreptococcal glomerulonephritis 急性链球菌感染后肾小球肾炎

AP site apyrimidinic sites 无嘧啶核酸位点

APT abnormal prothrombin 异常凝血酶

alum-precipitated toxoid 明矾沉淀类毒素

aminoglycoside phosphotransferase 氨基糖苷磷酸转移酶

artificial pneumothorax 人工气胸

APTT activated partial thromboplastin time 活化部分的凝血活酶时间

APUD amine precursor uptake and decarboxylation 胺前体摄取与脱羧

APUDC amine precursor uptake and decarboxylation cells 胺前体摄取与脱羧细胞

APUDoma amine precursor uptake and decarboxylationoma 胺前体摄取与脱羧细胞瘤

APV average peak velocity 平均峰速度

APVC anomalous pulmonary venous connection 肺静脉异位连接

APVD anomalous pulmonary venous drainage 肺静脉异位引流

AQ achievement quotient 成绩商数（以实际年龄除教育年龄所得商数临床心理学用语）

Aq aqua, water 水，水剂（处方用语）

aq dest aqua destillata 蒸馏水（处方用语）（= DW）

aq mar aqua marina 海水（处方用语）

aq pur aqua pura 纯净水（处方用语）

aq puri aqua purificata 精制水

AR actinic reticuloid 光化性类网织细胞增多［症］

acute rejection 急性排斥

adrenergic receptor 肾上腺素能受体

airway reactivity 气道反应性

airway resistance 气道阻力

alarm reaction 紧急反应

allergic rhinitis 变应性鼻炎，过敏性鼻炎

anaphylactic reaction 过敏性反应

annual report 年报

aortic regurgitation 主动脉［瓣］反流

arginase 精氨酸酶

Argyll Robertson pupil 阿盖尔·罗伯逊瞳孔征（对光反射消失，调节反应存在）

aromatic 芳香性的

artificial respiration 人工呼吸

atrophic rhinitis 萎缩性鼻炎

auricular rate 心房率

autosomal recessive［inheritance］常染色体隐性［遗传］

Ar argon 氩（18 号元素）

Ara-C arabinosylcytosine 阿糖胞苷（抗病毒药，抗肿瘤药）

Arb arbitrary 任意的

ARC AIDS related complex 艾滋病相关综合征

American Red Cross 美国红十字会

anomalous retinal correspondence 异常的视网膜对应

Arch archives 记录（杂志题目名称如 Archives of Medicine）

ARCT arm-retinal circulation time 臂-视网膜循环时间

ARD acute renal dysfunction 急性肾衰竭

acute respiratory diseases 急性呼吸疾病，急性呼吸道疾病

adult respiratory disease 成人呼吸疾病

AIDS-related disease（s） 艾滋病相关疾病

allergic respiratory disease 过敏性呼吸疾病

aortic root dilatation 主动脉根部扩张

arthritis and rheumatic diseases 关节炎和风湿性疾病

ARDS acute respiratory distress syndrome 急性呼吸窘迫综合征

adult respiratoty distress syndrome 成人呼吸窘迫综合征

ARF acute renal failure 急性肾衰竭

acute respiratory failure 急性呼吸衰竭

acute rheumatic fever 急性风湿热

ARG acute recurrent gingivitis 急性复发性龈炎

alkaline reflux gastritis 碱性反流性胃炎

autoradiography 放射自显影法

Arg arginine 精氨酸（= R）

ARI acute renal insufficiency 急性肾功能不全

acute respiratory illness 急性呼吸道疾病

acute respiratory infection 急性呼吸道感染

acute respiratory insufficiency 急性呼吸功能不全

βARK beta adrenergic receptor kinase β肾上腺素受体激酶

ARN acute retinal necrosis 急性视网膜坏死

ARP absolute refractor period 绝对不应期

at risk period 在危险期

ARPKD autosomal recessive polycystic kidney disease 常染色体隐性遗传多囊肾

Arry arrhythmia 心律失常

ARS AIDS-related syndrome 艾滋病相关综合征

autonomous replication sequence 自主复制序列

ART acoustic reflex threshold 听反射阈

assisted reproductive technique 辅助生育技术（包括人工授精和体外受精-胚胎移植在内的助孕技术）

atraumatic restorative technique 无创伤修复［充填治疗］技术

autologous-reactive T cell 自体反应性 T 细胞

art artery 动脉

article 论文

articulation 关节；分节发音；接合

artifact 人工

artificial 人工的，人为的

ARV AIDS-related virus 艾滋病相关病毒

anterior right ventricular［wall］右心室前［壁］

atrialized right ventricle 房化右心室

ARVD Arrhythmogenic right ventricular dysplasia 心律失常性右室发育不良症

AS acetaminophen sulfate 硫酸扑热息痛，硫酸对乙酰氨基酚
acetosyringone 乙酰丁香酮
acetylstrophanthidin 乙酰毒毛旋花子苷原
acoustic shadow 声影（超声波诊断用语）
active sarcoidosis 活动性结节病
acute salpingitis 急性输卵管炎
anal sphincter 肛门括约肌
ankylosing spondylitis 强直性脊柱炎（一种主要侵犯中轴关节的全身性慢性炎症性疾病）
annular syphilid 环状梅毒疹
antiseptic 防腐剂
aortic sounds 主动脉瓣音
aortic stenosis 主动脉瓣狭窄
argininosuccinase 精氨酸琥珀酸酶
Arias-Stella reaction 阿-斯反应(子宫内膜上皮细胞变化，见于异位妊娠)
arteriosclerosis 动脉硬化
astigmatism 散光（= Ast)
asystole 心搏暂停
atrial sensed event 心房感知事件
atrial septum 房间隔
atrial stenosis 心房狭窄
atropine sulfate 硫酸阿托品

As arsenic 砷（33号元素）

as asymmetric 非对称的

ASA 5-aminosalicylic acid 5-氨基水杨酸
antisperm antibody 抗精子抗体[男女双方]（正常阴性，患者血清中有抗精子抗体可能是不孕的原因。该抗体可出现于男性血中，也可出现在女性血中和子宫分泌物中）

5-ASA 5-aminosalicylic acid 5-氨基水杨酸（治疗溃疡性结肠炎的药）

AsA ascorbic acid 抗坏血酸，维生素 C（= AA)

ASAB antisperm antibody 抗精子抗体

AsAo ascending aorta 升主动脉

ASAP as soon as possible 尽快

ASAS argininosuccinic acid synthetase 精氨酸琥珀酸合成酶

ASC acute suppurative cholangitis 急性化脓性胆管炎
arteriosclerosis 动脉硬化
asymptomatic carrier 无症候性带菌者

ASCO American Society of Clinical Oncology 美国临床肿瘤学会

ASCP American Society of Clinical Pathology 美国临床病理学会

ASCT autologous stem cell transplantation 自体干细胞移植术
acute cholangitis of severe type 重症胆管炎

ASD accouchement sans douleuor 无痛性分娩
alveolitis sicca dolorosa 干燥性疼痛性牙槽炎，牙槽窝骨髓炎(干槽症)
Alzheimer's senile dementia 阿尔茨海默老年性痴呆
antischizophrenic drug 抗精神分裂症药
atrial septal defect 房间隔缺损(为先天性心脏病之一，由于房间隔缺损，血液的一部分自左心房向右心房分流。分流血量少时可无症状并可长期存活，是先天性心脏病中最轻者。有原发和继发两种)

autosensitization dermatitis 自体敏感性皮炎
ASE autosensitization eczema 自身敏感性湿疹
ASH American Society of Hematology 美国血液学学会
ankylosing spinal hyperostosis 强直性脊柱骨肥厚
asymmetric hypertrophy 非对称性肥大
asymmetric septal hypertrophy 非对称性室间隔肥厚
AsH astigmatism hypermetropic 远视散光
ASHA American Speech and Hearing Association 美国言语和听力协会
ASHD arteriosclerotic heart disease 动脉硬化性心脏病
ASIA American Spinal Cord Injury Association 美国脊髓损伤学会
ASIM American Society of Internal Medicine 美国内科学会
ASIS anterior superior iliac spine 髂前上棘
ASLE acute systemic lupus erythematosus 急性系统性红斑狼疮
ASLO antistreptolysin "O" 抗链球菌溶血素"O"（溶血性链球菌感染时以链球菌溶血素"O"为抗原而产生抗体。测定血清抗体值可以确定有无甲组溶血性链球菌感染，如在 125-166 Todd 单位时，无临床意义，但在病程中逐渐升高，超过 500 单位时则有临床意义）（= ASO）
ASLR ascites-serum LDH ratio 腹水-血清 LDH 比值
AsM abnormal interventricular septal motion 室间隔运动异常
auricular systolic murmur 心房收缩期杂音
ASMA anti-smooth muscle antibody 抗平滑肌抗体
Asn asparagine 天冬酰胺（= N）
ASO allele-specific oligonucleotide 等位基因特异性寡核苷酸
antistreptolysin "O" 抗链球菌溶血素"O"（临床用于协助诊断风湿热）（= ASLO）
ASP adrenal-seminal-pituitary protein 肾上腺-精液-垂体蛋白
asthmatic suffocating pneumonia 气喘性窒息性肺炎，喘憋性肺炎
Asp aspirin 阿司匹林（解热镇痛剂）
ASPA aluminosilicate polyacrylate 玻璃离子黏固剂
ASPCR allele-specific PCR 等位基因特异性 PCR
ASPDA anterior superior pancreaticoduodenal artery 胰十二指肠前上动脉
ASPDV anterior superior pancreaticoduodenal vein 胰十二指肠前上静脉
ASS acute serum sickness 急性血清病
allergic subsepticemia syndrome 变应性亚败血症
anti-skin serum 抗皮肤血清
A-SS Adams-Stokes syndrome 阿斯综合征
assoc association 协会，联合会，学会
AST antisyphilitic treatment 抗梅毒治疗
aspartate aminotransferase 天冬氨酸氨基转移酶，天冬氨酸转氨

酶（血清正常参考值：<40U/L；升高见于心肌梗死发病期或肝损害）

Ast astigmatism 散光（=AS）

ASV anode stripping voltammetry 阳极溶出伏安法

ASVS arterial stimulation venous sampling 动脉刺激静脉取血

As-u arsenic in urine 尿砷（正常参考值：0.088mg/L，>0.2mg/L,为砷接触指标）

AT abdominal tympany 腹部鼓胀
academic therapy 经典疗法
acoustic trauma 声损伤
adjunctive therapy 附加疗法，辅助治疗
alloimmune thrombocytopenia 同种免疫性血小板减少症
alopecia totalis 全秃
antigen T T抗原
antithrombin 抗凝血酶
antitoxin 抗毒素
antitoxin tetanus 破伤风抗毒素
applanation tonometry 压平眼压测量法
ataxia-telangiectasia 共济失调-毛细血管扩张综合征，路-巴综合征
atmosphere〔pressure〕 大气〔压力〕
atomic 原子的
atrial tachycardia 房性心动过速
autoimmune thrombocytopenia 自身免疫性血小板减少症
axillar temperature 腋窝温度

at atomic 原子的

α_1AT α_1 antitrypsin α_1 抗胰蛋白酶（正常参考值：RIA法23g/L；NM法0.78-2.0g/L；升高见于：创伤感染、心肌梗死、肿瘤坏死、应激及恶性肿瘤）

A&T adenoidectomy and tonsillectomy 增殖体和扁桃体切除术

AT581 ocaphane 抗瘤新芥，邻脂苯芥（烷化剂，抗肿瘤药）

AT1258 nitrocaphane 消瘤芥（邻丙氨酸硝苄芥）

AT-Ⅲ antithrombin Ⅲ 抗凝血酶Ⅲ（正常参考值：85%-130%，检验凝血障碍）

ATA absolute atmosphere 绝对大气压
anti-thyroid antibody 抗甲状腺抗体

ATCC American Type Culture Collection 美国模式菌种收藏所，美国标准菌库

ATD Alzheimer-type dementia 阿尔茨海默型痴呆
asphyxiating thoracic dystrophy 窒息性腔部营养不良，窒息性胸廓萎缩

ATG antihuman thymocyte globulin 抗人体胸腺细胞球蛋白
anti-tetanus globulin 抗破伤风球蛋白
antithymocyte globulin 抗胸腺细胞球蛋白
anti-thyroid globulin 抗甲状腺球蛋白

atk attack 发作

ATL adult T-cell leukemia/lymphoma 成人T细胞性白血病/淋巴瘤

ATLP anterior thoracolumbar locking plate 胸腰椎前路带锁钢板

ATLV adult T-cell leukemia virus 成人T细胞性白血病病毒

ATM abnormal tubular myelin 异常管状髓磷脂；异常管状髓鞘质
acute transverse myelitis 急性

横贯性脊髓炎
asynchronous transfer mode 非同步转换模式
atm atmosphere 大气，气压
ATN acute tubular necrosis 急性肾小管坏死
autonomous thyroid nodule 自主性甲状腺结节
at no atomic number 原子序数
ATO acute tubular obstruction 急性肾小管阻塞
ATP adenosine triphosphate 三磷酸腺苷
adult treatment panel 成人治疗小组
autoimmune thrombocytopenic purpura 自身免疫性血小板减少性紫癜
ATPase adenosine triphosphatase 三磷酸腺苷酶
ATPS ambient temperature and pressure, saturated with water vapor 水蒸气饱和状态下室温和大气压
ATR achilles tendon reflex 跟腱反射
active T rosettes 活性T玫瑰花结
acute transplant rejection 急性移植物排斥
attenuated total reflection 衰减全反射（率），总反射减弱
atr atrophy 萎缩
atRA all trans retinoic acid 全反式维甲酸（ANLL-M3分化诱导剂。急性前髓性白血病治疗药）
ATS anti-tetanus serum 抗破伤风血清
anti T-lymphocyte serum 抗T淋巴细胞血清
atherosclerosis 动脉粥样硬化
auriculotemporal syndrome 耳颞部综合征
at wt atomic weight 原子量
Au aurum 金（原子序数为79，原子量为197，化学性极稳定。198金的放射性半衰期为64）
au anterior uveitis 前色素层炎，前葡萄膜炎
antitoxin unit 抗毒素单位
audio audiofrequency 声频
audiogenic 听觉源性的
audiogram 听力图
audiology 听觉学
audiometer 听力计
audiometry 听力测验法
audiophone 助听器
audiovisual 视听觉
audiovisual aids 视听觉［教育］器具
AUFS absorbance unite, full scale 满量程吸光度单位
AUP adult urticaria pigmentary 成人色素性荨麻疹
aur auricle 耳廓，心房
aur fib auricular fibrillation 心房纤颤
Aus Australia 澳大利亚
Ausc auscultation 听诊
au tr aural training 听觉训练
autop autopsy 尸检
AV acne vulgaris 寻常痤疮
adriamycin ［doxorubicin］ and vincristine 阿霉素和长春新碱（化疗方案）
adenovirus 腺病毒
anterior vitreous 前部玻璃体
antivirin 抗病毒毒素
aortic valve 主动脉瓣
arteriovenous 动静脉的
atrioventricular 房室的

azygous vein 奇静脉

A-V arteriovenous 动静脉的（作形容词用，如 A-V fistula 指动静脉瘘。A-V malformation 指颅内经常见到的动静脉畸形，常为蛛蛛膜下腔出血的原因）

A/V A/V ratio 视网膜动静脉管腔比（在眼底检查中测量的视网膜血管管腔比。正常参考值：80/100-75/100，血管硬化症时该值变小）

av average 平均

AVA activity vector analysis 活动向量分析

aortic valve area 主动脉瓣面积

aortic valve atresia 主动脉瓣闭锁

arteriovenous anastomosis 动静脉吻合术

AVB atrioventricular block 房室传导阻滞

atrioventricular bundle 房室束

A-V block atrioventricular block 房室传导阻滞（房室冲动传导障碍。根据轻重分为 1、2、3 度。第 1、2 度为不完全性房室传导阻滞，第 3 度房室为完全性传导阻滞）

AVC aberrant ventricular conduction 异常心室传导

atrial volume change 心房容积变化

automatic volume control 自动声量控制，自动音量控制

A-V canal atrioventricular canal 房室管（先天性心脏病。房室间异常沟通，又称房室总管存留）

AVD aortic valve disease 主动脉瓣疾病

arteriovenous difference 动静脉差

atrioventricular dissociation 房室分离

AVDA American Venereal Disease Association 美国性病协会

AVF antiviral factor 抗病毒因子

arteriovenous fistula 动静脉瘘

A-V fistula arteriovenous fistula 动静脉瘘（本症在颅内时，可发生癫痫发作和运动知觉障碍，有时可听到杂音）

avg average 平均

AVI air velocity index 气体交换速度指数；气体速率指数

AVJR atrioventricular junctional rhythm 房室交界区心律

AVJRT atrioventricular junctional reentrant tachycardia 房室交界区折返性心动过速

AVM arteriovenous malformation 动静脉畸形

AVN acute vasomotor nephropathy 急性血管动力性肾病

atrioventricular node 房室结

A-V node atrioventricular node 房室结（位于心脏房室间刺激传导系的一部分）

AVNR atrioventricular nodal reentry 房室结折返

AVNRT atrioventricular nodal reentrant tachycardia 房室结折返性心动过速

AVP actinomycin D [dactinomycin], vincristine and platinol [cisplatin] 放线菌素 D、长春新碱与顺铂（化疗方案）

arginine vasopressin 精氨酸血管加压素

AVP-NP2 arginine vasopressin-neurophysin 2 精氨酸神经垂体加压素 2

AVR accelerated ventricular rhythm 加速性室性节律

aortic valve replacement 主动脉瓣置换术
arteriovenous ratio 动静脉比率

AVRT atrioventricular reentrant tachycardia 房室折返性心动过速
atrioventricular reciprocating tachycardia 房室折返性心动过速

AVV atrioventricular valve 房室瓣

AW above waist 腰以上
accidentally wounded 意外负伤的，非战斗负伤的
alveolar wall 肺泡壁
alveolar wash 肺泡灌洗
airway resistance 气道阻力
atomic weight 原子量

AWD abdominal-wall defect 腹壁缺损
acute watery diarrhea 急性水样腹泻
alive with disease 带病生存

AWFI abdominal wall fat index 股壁脂肪指数

AWI anterior wall infarction 前壁梗死

AWMI anterior wall myocardial infarction 前壁心肌梗死

AWO airway obstruction 气道阻塞

awu atomic weight unit 原子量单位

AYA acute yellow atrophy (liver) 急性黄色肝萎缩

AZ Alzheimer's disease 阿尔茨海默病(= AD)
articular zone 关节层

AZA acetazolamide 乙酰唑胺，醋唑磺胺（利尿药）

5Aza 5 azacytidine 5 氮（杂）胞苷（抗肿瘤药）

AZP azathioprine 硫唑嘌呤，依米兰（免疫抑制剂）

AZT azidothymidine 叠氮胸苷
Aschheim-Zondek [pregnancy] test 阿-宋二氏[妊娠]试验

B

B bacillus 杆菌
base 碱；基
basophilic leucocyte 嗜碱性粒细胞(= Bas)
beta B（大写），β（小写）希腊语第 2 个字母；乙种，第二位的
bicuspid 二尖的；二尖瓣；二尖牙
blastospore 芽生孢子
blood 血液
body 身体
book 书；卷，册
boron 硼（原子序数为 5，原子量 10.82，以中子撞出硼时可放出 α 射线）
Borrmann 博尔曼（胃癌肉眼分类法，分为 B1-B4 型）
bowel 肠
breath 呼吸
bronchial 支气管的
bronchiole 细支气管（肺野的支气管标以号码。例如，B3 即指肺野第 3 区的支气管）
buccal 颊的；颊面洞的
bypass 旁道，旁路

β beta 希腊语第 2 个字母；乙种，第二位的

B Ⅰ Billroth Ⅰ type 毕Ⅰ式（胃切除后的吻合术）
B Ⅱ Billroth Ⅱ type 毕Ⅱ式（胃切除后的吻合术）
BA bacteria ascites 细菌性腹水
basilar artery 基底动脉
betamethasone acetate 醋酸倍他米松
bile acid 胆汁酸
biliary atresia 胆道闭锁
biological assay 生物学检定
brachiocephalic artery 头臂动脉
breathing apparatus 呼吸器
bronchial artery 支气管动脉
bronchial asthma 支气管哮喘
buccoaxial 颊轴的
B-A blood agar 血琼脂［培养基］
Ba barium 钡（原子序数 56，原子量 137.36。在原子量大的物质中，来源较丰富，其硫酸化合物为不溶性，由于不吸收且无毒性，故用作消化道的 X 线造影剂）
BAB blood agar base 血液琼脂培养基
BAC basal acid concentration 基础胃酸浓度
blood alcohol concentration 血液酒精浓度
bronchoalveolar cells 支气管肺泡细胞
buccoaxiocervical 颊轴颈的
bac bacteria 细菌（= BACT）
BACOP bleomycin, adriamycin, cyclophosphamide, oncovin［VCR］, prednisone 博来霉素、阿霉素、环磷酰胺、长春新碱、泼尼松（抗肿瘤药方案）
BACT bacteria 细菌（= bac）
bact bacteriology 细菌学
bacteriological 细菌学的
bacteriologist 细菌学者
BAE bipolar right atrial electrogram 双极右房心电图
bronchial artery embolization 支气管动脉栓子形成
Ba E barium enema 钡灌肠
BAER brainstem auditory evoked response 脑干听觉诱发反应
BAF B cell activating factor B 细胞活化因子
BAG bronchial angiography［选择性］支气管动脉造影
buccoaxiogingival 颊轴龈的
BAI basilar artery insufficiency 基底动脉功能不全
bronchial aerosol inhalation 支气管喷雾吸入
bronchial arterial infusion 支气管动脉灌注（化疗）
BAIT bacterial automated identification technique 细菌自动鉴定技术
BAL British anti-lewisite, dimercaprol 英国抗路易毒气剂，二巯基丙醇（螯合剂，砷及金属解毒药）
bronchoalveolar lavage 支气管肺泡灌洗
bal balance 平衡
BALF bronchoalveolar lavage fluid 支气管肺泡洗净液
BaM barium meal 钡餐（胃肠造影用）
BAO basal acid output 基础酸排出量（正常参考值：2-5mmol/h，量 30-100ml）
BAP bacterial alkaline phosphatase 细菌碱性磷酸酶
blood agar plate 血液琼脂平板
B(α)P benzo（α）pyrene 苯并（α）芘（有致癌性和强的致突变

性)

BAPV basal average peak velocity 基础平均峰速度

barb barbiturate 巴比妥酸盐

BART bypass angioplasty revascularization trial 血管成形血行再建试验

BAS balloon atrial septostomy 气囊房中隔造口术

boric acid solution 硼酸水

Bas basophilic 嗜碱性粒细胞(正常参考值:0-1%,增多见于慢性粒细胞白血病)(=B)

BAT blunt abdominal trauma 腹部钝器伤

bony auditory tube 骨性咽鼓管

bronchiolo-alveolar tumor 细支气管肺泡瘤

brown adipose tissue 棕色脂肪组织

BAV balloon aortic valvuloplasty 主动脉瓣球囊成形术

BB bacterial balanitis 细菌性龟头炎

bed bath 全身擦澡

Besnier-Boeck [syndrome] 贝伯-[综合征](良性系统肉芽肿症候群)

beta blocker β-阻滞剂

blood bank 血库

Bogdn-Buday [disease] 波-巴[病]

branching portion of A-V bundle 房室束分支段

breakthrough bleeding 穿破性出血

breast biopsy 乳腺活组织检查

brush border 刷状缘

buffer base 缓冲碱(正常参考值:45-55mmol/L)

Busse-Buschke [disease] 布-布[病](隐球菌病)

BB-Ag brush border antigen BB抗原(刷状缘抗原)

BBB blood brain barrier 血脑屏障(为脑细胞保护功能)

blood buffer base 血液缓冲碱

bundle branch block 束支传导阻滞(室间隔内因刺激传导障碍,可发生左或右束支传导阻滞)

BB-CK BB isoenzyme of CK 肌酸激酶BB同工酶

BBS Besnier-Boeck-Schaumann [syndrome] 贝-伯-绍[综合征](葡萄膜-肉瘤样结节症候群)

British Bryological Society 英国苔藓植物学会

bulbar brain syndrome 延脑综合征

BBT basal body temperature 基础体温(早晨空腹未起床时所测的体温。正常妇女在排卵期时上升,持续到月经开始,可描出双相曲线。用于不孕症、月经失调、妊娠诊断,也用于避孕法)

BB to MM belly-button to medial malleolus [examination] 脐至内踝[检查]

BC bacterial colitis 细菌性结肠炎

basal cell 基底细胞

biliary colic 胆绞痛

bladder carcinogen 膀胱致癌物

blood center 血液中心

blood count 血细胞计数

blood culture 血培养

bone conduction 骨传导(放在乳突部的骨导感音器经颅骨直接传到内耳的听力。感音性耳聋者其听力减低)

bradycardia 心动过缓

breast cancer 乳腺癌

bronchial carcinoma 支气管癌
bronchoconstriction 支气管收缩
buccocervical 颊颈的

B.C. Before Christ 公元前

BCAA branched-chain amino acid 支链氨基酸

BCBDC benign chronic bullous dermatosis of childhood 儿童良性慢性大疱性皮肤病

BCC basal cell carcinoma 基底细胞癌
biliary cholesterol concentration 胆汁胆固醇浓度
birth control clinic 计划生育门诊
blast cell crisis 原始细胞危象

BCD basophilic cell degranulation 嗜碱细胞脱颗粒（正常阴性或阳性 > 30%）

BCE basal cell epithelioma 基底细胞癌
benign childhood epilepsy 儿童期良性癫痫

BCG bacillus Calmette-Guerin 卡-介苗，结核菌素
ballistocardiogram 心冲击描记图

BCGF B-cell growth factor B-细胞生长因子

BCH basal cell hyperplasia 基底细胞增生
basal cell hypoplasia 基底细胞发育不全
benign congenital hypotonia 良性先天性肌张力减退

BCKA branched-chain keto acid 支链酮酸

BCL B-cell leukemia-lymphoma B细胞白血病-淋巴瘤
basic cycle length 基础周长

B-CLL B-cell chronic lymphocytic leukemia 慢性B细胞淋巴细胞性白血病

BCN basal cell naevus 基底细胞痣
bone conduction noise 骨导噪声

BCNS basal cell naevus syndrome 基底细胞痣综合征

BCNU 1, 3-bis [2-chloroethyl]-1-nitrosourea 1,3双氯乙基亚硝基脲，卡氮芥（抗肿瘤药）

BCP birth control pill ［经口］避孕药片

BCR biological clean room 无菌室
breakpoint cluster region 断裂点簇集群区

BCS Budd-Chiari syndrome 巴-希综合征（肝静脉阻塞综合征）

BCSFB blood cerebrospinal fluid barrier 血脑脊液屏障

BCT blunt chest trauma 胸部钝器伤
bromocryptine 溴隐亭（属于麦角制剂，作用于下丘脑，抑制泌乳素分泌）

BCVP BCNU (carmustine), cyclophosphamide, vincristine, and prednisone 卡氮芥、环磷酰胺、长春新碱、泼尼松(化疗方案)

BD base deficit 碱不足
behavioral disorder 行为失常
Behçet disease 白塞病（一种病因不明的血管炎，以复发性口腔溃疡、阴部溃疡和眼色素膜炎为主要表现）
binocular deprivation 双侧视力丧失
birth date 出生日期
black death 黑死病
Blackfan-Diamond [syndrome]

布-戴［综合征］（再生性障碍性先天性慢性贫血）
bladder drainage 膀胱引流
blastomyces dermatitides 芽生菌性皮炎
brain damage 脑损害
brain death 脑死亡
Briquet's disease 布里凯病（躯体症状化紊乱）
bronchodilator 支气管扩张药，支气管扩张器
buccodistal 颊侧远端的
bullosis diabeticorum 糖尿病性大疱症

bd blind 盲的
board 委员会

BDA bile duct adenoma 胆管腺瘤

BDE bullous drug eruption 大疱性药疹，大疱性药物皮炎

BDES blepharophimosis epicanthus inversive and ptosis syndrome 睑裂狭小，倒转型内眦赘皮及眼睑下垂综合征

BDF B cell differentiating factor B细胞分化因子

BDG bilirubin diglucuronide 胆红素双葡萄糖醛酸酯

BDGFs bone derived growth factors 骨源生长因子

BDNF brain derived neurotrophic factor 脑源性神经营养（细胞诱向）因子

BDP beclomethasone dipropionate 倍氯米松

BDSc Bachelor of Dental Science 牙医学学士

BDT basophile degranulation test 嗜碱细胞脱颗粒试验

BDW buffered distilled water 缓冲蒸馏水

BE bacterial endocarditis 细菌性心内膜炎
base excess 碱过剩（正常参考值：0 ± 2.3 mmol/L）
basophilic erythrocyte 碱粒红细胞（正常参考值：0.8%，同点彩红细胞）
below elbow 肘下
bottom echo 底部回声（超声波诊断用语）
brain edema 脑水肿
breast examination 乳房检查

Be beryllium 铍

BEAM brain electrical activity mapping 脑电活动绘图

BEE bipolar esophageal electrogram 双极食管电图

Beh behavior 行为

BEL biological exposure limit［value］ 生物暴露限［值］

bella belladonna 癫茄

benz benzedrine 苯丙胺，苯齐巨林

BEP bleomycin，etoposide，platinum 博来霉素、鬼臼乙叉苷、顺铂（化疗方案）
brain-evoked potential 脑诱发电位

BE-ECF base excess extracellular fluid 细胞外液剩余碱（正常 > 全血剩余碱）

Be-u Beryllium in urine 尿铍（正常为0，铍接触指标）

BF blocking factor 阻断因子
breast feeding 母乳喂养，人乳哺育
bronchofiberscope 纤维气管镜

Bf Bacteroides forsythus 福赛类杆菌

bf buffered 缓冲的

bFGF basic fibroblast growth factor 碱性成纤维细胞生长因子（癌症复发的一种标志）
BFHR baseline fetal heart rate 胎儿心率基线
BFP biological false positive [test] 生物假阳性[试验]
BFR blood flow rate 血流率
bone formation rate 骨形成率
bfr buffer 缓冲
BFS blood fasting sugar 空腹血糖
bronchofiberscope 纤维支气管镜
BFU-E burst-forming unit of erythrocyte 爆式红细胞形成单位
BFVD British Federation Against Venereal Disease 英国性病防治联合会
BG background 本底（为放射性测量时周围散射的放射性计数）
Barré-Guillain [syndrome] 巴-吉[综合征]（急性感染性多发性神经炎）
Bertolotti-Garcin [syndrome] 伯-加[综合征]（偏侧颅底症候群）
blood glucose 血糖
blood group 血型
buccogingival 颊龈的
BGC bioglass ceramic 生物陶瓷（牙科用材料）
blood group class 血型分类
BGDF B cell growth and differentiation factor B细胞增生及分化因子
BGG bovine gamma globulin 牛丙种球蛋白
BGGT bilirubin glucuronide glucuronosyl transferase 胆红素葡萄苷酸转葡萄糖醛酸酶
BH Bernard-Horner [syndrome] 贝-霍[综合征]（颈交感神经麻痹）
Bill of Health 健康表
birth history 分娩史
borderline hypertension 临界高血压
breath holding 憋气
bronchial hyperactivity 支气管反应过强
bronchial hyper-reactivity 支气管反应性增高
bundle of His 希氏束，房室束
BHC benzene hexachloride 六六六、六氯环己烷（杀虫剂、神经毒）
BHE bipolar His electrogram 双极希氏束电图
BHI biosynthetic human insulin 生物合成人胰岛素
brain heart infusion [medium] 脑心浸液[培养基]
BHL bilateral hilar lymph node enlargement 两侧肺门淋巴结肿大
biological half life 生物学的半衰期
BHN bridging hepatic necrosis 架桥肝坏死
BHR basal heart rate 基础心率
bronchial hyper-responsiveness 气道高反应性，支气管高反应性
BHT breath hydrogen test 呼气氢试验
bucket handle tear 桶把状裂伤，桶柄状撕裂伤（膝关节内侧软骨或半月板新鲜裂伤）
BI bacteriological index 细菌学指数
bleeding index 出血指数
bone injury 骨损伤

bowel impaction 肠嵌塞
brain injured 脑损伤
buffer index 缓冲指数
Bi bismuth 铋（83号元素）
Biblio bibliography 书目，文献
bicarb bicarbonate 重碳酸盐，苏打
BICROS bilateral contralateral routing of signals 双耳信号对传线路
bicv biconcave 双凹的
bicx biconvex 双凸型
bid bis in die 1日2次（处方用语）
BIL basal insulin level 基础胰岛素水平
bilirubin 胆红素
bil bilateral 两侧的
bio biological 生物学的
biochem biochemistry 生物化学
biocon bio-contamination 生物污染
biol biology 生物学
biophys biophysical 生物物理学的
biophysics 生物物理学
BIOS biological investigation of space 宇宙生物学观察
biosci bio-science 生物科学
bio-scientific 生物科学的
bio-scientist 生物科学者
BiPAP bi-level positive airway pressure 双水平气道正压，双水平式呼吸道正压
bisex bisexual 两性的
BJ biceps jerks 肱二头肌腱反射
BJD British Journal of Dermatology 英国皮肤病学杂志
BJP Bence-Jones protein 本-周蛋白，轻链蛋白（尿液热沉淀法、电泳免疫法均阴性。阳性见于多发性骨髓瘤、慢性淋巴细胞白血病、淀粉样变性、红细胞增多症、巨球蛋白血症、肾淀粉样变及肾衰）
BJR British Journal of Radiology 英国放射学杂志
BJVD British Journal of Venereal Diseases 英国性病杂志
BK Bassen-Kornzweig［syndrome］巴-科［综合征］（先天性β脂蛋白缺乏综合征）
below knee 膝下
bradykinin 缓激肽
bkfst breakfast 早餐
bkr beaker 烧杯
BL Barré-Liéou［syndrome］巴-利［综合征］（颈后交感神经综合征）
blood loss 失血，出血
bronchus lavage 支气管灌洗
buccolingual 颊舌的
bl bleeding 出血
Bl S blood serum 血清
Bl T blood type 血型
BLEDs blue light emitting diodes 蓝光发光二极管
BLEL benign lymphoepithelial lesion 良性淋巴上皮病损
BLH reactive lymphoreticular hyperplasia 反应性淋巴网状细胞增生症
BLM bleomycin 争光霉素，博来霉素（抗癌抗生素之一。对扁平上皮癌有特效。静脉注射可在皮肤出现高浓度，适用于皮肤癌。也适用于耳鼻咽喉及口腔癌，最近也用于脑肿瘤）
BLOBS bladder observation 膀胱检查
BLS basic life support 基础生命

支持

blind loop syndrome 盲袢综合征

BM Bachelor of Medicine 医学学士

Bamberger-Marie［syndrome］班-马［综合征］(继发性肥大性骨关节病)

barium meal 钡餐

basal metabolism 基础代谢

basement membrane 基膜

betamethasone 倍他米松

birth mark 母斑

body mass 体重,［身］体质［量］

bone marrow 骨髓

bowel movement, bowel motion 排便，通便（在美国称 bowel movement，在英国称 bowel motion）

Brailsford-Morquio［syndrome］布-莫［综合征］(软骨骨营养不良症)

bucco-mesial 颊近中的

BMA British Medical Association 英国医学会

Bmax maximum binding 最大结合

BMB British Medical Bulletin 英国医学公报

BMC bone marrow cell 骨髓细胞

bone mineral content 骨矿含量(用于确定骨量的多少)

BMD bone mineral density 骨矿密度（用于确定骨量的多少）

BME biomedical engineering 生物医学工程学

brief maximal effort 瞬时最大力

B Med Bachelor of Medicine 医学学士（= BM）

BMF B cell maturation factor B 细胞成熟因子

BMG bemegride 美解眠，贝美格 呼吸兴奋、回苏药

benign monoclonal gammopathy 良性单克隆丙种球蛋白病

bilirubin monoglucuronide 单葡萄糖醛酸胆红素

bone marrow granuloma 骨髓肉芽肿

BMI body mass index 体重指数(以体重（kg）/身高（cm^2）表示)

bone marrow imaging 骨髓显像(用于诊断骨髓疾病)

BMJ breast milk jaundice 母乳性黄疸

British Medical Journal 英国医学杂志

B ML B malignant lymphoma B 细胞性恶性淋巴瘤

BMLD bilateral masking level difference 双耳掩蔽级差，掩蔽级差

BMP BCNU, methotrexate, procarbazine 卡氮芥、甲氨蝶呤、甲基苄肼（化疗方案）

bone morphogenetic proteins 骨形成蛋白质，骨形态发生蛋白，成骨蛋白

BMPP benign mucous membrane pemphigus 良性黏膜天疱疮

BMR basal metabolic rate 基础代谢率

BMS burning mouth syndrome 灼口综合征

BMT Bachelor of Music Therapy 音乐疗法学士

basement membrane thickening 基膜肥厚

benign mesenchymal tumor 良性间质瘤

benign mesodermal tumor 良性中胚叶性肿瘤

benign mixed tumor 良性混合瘤
bone marrow transplant 骨髓移植

BMV balloon mitral valvuloplasty 二尖瓣球囊成形术

BMZ [cutaneous] basement membrane zone [皮肤]基底膜带（SLE皮肤荧光检查）

BN Babinski-Nageotte [syndrome] 巴-纳[综合征],偏侧延髓症候群
Bachelor of Nursing 护理学学士
bombesin 蛙皮素，韩蛙皮素，铃蟾肽
brachial neuritis 臂丛神经炎，神经痛性肌萎缩
bridging necrosis 架桥坏死
bulimia nervosa 神经性贪食症

BNP Berger nephropathy 贝格尔肾病
brain natriuretic peptide 脑利钠肽

BO body odor 体臭，狐臭
bowel 肠
bowel obstruction 肠梗阻
bowels open 通便，大便通畅
bucco-occlusal 颊殆的

bo bowel 肠

BOA British Optical Association 英国眼科学学会
British Orthopedic Association 英国整形外科学学会
British Osteopathic Association 英国骨疾患学学会

BOD biochemical oxygen demand 生化需氧量

Bod Unit Bodansky unit 博丹斯基单位（=BU）

boi boiling 沸腾

Bol bolus 大丸剂

BOLD bleomycin, oncovin (vincristine), lomustine, dacarbazine 博来霉素、长春新碱、环已亚硝脲、氮烯咪胺（化疗方案）
blood oxygen level dependent 依靠血液氧水平（MRI脑功能图像增强的方法）

BOOP bronchiolitis obliteration with organizing pneumonia 闭塞性细支气管炎伴机化性肺炎

bot botany 植物学

bov bovine 牛的

BP Bachelor of Pharmacy 药学学士
Bard-Pic [syndrome] 巴-皮综合征，慢性进行性黄疸
barometric pressure 大气压
biparietal 双顶[骨]部（脑波诱导部位）
bipolar (lead) 双极诱导（脑波导出方法）
birth place 出生地
bisexual potent 两性能力
blood pressure 血压
boiling point 沸点
Bowenoid papulosis 鲍温样丘疹病
bullous pemphigoid 大疱性类天疱疮，良性寻常性天疱疮

bp base pair 碱基对

BPB black pigmented bacteroides 产黑色素类杆菌
bromphenol blue 溴酚蓝（pH指示剂，pH3.0-4.6由黄变蓝）

BPC blood platelets count 血小板计数
British Pharmaceutical Codex 英国药物药典方集

BPCP Brunsting-Perry type of cicatricial pemphigoid 布-佩型瘢

痕性类天疱疮

BPD biparietal diameter 胎儿双顶径（足月儿 > 8.5cm）

blood pressure decrease（d） 血压降低

branch of pancreatic duct 胰管分支

bronchopulmonary dysplasia 支气管肺发育异常

B Ped Bachelor of Pediatrics 小儿科学士

BPH Bachelor of Public Health 公众卫生学士

benign prostatic hyperplasia 良性前列腺增生

Bph British Pharmacopoeia 英国药典

BPI blood pool imaging 血池显像（用于诊断脏器出血及血管瘤）

blood pressure increase（d） 血压升高

BPLF bronchopulmonary lavage fluid 支气管肺泡灌洗液

BPM beats per minute 次/分

births per minute 每分钟出生数

breaths per minute 每分钟呼吸次数

BPO basal pepsin output 基础蛋白酶分泌量

BPPN benign paroxysmal positional nystagmus 良性阵发性位置性眼球震颤

BPPV benign paroxysmal positional vertigo 良性阵发性位置性眩晕

BPs Bachelor of Psychology 心理学学士（= B Psych）

bps bit per second （搏动）每秒

B Psych Bachelor Psychology 心理学学士（= BPs）

BPTI basic pancreatic trypsin inhibitor 基础胰蛋白酶抑制因子

Bq Becquerel 贝可（放射计量单位，每秒一次衰变 $1Bq = 1s^{-1}$）

BR breathing reserve 呼吸储备力（由最大换气量（MBC）和换气量（MV）算出）

Br bridge 桥（牙桥）

Britain，British 英国，英国的

bromine 溴

br branch 分支

breath 呼吸

brother 兄弟

brown 褐色

BRA brain 脑

BRAO branch retinal artery occlusion 视网膜分支动脉阻塞

BRBNS blue rubber bleb nevus syndrome 蓝色橡皮疱疹痣综合征

BrdU 5′-bromodeoxyuridine 5′-溴脱氧尿嘧啶

break breakfast 早餐

BRI Biological Research Institute 生物学研究所

Brain Research Institute 脑研究所

Br J Dermatol British Journal of Dermatology 英国皮肤病学杂志

Br J Surg British Journal of Surgery 英国外科学杂志

Br J Vener Dis British Journal of Veneral Diseases 英国性病杂志

bro bronchial 支气管的

bronchitis 支气管炎

bronchography 支气管造影术

bronchoscope 支气管镜

bronchoscopist 支气管镜检查者

bronchoscopy 支气管镜检查术

BRS sensitivity of the baroreceptor reflex 压力感受器反射敏感性

BRSF bone resorption stimulating factor 骨吸收刺激因子

br snds breath sounds 呼吸音 (= BS)

B RT blood routine 血常规（包括：白细胞计数、红细胞计数、血红蛋白、红细胞压积、平均红细胞体积、平均血红蛋白含量、平均血红蛋白浓度、血小板计数）

BRV benign recurrent vertigo 良性再发性眩晕症

BRVO branch retinal vein occlusion 视网膜分支静脉阻塞

BS bandlike scleroderma 带状硬皮病
Behçet's syndrome 白塞综合征（眼-口-生殖器症候群）
bismuth sulfite media 亚硫酸铋培养基（分离沙门菌属用的培养基）
blood serum 血清
blood sugar 血糖（正常参考值：全血中 65-105mg/dl，血清中 70-115mg/d）
Bloom syndrome 布卢姆综合征（先天性侏儒伴毛细血管扩张性红斑）
bowel sound 肠鸣音
breath sound 呼吸音 (= br snds)
Brill-Symmers [syndrome] 布-西综合征（巨细胞性淋巴瘤）
British Standards 英国标准
Brown-Séquard [syndrome] 布朗-塞卡尔［综合征］（脊髓半侧损害时，身体同侧有运动麻痹，对侧有感觉缺失，脊髓半切综合征）
Brown-Symmers [disease] 布-西［病］（小儿致死性急性浆液性脑炎）

BSA body surface area 体表面积
bowel sounds active 肠鸣音活跃
bovine serum albumin 牛血清白蛋白

BSB body surface burned 体表烧伤

BSE bovine spongiform encephalopathy 牛海绵状脑病（疯牛病）
breast self examination 乳房自检

BSI bacterial skin infection 细菌性皮肤感染
bound serum iron 血清结合铁

BSL bedside learning 临床实习
blood sugar level 血糖水平

BSM Bibliography of Systematic Mycology 系统真菌学文献题录

BSN bowel sound normal 肠鸣音正常
Bachelor of Science in Nursing 护理学士（= B S Nurs）

B S Nurs Bachelor of Science in Nursing 护理学学士（= BSN)

BSP bone sialoprotein 骨唾液酸蛋白
bromsulphalein (clearance) 磺溴钛钠（清除率）

BSPH Bachelor of Science in Public Health 公众卫生学学士

B S Phar Bachelor of Science in Pharmacy 药学学士

BSR basal skin resistance 基础皮肤电阻抗
blood sedimentation rate 红细胞沉降率（血沉）
bowel sounds regular 规律的肠鸣音

BSRF brain stem reticular formation 脑干网状形成

BSS Barnard-Soulier syndrome 伯-苏综合征（巨血小板综合征）
bioccipital slow synchrony 双枕慢波同步
black silk sutures 黑色绢丝缝合线

BST bed side training 临床实习

B Sur Bachelor of Surgery 外科学学士

BT balance test 平衡检查
basal temperature 基础温度
bed time 就眠时间
behavior test 行为检查
bladder tumor 膀胱肿瘤
bleeding time 出血时间（正常参考值 Duke 法：1-3 分钟，出血时间延长常见于：血小板减少或功能异常，微血管功能或结构异常）
blood transfusion 输血
blood type 血型
body temperature 体温
bowel tones 肠鸣音
brain tumor 脑肿瘤（颅内占位性疾病（space occupying lesion）的总称概括了颅内原发性肿瘤、转移瘤和炎性脓肿等名称）

BTB breakthrough bleeding 穿破性出血，穿透性出血
bromothymol blue 溴麝香草酚蓝，溴百里蓝（用于溶液 pH 指示剂的色素）

BTL bilateral tubal ligation 两侧输卵管结扎

BTN bathing trunk naevus 躯干下部痣，巨痣，坐浴痣

BTP biliary tract pain 胆道绞痛

BTRC bacitracin 杆菌肽（抗生素）

BTS blood transfusion service 输血服务
brady-tachy syndrome 慢-快综合征，心动过缓-心动过速综合征

BU benign ulcer 良性溃疡
Bodansky units 博丹斯基单位（碱性磷酸酶，用博丹斯基法测定活性值的表示方法）（= Bod Unit）

BUA blood uric acid 血尿酸（正常参考值：140-420μmol/L）

BUD budesonide 布地奈德（局部使用不含卤素的肾上腺皮质激素类药物，气雾剂吸入用）

Bull bulletin 公报，通报会刊

BUN blood urea nitrogen 血尿素氮（正常参考值：2.9-7.5mmol/L，人体蛋白质代谢的终末产物，反映肾小球滤过功能的指标之一）

BUS Bartholin's urethral, and Skene's [glands] 尿道[腺]与斯基恩[腺](女尿道旁腺)
busulfan 白消安(骨髓性白血病治疗药)

BUT break-up time 破裂时间（泪膜）

BV bacterial vaginosis 细菌性阴道病
binocular vision 双眼视觉
blood vessel 血管
blood volume 血容量
bronchovesicular[breath sounds] 支气管肺泡的[呼吸音]

BVA British Veterinary Association 英国兽医学会

BVAD biventricular assist device 双室辅助装置

B Vet Med Bachelor of Veterinary Medicine 兽医学学士

BW biological warfare 生物学战争（细菌战争等）
bladder washout 膀胱冲洗
blood Wassermann （reaction）

血液华氏［反应］ （血液梅毒补体结合反应）
body water 体液
body weight 体重
brain wave 脑波
BX bacitracin X 杆菌肽素 X
Bx biopsy 活组织检查
BXO balanitis xerotica obliterans 闭塞性干燥性龟头炎

C

C Candida 念珠菌属；假丝酵母属
candle 烛光（旧照度单位）（= C）
canine 尖牙，犬牙
carbohydrate 糖类，碳水化合物
carbon 碳（原子序数为6，原子量为12，^{14}碳放射性半衰期为5568年。由天然稳定性碳受宇宙线照射而形成。考古学用以测定年代，或应用于生物化学分析；^{13}碳为稳定性同位素碳，无放射性）
cardiac 心脏的，心脏病的
carrier 载体，带菌者
case 病例
cathode 阴极（= CA）
caudate 尾形的
center 中心
cerebrospinal fluid 脑脊液
cervical 颈；颈椎的；颈髓的
cervical vertebrae 颈椎（= Cerv）
cervix 颈；宫颈；膀胱颈
cesarean section 剖宫产术
chairman 主席
chemotherapy 化学治疗，化学疗法
chest 胸部
cholera 霍乱
cholesterol 胆固醇
cholic acid 胆酸
cicatrization 瘢痕形成
classical 古典的
clearance 清除
clonus 搐搦
closure 关闭；殆（牙咬合）
clubbing 棍棒状
coarse 粗大的
cocaine 可卡因
cochlea 耳蜗
coefficient 系数，率
complement 补体（系统性红斑狼疮等多种自身免疫病活动期，可见血清补体下降。正常参考值：CH_{50}活性 0.05-0.1u/L，C3 0.8-1.5g/L，C4 0.37-0.41g/L）
concentration 浓度；集中
confirmed 确认的
consultation 会诊
contact 接触
contraction 收缩
control 对照；管理；控制
contuse 挫伤
cortex 皮质
costa 肋骨
course 经过，过程；病程；课程
cranial nerve 颅神经
crystal 结晶
cube 立方
cum 附有，连同
cyanosis 发绀
cycle 循环；周期；卷；圆

cysteine 半胱氨酸的单字母记号
cytidine 胞［嘧啶核］苷
cytochrome 细胞色素

C3 complement 3 补体 3（正常参考值：0.85-2.00g/L；降低见于系统性红斑狼疮、肾小球肾炎、DIC、慢性肝病及肝硬化、严重烧伤、肾功能障碍等；增高见于：急性炎症时、风湿热急性期、皮肌炎、心肌梗死、伤寒、溃疡性结肠炎、糖尿病、肝癌、各型关节炎等，传染病早期也可增高）

C4 complement 4 补体 4（正常参考值：0.12-0.40g/L；降低见于系统性红斑狼疮、肾小球肾炎、慢性肝病及肝硬化。其他基本同补体 C3）

C1-7 cervical vertebrae 颈椎 1-7

C13 13 carbon 稳定性 13 碳

C14 14 carbon 放射性 14 碳

C16∶0 palmitic acid 棕榈酸，软脂酸（饱和脂肪酸）

C16∶1 palmitoleic acid 棕榈油酸（不饱和脂肪酸）

C18∶0 stearic acid 硬脂酸（饱和脂肪酸）

C18∶1 oleic acid 油酸（不饱和脂肪酸）

C18∶2 linolic acid 亚油酸（不饱和脂肪酸）

C18∶3 linolenic acid 亚麻酸（不饱和脂肪酸）

C20∶3 homolinolenic acid 高亚麻酸（不饱和脂肪酸）

C20∶4 arachidonic acid 花生四烯酸（不饱和脂肪酸）

℃ degree centigrade 摄氏度（温度刻度的符号。在 1 个大气压条件下水的冰点定为 0℃，沸点定为 100℃）（= Cel）

Ⅷ∶C factor Ⅷ coagulant activity 第Ⅷ因子凝固活性

CA calcium antagonist 钙拮抗剂
carbonic anhydrase 碳酸酐酶（= CAH）
carcinoma，cancer 癌瘤，癌（= can）
cardiac apex 心尖
cardiac arrest 心脏停搏
cardiac arrhythmia 心律失常
caries activity 龋齿活跃性
carotid artery 颈动脉
catecholamine 儿茶酚胺
catecholamines in urine 尿儿茶酚胺定性（正常阴性，原发性高血压病人 CA 排量大致在正常范围；增高常见于神经细胞瘤、嗜铬细胞瘤；应激情况下也可增高。尿儿茶酚胺减低常见于：胶原病，如风湿热等）
cathode 阴极（= C）
central respiratory arrest 中枢性呼吸暂停
cerebellar ataxia 小脑性共济失调
cholic acid 胆酸
chronic alcoholic 长期嗜酒者
chronological age 实龄，实足年龄
clinical associate 与临床相关的
cold agglutinin 冷凝集素
compensation act 代偿作用
condyloma acuminatum 尖锐湿疣
Cooley's anemia 库利贫血（家族性成细胞性贫血）
coronary artery 冠状动脉
coronary atherectomy 冠状动脉粥样斑块旋切术
cortisone acetate 醋酸可的松
coxsackievirus A 柯萨奇病毒 A

Ca calcium 钙（正常参考值：血清 2.0-2.7mmol/L （8.9-9.9mg/

dl)，体内微量元素含量测定。增高见于原发性甲状旁腺功能亢进、多发性骨髓瘤等，降低见于慢性肾衰竭、摄入不足等）

Candle 烛光（=C）

C3A C3 activator C3 活性化因子

CA50 carbohydrate antigen 50 糖类抗原 50（正常参考值：<20U/ml;升高见于胰腺癌及消化道肿瘤）

CA125 cancer antigen 125 癌抗原 125（正常参考值：血清<35U/ml，升高见于卵巢浆液性囊腺癌，胰腺、肝、胃肠、胆道癌，胸腹水、肝硬化及胰腺炎等）

CA15-3 cancer antigen 15-3 癌抗原 15-3（正常参考值：IRMA 法<25U/ml；升高见于乳腺癌）

CA19-9 carbohydrate antigen 19-9 糖类抗原 19-9（正常参考值：<37U/ml；升高见于胰腺癌、消化道肿瘤及梗阻性黄疸）

CA242 carbohydrate antigen 242 糖类抗原 242（正常参考值：<20U/ml；升高见于恶性肿瘤或非恶性肿瘤）

CA72-4 carbohydrate antigen 72-4 糖类抗原 72-4（正常参考值：<6ku/L；升高见于恶性肿瘤）

CAA crystalline amino acid 晶体氨基酸

CAB coronary artery bypass 冠状动脉旁路移植

CABDC chronic acquired bullous disease of childhood 儿童慢性获得性大疱性疾病

CABG coronary artery bypass grafting 冠状动脉搭桥术

CAD cold agglutinin disease 冷凝集素疾病（引起贫血）

computer aided design 计算机辅助设计

coronary artery disease 冠状动脉疾病

Cad cadaver 尸体

caducity 衰老；暂时性

CAD/CAM computer-aided design/computer-aided manufacturing 计算机辅助设计/计算机辅助制造

CAE caprine arthritis-encephalitis 山羊关节炎-脑炎

coronary artery embolization 冠状动脉栓塞

CAF cyclophosphamide，adriamycin，5-FU 环磷酰胺、阿霉素、氟尿嘧啶（化疗方案）

caff(caf) caffeine 咖啡因

CAG cardioangiography 心血管造影术

carotid arteriography 颈动脉造影术

cerebral angiography 脑血管造影术

cholangiogram 胆管造影照片

chronic atrophic gastritis 慢性萎缩性胃炎

closed-angle glaucoma 闭角型青光眼

coronary angiography 冠状动脉造影

CagA cytotoxin associated gene A 细胞毒素相关基因 A

CAH carbonic anhydrase 碳酸酐酶（=CA）

chronic active hepatitis 慢性活动性肝炎

chronic aggressive hepatitis 慢性活动性肝炎

combined atrial hypertrophy 兼有心房肥厚

congenital adrenal hyperplasia 先天性肾上腺皮质增生症

CAHD coronary atherosclerotic heart disease 冠状动脉粥样硬化性心脏病

CAL chronic airflow limitation 慢性［气流］通气受限

coracoacromial ligament 喙肩韧带

coronary artery ligation 冠状动脉结扎

Cal California 加里福尼亚

cal caliber 管径

calorie, calory 卡［路里］（热量单位，使1g水温度上升1℃所需要的热量，1cal = 4.186 焦耳(joule)，1大卡 = 1000cal）

Ca lact calcium lacticum 乳酸钙

Calc calculation 计算

CALH chronic active lupoid hepatitis 慢性活动性类狼疮肝炎

CALL common acute lymphoblastic leukemia 常见型急性成淋巴细胞白血病

CAM calmodulin 钙调蛋白

cell adhesion molecule 细胞黏着分子

chorioamnionitis 绒毛膜羊膜炎

cyclophosphamide［cytoxan］, adriamycin［doxorubicin］, and methotrexate 环磷酰胺［癌得星］、阿霉素和甲氨蝶呤(化疗方案)

CAm cellulose acetate membrane 醋酸纤维素膜

CAMAC computer aided measurement and control system 计算机辅助测量和控制系统

CAMB Canadian Association of Medical Biochemists 加拿大医学生物化学家协会

cytoxan［cyclophosphamide］, adriamycin［doxorubicin］, methotrexate, bleomycin 癌得星［环磷酰胺］、阿霉素、甲氨蝶呤、博来霉素（化疗方案）

Camb Cambridge 剑桥

Camp adenosine 3′,5′ cyclic monophosphate 环腺苷酸，腺苷3′,5′环单磷酸

Can Canada 加拿大

Cancer 癌（= CA）

$CaNa_2EDTA$ calcium disodium ethylenediaminetetraacetate 依地酸钙钠，乙二胺四乙酸二钠钙（螯合剂）

CANCA cytoplasmic antineutrophil cytoplasmic autoantibody 抗中性粒细胞浆自身抗体，胞浆型（对诊断Wegener肉芽肿有较高的特异性，正常人为阴性）

CAO Canadian Association of Optometrists 加拿大验光师协会

Chinese Academy of Ophthalmology 中华眼科学会

chronic airflow obstruction 慢性气流阻塞

chronic airway obstruction 慢性气道阻塞

chronic arteria occlusion 慢性动脉闭塞

coronary artery occlusion 冠状动脉闭塞

cyclophosphamide, adriamycin, oncovin 环磷酰胺、阿霉素、长春新碱（化疗方案）

CaO_2 content of arterial oxygen 动脉血氧含量（正常参考值：19-21 ml/dl）

CAP Canadian Association of Pathologists 加拿大病理学者协会

chronic alcoholic pancreatitis 慢性酒精性胰腺炎

community acquired pneumonia 社区（或院外）获得性肺炎

concealed accessory pathway 隐匿性旁道
coupled atrial pacing 双心房起搏
cyclophosphamide [cytoxan], adriamycin [doxorubicin], and prednisone 环磷酰胺 [癌得星]、阿霉素和泼尼松（化疗方案）
cystine aminopeptidase 胱氨酸氨基肽酶，催产素酶

cap capacity 容量
capillary 毛细血管
capsule 胶囊（最近抗生素多属此剂型。为使药物在小肠内溶解吸收，必须制成片剂（tablet, Tab）或胶囊

CPACS computer aided picture achieving and communication system 计算机获得图像并传送系统

CAPD continuous ambulatory peritoneal dialysis 连续性非卧床腹膜透析，持续携带型腹膜透析
continuous ambulatory perito-neal dialyzer 携带型持续腹腔透析器

CaQ(u) calcium qualitative analysis (urine) 尿钙定量分析（正常：阴性，协助维生素 D 缺乏、手足搐搦症、甲状旁腺病变等的诊断）

CAR Canadian Association of Radiologists 加拿大放射学家协会
central artery of the retina 视网膜中央动脉
chaotic atrial rhythm 紊乱性心房律
chronic articular rheumatism 慢性关节风湿病
crossed acoustic response 交叉声反应，交叉听（肌）反应

carb carbonaceous 碳素的；含碳的

carbo carbohydrate 糖类，碳水化合物

CAS carotid artery stenosis 颈动脉狭窄
coronary arterial spasm 冠状动脉痉挛

CAT cardiovascular analog trainer 心血管病人模拟练习器
caries activity test 龋齿活跃性试验
catalase 过氧化氢酶
chaotic atrial tachycardia 紊乱性房性心动过速
chloramphenicol acetyltransferase 氯霉素乙酰转移酶
cold agglutination test 冷凝集试验（正常凝集效价 < 1:28，凝集效价增高常见于病毒性肺炎、严重贫血、肝硬化、疟疾、骨髓瘤、腮腺炎、传染性单核细胞增多症、多发性骨髓瘤等）
combined approach tympanoplasty 联合径路鼓室成形术
computer-assisted tomography 电子计算机辅助的断层扫描

cat cataplasm 泥罨剂，泥敷剂

Cath cathatic 泻药
catheterize 插入导管或导尿管

cat no catalogue number 登记号，目录

CATV cable television 有线电视

CAV cardiac allograft vasculopathy 心脏移植性血管病
cell associated virus 细胞相关病毒
congenital absence of vagina 先天性阴道缺如，先天性无阴道
congenital adrenal virilism 先天性肾上腺性男性化
croup-associated virus 2-格鲁布

相关病毒，副流感二号病毒
cytoxan, adriamycin, vinbastine 环磷酰胺、阿霉素、长春碱（化疗方案）

cav cavity 腔

CAVB complete atrioventricular block 完全性房室传导阻滞
coronary arterial vein bypass surgery 冠状动静脉旁路术

CAVC complete atrioventricular canal 完全性房室通道

CAVH chronic activated virus hepatitis 慢性活动性病毒性肝炎
continuous arterio-venous hemofiltration 连续性动静脉血液滤过

CAVHD continuous arterio-venous hemodialysis 连续性动静脉血液透析

CAVHDF continuous arterio-venous hemodiafiltration 连续性动静脉血液透析滤过

CAVHFD continuous arterio-venous high flow dialysis 连续性动静脉高流量透析

CAVU continuous arterio-venous ultrafiltration 连续性动静脉超滤

CB carbenicillin 羧苄青霉素
catheterized bladder 膀胱插入导管
cerebellum 小脑
cervibuccal 颈颊的
chest-back 胸-背
chronic bronchitis 慢性支气管炎
ciliary body 睫状体
color blind 色盲
complete block 完全阻滞
conduction block 传导阻滞
congelation bullasa 大疱性冻伤，二度冻伤
contrast baths 冷热交替浴
corrosive balanitis 腐蚀性龟头炎
coxsackie virus B 柯萨奇病毒 B
Cruveilhier-Baumgarten [syndrome] 克-鲍［综合征］（门脉高压性肝硬化伴脐或脐旁静脉先天性未闭）

CB1438 chlorambucil leukeran 苯丁酸氮芥（瘤可宁）

Cb color blue 蓝色征（用于食管静脉曲张描述）

CBC complete blood cell count 全血细胞计数

CBD corticobasalganglionic degeneration 皮质－基底节变性

CBDC chronic bullous disease of childhood 儿童慢性大疱性疾病

CBF cerebral blood flow 脑血流量（成人正常参考值：840ml，相当全血的 15.5%）
coronary blood flow 冠脉血流量
cutaneous blood flow 皮肤血流量

CBFV cerebral blood flow velocity 脑血流速度
coronary blood flow velocity 冠状动脉血流速度

CBG capillary blood gas 毛细血管血气
coronary bypass grafting 冠状动脉旁路移植
corticotropin binding globulin 促肾上腺皮质激素结合球蛋白

CBIE congenital bullous ichthyosiform erythroderma 先天性大疱性鱼鳞癣样红皮病

CBM cubic meter 立方米

CBMT capillary basement membrane thickness 毛细血管基底膜增厚

CBN cellular blue nevus 细胞性蓝痣

chronic benign neutropenia 慢性良性中性白细胞减少症

CBP carotid body paraganglioma 颈动脉体副神经节瘤

collagen binding protein 胶原结合蛋白

CBPM cerebral blood perfusion map 脑血流灌注图

CBR carotid baroreceptor 颈动脉压力感受器

chronic bed rest 长期卧床休息

complement binding reaction 补体结合反应

complete bed rest 绝对卧床休息

CBS chronic brain syndrome 慢性脑病综合征

colloidal bismuth subcitrate 胶体次枸橼酸铋

conjugated bile salts 结合胆盐

cystathionine beta-synthase 胱硫醚β合酶

CBV cerebral blood volume 脑血量

circulating blood volume 循环血容量

coxsackie B virus 柯萨奇B病毒

CBZ carbamazepine 卡马西平（抗癫痫药，镇静药）

CC cardiac catheterization 心导管术

cardiac compression 心脏挤压（复苏）

case conference 病历讨论会

caval catheterization 腔静脉导管术

cell count 细胞计数

cell culture 细胞培养

center of the cornea 角膜中心

cerebral cortex 大脑皮层

cerebral cysticercosis 脑囊尾蚴病

chest complaint 胸痛

choriocarcinoma 绒毛膜癌

chronic cervicitis 慢性子宫颈炎

chronic cholecystitis 慢性胆囊炎

chronic cystitis 慢性膀胱炎

clinical conference 临床讨论会（疑难病例讨论会）

clomiphene citrate 枸橼酸克罗米酚（非类固醇类抗雌激素药，用于促卵泡发育）

closing click 关闭卡嗒声（心瓣膜）

coefficient of correlation 相关系数

collagenous colitis 胶原性结肠炎

collateral circulation 侧支循环

colorectal cancer 结肠直肠癌

common carotid 颈总动脉

common cold 伤风，感冒

concealed conduction 隐匿性传导（心电图）

congenital cardiopathy 先天性心脏病

congestive cardiomyopathy 充血性心肌病

consumption coagulopathy 消耗性凝血病

contact cheilitis 接触性唇炎

continuous current 直流（电）

control console 控制台

coronary collaterals 冠状动脉侧支

creatinine clearance 肌酐清除

率
critical condition 危笃状态
Crohn's colitis 克罗恩结肠炎
current complaints 现在史（病历）
cyclic chemotherapy 周期性化疗

cc cubic centimeter 立方厘米（1cc = 1ml = 1/1000L）（= cm^3）

CCA circumflex coronary artery 冠状动脉回旋支
common carotid artery 总颈动脉

CCAM congenital cystic adenomatoid malformation 先天性囊性腺瘤样畸形

CCB cancellous cellular bone 松质细胞骨

CCC cholangiocellular carcinoma 胆管细胞性癌
chronic calculous cholecystitis 慢性结石性胆囊炎
comprehensive coronary care 冠心病综合监护

CCD charge-coupled device 电荷耦合器件
cortical collecting duct 皮质部集合管
crossed cerebellar diaschisis 对侧小脑失联络（为脑缺血的显像表现，病变对侧小脑放射性减低）

CCG costechondral graft 带软骨的肋骨移植

CCI chronic coronary insufficiency 慢性冠状动脉供血不足
corrected count index 纠正计算指数
creatinine clearance index 肌酐清除指数

CCK cholecystokinin 胆囊收缩素（显像时用于观察胆囊收缩功能）

CCK-Pz cholecystokinin-pancreozymin 胆囊收缩素-促胰酶素

CCL centrocyte like cell 中心细胞样细胞
coracoclavicular ligament 喙锁韧带

CCM closed chest cardiac massage 胸外心脏按摩
congestive cardiomyopathy 充血性心肌病
cyclophosphamide（cytoxan），CCNU（lomustine），and methotrexate 环磷酰胺、环己亚硝脲和甲氨蝶呤（化疗方案）

CCMR chronic compensated mitral regurgitation 慢性代偿性二尖瓣关闭不全

CCNSA cell cycle non-specific agents 细胞周期非特异性药物

CCO chronic coronary occlusion 慢性冠状动脉闭塞

CCP chronic calcifying pancreatitis 慢性钙化性胰腺炎
chronic constrictive pericarditis 慢性缩窄性心包炎

CCPD continuous cyclic peritoneal dialysis 连续性循环式腹膜透析
continuous circulatory peritoneal dialysis 持续周期的腹膜透析

CCPR cerebro-cardio-pulmonary resuscitation 脑-心-肺复苏

CCR continuous complete remission 持续完全缓解

CcR creatinine clearance rate 肌酐廓清率，肌酐清除率（= Ccr）

Ccr creatinine clearance rate 肌酐清除率（正常参考值：80-100ml/min，当患者 Ccr 低于 60ml/min 时表示肾小球滤过功能低下；低于 40ml/min 严重肾小球滤过功

能低下；低于 20ml/min 尿毒症晚期（= CcR））

CCS cardiocutaneous syndrome 心脏皮肤综合征

case control study 病例对照研究

cholecystosonography 胆囊超声描记术

classical caesarean section 经典式剖宫产术

cloudy cornea syndrome 角膜混浊综合征

colon clean solution ［经口］结肠清洗液

costoclavicular syndrome 肋锁综合征

Cronkhite-Canada syndrome 克-卡综合征，息肉病，色素沉着，秃发，指甲萎缩综合征

CCSA cell cycle specific agents 细胞周期特异性药物

CCSC Canadian Cardiovascular Society Classification 加拿大心血管学会分级

CCT chorionic corticotropin 绒毛膜促肾上腺皮质激素

CCTV closed-circuit television 闭路电视

CCU coronary care unit 冠心病监护病房（= CICU）

CCZ calcified cartilage zone 钙化软骨层

CD cadaver donor 尸体提供者

Canavan's disease 卡纳万病，（海绵状脑白质营养不良）

coefficient of digestion 消化吸收率

coli-dyspepsia 结肠性消化不良

communicable disease 传染性疾病

contact dermatitis 接触性皮炎

cosmetic dermatitis 化妆品皮炎

craniometaphyseal dysplasia 颅骨骨骺发育异常

Crohn's disease 克罗恩病，克隆病

C/D cup/disc ratio 杯盘比

Cd cadmium 镉（原子序数为 48，原子量为 12.41 的金属）

c/d cigarettes per day 每日吸纸烟数

CD3，CD4，CD8 detection total T lymphocyte of CD3，CD4，CD8 总 T 细胞测定（CD3、CD4、CD8）（正常视骨髓移植病人而定。确定干细胞移植患者植入 T 细胞总量）

CD50 50% curative dose 50% 治愈量

CDA cerebral dissecting aneurysm 脑壁间动脉瘤

congenital dyserythropoietic anemia 先天性红细胞生成异常性贫血

CDC calculated date of confinement 预产期

cell division cycle 细胞分裂周期

Center for Disease Control 疾病控制中心

Center for Disease Control and Prevention 疾病控制预防中心

chenodeoxycholate 鹅去氧胆酸盐

Crohn's disease of the colon 结肠克罗恩病

CDCA chenodeoxycholic acid 鹅去氧胆酸

CDAD Clostridium difficile associated diarrhea 难辨梭状芽胞杆菌相关腹泻

CDAI Crohn's disease activity index 克罗恩病活动性指标

CDB constitutional disorders of bone 体质骨病

CD/CBD common duct/common bile duct 总管/胆总管（“总管”是肝外胆管的统称。其上段3.5±0.7mm，一般指肝总管；下段5.4±1.5mm，接近胆总管。由于超声不易显示胆囊管与肝总管汇合处，故较少直接称“胆总管”）

CDCA chenodeoxycholic acid 鹅脱氧胆酸，鹅去氧胆酸（胆石溶解药）

CDD cervical dilator device 宫颈扩张器

choledochoduodenostomy 胆总管十二指肠吻合术

chronic degenerative disease 慢性退行性病变

chronic disabling dermatosis 长期丧失能力的皮肤病，慢性致残皮肤病

CDD-CS congenital dermato-dysplasia cataract syndrome 先天性皮肤发育不良-白内障综合征

CDEK computer data entry keyboard 计算机资料输入键盘

CDER Center for Drug Evaluation and Research 药物评价与研究中心

CDF cell division factor 细胞分裂因子

CDFI color Doppler flow imaging 彩色多普勒血流显像

CDFI/CDI color Doppler flow imaging 彩色多普勒血流成像（在普通实时灰阶超声基础上进一步显示血流的新技术，是一种无创性“血管造影术”。缺点：测量血流速度受声束与血流夹角影响很大）

CDGF cartilage derived growth factor 软骨源生长因子

CDGS carbohydrate deficient glycoprotein syndrome 碳水化合物缺乏糖蛋白综合征

CDH congenital diaphragmatic hernia 先天性膈疝

congenital dislocation of the hip 先天性髋关节脱臼

congenitally dysplastic hip 先天性髋关节发育不良

DI diabetes insipidus 尿崩症

diphtheria 白喉

distal intestine 肠道远端

CDK cyclin dependent kinase 周期素依赖性蛋白激酶，依赖细胞周期素激酶（促使细胞周期中必要的物质进行磷酸化反应，推动细胞的周期进程）

CDK4 cycling dependant kinase 4 [细胞]周期依赖激酶4

CDLE chronic discoid lupus erythematosus 慢性盘状红斑狼疮

CDMR chronic decompensated mitral regurgitation 慢性失代偿性二尖瓣关闭不全

CDN congenital divided nevus 先天性分裂痣

cDNA cloned deoxyribonucleic acid 克隆脱氧核糖核酸

complementary deoxyribonucleic acid 互补脱氧核糖核酸

CDP chronic destructive periodontitis 慢性破坏性牙周炎

chronic disease program 慢性病[防治]计划

communicative disorders program 传染病（防治）计划

constant distending pressure 恒定的膨胀压

constitutional delay of puberty 青春期体质发育延迟

continuous distending pressure 持续的膨胀压
cord dorsum potential 脊索电位
coronary drug project 冠心病药物［治疗］方案
cystine diphosphate 二磷酸胱氨酸
cytidine diphosphate 二磷酸胞苷，胞嘧啶核苷二磷酸

CD-R compact disk-recordable 刻录盘

CDS cervical developmental stenosis 发育性颈椎管狭窄

CDT ［urine］concentration & dilution test ［尿］浓缩、稀释试验（正常参考值：日尿量 > 夜尿量，日间每 2 小时的尿比重差距 > 0.008；肾小管功能受损则降低对尿的浓缩稀释功能）

CDTA cyclohexanediamine-tetraacetic acid 环己烷二胺四乙酸（金属螯合剂）

Cd-b blood cadmium 血镉（正常参考值：10μg/L，镉接触指标）

Cd-u cadmium in urine 尿镉

CE Camurati-Engelmann ［syndrome］ 卡-恩［综合征］（进行性骨干发育不良综合征）
cardiac enlargement 心脏扩大
cardioesophageal 贲门食管的
carotid endarterectomy 颈动脉内膜切除术
cholesterol esters 胆固醇酯
chorioepithelioma 绒［毛］膜上皮癌，绒［毛］膜瘤
chronic eczema 慢性湿疹
congelation erythematous 红斑性冻伤，一度冻伤
constant error 常数误差（统计学用语）
continuing education ［毕业后］继续教育
contractile element 收缩成分
contrast enhancement 造影增强

CEA carcinoembryonic antigen 癌胚抗原（正常参考值：血清 < 5ng/ml；升高见于消化道肿瘤、肺、乳腺、卵巢肿瘤等）

CEC canine enteric calicivirus 犬的肠道杯状病毒
circulation extracorporeal 体外循环

CED chondro-ectodermal dysplasia 软骨外胚层发育异常
Clinical and Experimental Dermatology 临床与实验皮肤病学

CEJ cementoenamel junction 釉牙本质界

Cel Celsius 摄氏（= ℃）

cell cellular 细胞的
cellulose 纤维素

CEMRA contrast-enhanced magnetic resonance angiography 对比增强磁共振血管造影

cen central，century 中央的，世纪

cent centrifugal 离心的
century 100 年，世纪

CEP cerebral evoked potential 大脑诱发电位
chronic epileptic psychosis 慢性癫痫性精神病
congenital erythropoietic porphyria 先天性红细胞生成性卟啉症
countercurrent electrophoresis 对流电泳

′cep except 例外，除外

′cept accept 接受，承认

Cert certificate 证书

Cerv cervical 颈椎（= C）

CES candidiasis endocrinopathy

syndrome 念珠菌内分泌病综合征
central excitatory state 中枢兴奋状态
CESEMI computer evaluation of scanning electron microscopic image 扫描电子显微图像计算机评价
CESR corrective ESR 矫正血沉（正常参考值男：0-10mm/h；女：0-15mm/h。当由贫血引起血沉增快时应做矫正血沉）
CETP cholesteryl ester transfer protein 胆固醇酯转移蛋白
CETT cuffed endotracheal tube 套囊气管导管
CEX cation exchange 阳离子交换
CF cardiac failure 心力衰竭
carotid foramen 颈动脉孔
chemotactic factor 趋化因子
chest and left leg 胸及左下肢［导联］（心电图）
Chiari-Frommel syndrome 希-弗综合征（产后闭经溢乳综合征）
colonofiberscope 纤维结肠镜
counting fingers 数指
cystic fibrosis 囊性纤维化
cytolysis factor 细胞溶解因子
CFA complement fixing antibody 补体结合抗体，补体固定抗体
CFC capillary filtration coefficient 毛细管过滤系数
chlorofluorocarbon 氟氯化碳
colony-forming cell 集落形成细胞
CFC-S colony-forming cells spleen 脾集落形成细胞
CFDS color flow Doppler sonography 彩色多普勒，流动彩色超声成像
cfg centrifuge 离心；离心机
CFM cellulitis of the floor of the mouth 口底蜂窝织炎
CFP cystic fibrosis of pancreas 胰腺囊性纤维化
CFR coronary flow reserve 冠状动脉血流储备
CFS cancer family syndrome 癌症家族综合征
carcinoma of facial skin 面部皮肤癌
Chiari-Frommel syndrome 希-弗综合征（产后闭经溢乳综合征）
chronic fatigue syndrome 慢性疲劳综合征
cranio-facial stenosis 颅面狭窄
CFT capillary fragility test 毛细血管脆性试验
cardiolipin flocculation test 心肌磷脂絮状试验
complement fixation test 补体结合试验
CFU colony-forming unit 集落形成单位
CFU-C colony-forming unit in agar culture 琼脂培养集落形成单位
CFU-E colony-forming unit-erythroid 红细胞系集落形成单位
CFU-Eo colony-forming unit-eosinophil 嗜酸细胞集落形成单位
CFU-F colony-forming unit-fibroblast 成纤维细胞集落形成单位
CFU-G colony-forming unit-granulocyte 粒细胞集落形成单位
CFU-GM colony-forming unit-granulocyte macrophage 粒巨噬细胞集落形成单位
CFU-L colony-forming unit-lym-

phoid 淋巴细胞集落形成单位
CFU-M colony-forming unit-megakaryocyte 巨核系细胞集落形成单位
CFU-S colony-forming unit-stem cell 干细胞集落形成单位
CFX circumflex 回旋支
CG cheilitis granulomatosa 肉芽肿性唇炎
choking gas 窒息气体
cholesterin granuloma 胆固醇肉芽肿
chorionic gonadotropin 绒毛膜促性激素
colloidal gold 胶体金
congelation gangrenous 坏疽性冻伤；三度冻伤
cystography 膀胱造影术
cg centigram 厘克（重量单位 = 1/100g）（= cntg）
CGD chronic granulomatous disease 慢性肉芽肿性疾病
constitutional growth delay 体格生长延迟
CGL chronic granulocytic leukemia 慢性粒细胞白血病
congenital generalized lipodystrophy 先天性全身性脂肪营养不良
CGM central grey matter 中心灰质
continuous glucose monitoring system 连续血糖监测系统
cGMP cyclic guanosine 3,5-monophosphate 环磷酸鸟苷
CGN chronic glomerulonephritis 慢性肾小球肾炎
cirrhosis-associated glomerulonephritis 肝硬化相关肾小球肾炎
CGOQ cerebral glucose oxygen quotient 脑葡萄糖氧比
CGR cutaneous galvanic reaction 皮肤电反应
CGRP calcitonin gene-related peptide 降钙素基因相关肽
CGTT cortisone glucose tolerance test 可的松葡萄糖耐量试验
CH chest 胸
child 小儿
China 中国
Chinese 中国的
cholesterol 胆固醇，胆甾醇
choline 胆碱
choriocarcinoma 绒毛膜癌
choroid 脉络膜
chronic 慢性
chronic hemodialysis 长期血液透析（= CHD）
chronic hepatitis 慢性肝炎
chronic hypertension 慢性高血压
clinical history 病历（病情记录）
common hepatic［arteria］ 肝总［动脉］
common hepatic［duct］ 肝总[管]
communicating hydrocele 交通性睾丸鞘膜积液
communicating hydrocephalus 交通性脑水肿
congenital hypothyroidism 先天性甲状腺功能低下
crown-heel 顶踵长度（胎长）
CHA chronic hemolytic anemia 慢性溶血性贫血
cold hemagglutination（reaction） 红细胞冷凝反应（= ChAT）
collagenhydroxylapatite 胶原复合羟磷灰石
congenital hypoplastic anemia 先天性再生不良性贫血

conventional hepatic angiography 常规肝血管造影术
CHAD chronic hemagglutinin disease 慢性血凝素病
char character 特性，性格
characteristic 有特征的，特征
ChAT choline acetyltransferase 胆碱乙酰转移酶
cold hemagglutination test 冷凝集试验（=CHA）
CHB complete heart block 完全性心传导阻滞
congenital heart block 先天性心传导阻滞
CHD Chédiak-Higashi disease 谢-希病（常染色体隐性遗传性白细胞颗粒异常综合征）
chronic hemodialysis 长期血液透析（=CH）
cold hemagglutinin disease 冷血凝素疾病
compensated heart disease 代偿性心脏病
congenital heart defects 先天性心脏缺损
congenital heart disease 先天性心脏病
congenital hip disease 先天性髋关节疾病
congenital hip dislocation 先天性髋关节脱臼
congestive heart disease 充血性心脏病
conventional hemodialysis 常规血液透析
coronary heart disease 冠心病
cyanotic heart disease 发绀型心脏病
ChE cholinesterase 胆碱酯酶
CHE chronic hepatic encephalopathy 慢性肝性脑病
chem chemical 化学的
chemist 化学家；药剂师
chemistry 化学
Chexup CTX、HMM 环磷酰胺，六甲蜜胺（卵巢上皮性癌化疗方案）
CHF clinical heart failure 临床心力衰竭
congenital hepatic fibrosis 先天性肝纤维化
congestive heart failure 充血性心力衰竭
cyclophosphamide，hexamethylmelamine，5-fluorouracil 环磷酰胺，六甲蜜胺，5-氟尿嘧啶（化疗方案）
chg change 变化
charge 费用；指责；电荷；任务；主管
C-HHS cartilage-hair hypoplasia syndrome 软骨-毛发发育不全综合征
CHI creatinine height index 肌酐-身高指数（表示手术前的营养状态）
CHILD congenital hemidysplasia，ichthyosis and limb defect 先天性半侧发育不良，鱼鳞病及肢体缺陷
CHL chondromatous hamartoma of the lung 肺软骨瘤性错构瘤
conductive hearing loss 传导性聋
Chl chloroform 氯仿
chlor chloride 氯化物
chlorophyll 叶绿素
CHM chromohyphomycosis 着色丝状菌病
complete hydatidiform mole 完全性葡萄胎
CHN central hemorrhagic necrosis 中心性出血性坏死

circumscribed hepatic necrosis 局灶性肝坏死
congenital hairy nevus 先天性毛痣
CHO carbohydrate 碳水化合物，糖类
CHOP cyclophosphamide，hydroxydaunomycin，oncovin，prednisone 环磷酰胺、羟柔红霉素、长春新碱和泼尼松（化疗方案）
Chpx chicken pox 水痘
Chr chronic 慢性的
Chromo chromosome 染色体
CHS chronic hidradenitis suppurativa 慢性化脓性汗腺炎
contact hypersensitivity 接触性过敏
CHS chronic hypersensitivity syndrome 慢性过敏综合征
ChS chondrosarcoma 软骨肉瘤
CHT congenital hypothyroidism 先天性甲状腺功能减退
ChT chiasma of tendon 腱交叉部
CHUV chronic hypertrophic ulcerative vulvitis 慢性肥大溃疡性外阴炎
CHW cold and hot water 冷热水
constant hot water 恒温水
chylo chylomicron 乳糜微粒（= CM）
CI calculus index 结石指数；牙石指数
cardiac index 心脏指数
cardiac insufficiency 心功能不全
cardiac output index 心输出量指数
cephalic index 头径指数（BPD/OFD）
cerebral infarction 脑梗死
certificate of insurance 保险证书
chemotherapeutic index 化学疗法指数
clinical impression 临床印象
clinical investigation 临床调查
cochlear implant 耳蜗埋植
cold injury 冻伤
color index 色素指数
complete inversion 完全倒位，完全倒置
complete iridectomy 虹膜全切除术
confidence interval 可信限
contamination index 污染指数
coronary insufficiency 冠脉供血不足
crystalline insulin 结晶胰岛素
Ci curie 居里（放射性强度单位）
CIC circulating immune complex 循环免疫复合体
cloud in cell 细胞内混浊
CICL colchicine 秋水仙碱
CICU cardiac intensive care unit 心脏病特别监护病房
cardiology intensive care unit 心脏病学特别监护病房
cardiovascular inpatient care unit 心血管住院病人监护病房
coronary intensive care unit 冠心病特别监护病房（= CCU）
CID combined immunodeficiency 联合免疫缺陷
combined immunodeficiency disease 联合免疫缺陷病
cytomegalic inclusion disease 巨细胞性包涵体病
CIDP chronic inflammatory demyelination polyradiculoneuropathy 慢性炎症性脱髓鞘性多发性神经根神经病

CIDR chronic inflammatory demyelinated radiculopathy 慢性炎症性脱髓鞘性神经根病

CIDS cellular immunodeficiency syndrome 细胞免疫缺陷综合征
circular intensity differential scattering 圆偏振差散射
combined immune deficiency syndrome 联合免疫缺陷综合征

CIE counter immunoelectrophoresis 对流免疫电泳

cig cigarette 纸烟, 香烟

cIg cytoplasmic immunoglobulin 细胞质免疫球蛋白

CIGN cervical intraepithelial glandular neoplasia 宫颈腺上皮内瘤形成

CIH carbohydrate-induced hyperglycerolemia 糖诱发高甘油血症
Certificate of Industrial Health 工业卫生证书
chronic inactive hepatitis 慢性非活动性肝炎
congenital inguinal hernia 先天性腹股沟疝
course in hospital 住院经过

CIIP chronic idiopathic intestinal pseudoobstruction 慢性特发性假性肠梗阻

CIN cervical intraepithelial neoplasia 宫颈上皮内瘤形成

Cin concentration of an indicator 指示剂浓度
insulin clearance 胰岛素清除率

C3IN C3 inactivator C3 非活性化因子

CINS chronic idiopathic neutropenia syndrome 慢性特发性中性粒细胞减少综合征

CIP calf intestine alkaline phosphatase 小牛肠碱性磷酸酶
chronic idiopathic pancreatitis 慢性特发性胰腺炎
chronic inflammatory polyneuropathy 慢性炎症性多发神经疾病
chronic interstitial pneumonia 慢性间质性肺炎

circ circuit 环行
circular 圆周状的，轮状的
circulate 循环
circulatory 循环的

circum circumference 周围
circumstance 环境

circad circadian （24 小时）生理节律的

CIS carcinoma in situ 原位癌（= IEC）
central inhibitory state 中枢抑制状态
chemical information system 化学情报检索系统

CI-S calculus index，simplified 简化牙石指数

CIT conventional insulin therapy 常规胰岛素治疗

CIV continuous intravenous [infusion] 持续静脉 [输液]

CIVH continuous intravenous hyperalimentation 持续静脉高营养

CIVD cold induced vasodilatation 冷致血管舒张

CIVII continuous intravenous insulin infusion 持续胰岛素静脉灌输

CIX circumflex 回旋的；弯曲的

CJD Creutzfeldt-Jakob disease 克-雅病（慢病毒引致海绵状脑病）

CJR Chinese Journal of Radiology 中华放射学杂志

CK casein kinase 酪蛋白激酶
creatine kinase 肌酸激酶（血清生化法正常参考值：< 170U/L，主要存在心肌、骨骼肌和脑组织中。临床用于诊断心肌梗死。急性发作后 4-6 小时酶活力急剧上升，24-36 小时可达最高峰，3-4 天后 CK 活力逐渐恢复正常。肌肉营养不良症、肌肉损伤、多发性肌炎、急性脑血管病、脑膜炎、肌痉挛或抽搐等症，CK 活力均增高）
cytokine 细胞因子
ck check 检查,核对,控制;制止
CK-BB BB isoenzyme of CK 肌酸激酶 BB 同工酶
CK-MB MB isoenzyme of CK 肌酸激酶 MB 同工酶
CK-MM MM isoenzyme of CK 肌酸激酶 MM 同工酶
ckws clockwise 顺时针
CL capacity of lung 肺容量
capillary lumen 毛细血管腔
center line 中心线
chemiluminescence 化学荧光，化学发光
cholesterol-lecithin [test] 胆固醇卵磷脂[试验]
Chryseomonas luteda 浅黄华丽单胞菌
chronic leukemia 慢性白血病
cleft lip 唇裂
condyloma lata 扁平湿疣，二期梅毒
contact lens 接触镜，隐形镜
Cl chlorine 氯（血液内正常含量为 98-108mmol/L）
class 组；级
clavicle 锁骨
clear 明了，清楚
clearance 廓清率；清除率
clinic 临床
close 关闭
Clostridium 梭状芽胞杆菌属
CLAO Contact Lens Association of Ophthalmologists 隐形眼镜眼科医师学会
CLAS congenital localized absence of skin 先天性局限性皮肤缺损
Clas classification 分类
class A's class A narcotics A 级麻药（成瘾性麻醉药，如吗啡）
class B's class B narcotics B 级麻药（非成瘾性麻醉药）
class M's class M narcotics M 级麻药（非成瘾性麻醉药）
class X's class X narcotics X 级麻药（含少量麻药，如止咳糖浆）
CLBBB complete left bundle branch block 完全左束支传导阻滞
CLD chronic liver disease 慢性肝病
chronic lung disease 慢性肺病
congenital limb deficiency 先天性肢体缺如
cldy cloudy 混浊
CLG chronic lymphocytic gastritis 慢性淋巴性胃炎
CLH chronic lobular hepatitis 慢性小叶性肝炎
corpus luteum hormone 黄体激素
CLIA chemiluminescent immunoassay 免疫化学发光测定法
Climatol climatology 气候学
clin clinical 临床的
Clin Exp Dermatol Clinical and Experimental Dermatology 临床与实验皮肤病学

clin path clinical pathology 临床病理学
clin proc clinical procedures 临床操作
CLIP contused, lacerated, incised and punctured wounds 挫、裂、切、刺伤
clit clitoral 阴蒂的
clitoridectomy 阴蒂切除
clitoris 阴蒂
CLL central light loss 中心视觉丧失
chronic lymphatic leukemia 慢性淋巴性白血病
chronic lymphocytic leukemia 慢性淋巴细胞性白血病
comfortable loudness level 舒适响度级
C-LL condyloma-like lesion 湿疣样病变
CLO closed-angle glaucoma 闭角型青光眼
closure 关闭
cod liver oil 鱼肝油
clr clear 明了
CLT chronic lymphocytic thyroiditis 慢性淋巴细胞性甲状腺炎
clotting time 凝固时间
CL void clean voided specimen [urine] 非污染标本[尿]
CM cardiomyopathy 心肌病
carpometacarpal [joint] 腕掌[关节]
cervical mucous [子宫]颈管黏液
chemical mediator 化学媒体
chylomicron 乳糜微粒(=chylo)
circular muscle 环状肌(眼、口等)
cochlear microphonics 耳蜗微音效应
continuous murmur 连续性杂音(心)
contrast media 造影剂
cutis marmoreal 大理石样皮肤(冷冻所引起的皮肤改变)
cm centimeter 厘米
cm^3 cubic centimeter 立方厘米(=cc)
cM centimorgan 厘摩(尔根)(摩尔根的百分之一,遗传图距单位,等于1%的交换)
CMA chronic metabolic acidosis 慢性代谢性酸中毒
Chinese Medical Association 中华医学会
C_{man} mannitol clearance 甘露醇清除率
CMAP compound muscle action potential 复合肌肉动作电位
contrast myocardial appearance picture 心肌对比显示图像
CMC carboxymethylcellulose 羧甲基纤维素
carpometacarpal [joint] 腕掌[关节]
chronic mucocutaneous candidiasis 慢性黏膜皮肤念珠菌病
closed mitral commissurotomy 闭式二尖瓣分离术
CMCP camphorate monochlorophenol 樟脑单氯酚,樟脑氯酚
camphorate paramonochlorphenol 樟脑对氯[苯]酚
CMD cartilage matrix deficiency 软骨基质不全
childhood muscular dystrophy 儿童期肌营养不良
congenital muscular dystrophy 先天性肌营养不良
corticomedullary differentiation

皮髓质分辨
craniomandibular disorders 颅下颌紊乱症
CME centromeric exchange 着丝粒交换(染色体最窄的部分)
continuing medical education 医师继续教育
cystoid macular edema 黄斑囊样水肿
cystomanometrography 膀胱内压检查法
CMGN chronic membranous glomerulonephritis 慢性膜性肾小球肾炎
CMH cardiomyopathy hypertrophic 肥厚型心肌病
congenital malformation of heart 先天性心脏畸形
CMI cell mediated immunity 细胞介导免疫
chronic mesenteric ischemia 慢性肠系膜缺血
chronic myocardial infarction 慢性心肌梗死
colon motility index 结肠运动指数
Commonwealth Mycology Institute [英]联邦真菌研究所
computer managed instruction 计算机管理的教学
concentration minimal inhibition 最小抑制浓度
Cornell Medical Index 康奈尔医学指数表(一种填表式健康调查法)
c/min cycle per minute 每分周期
CMIR cell mediated immune response 细胞介导免疫应答
CMJ Chinese Medical Journal 中华医学杂志
CML cell mediated lymphcytotoxicity 细胞介导的淋巴细胞毒性
cell mediated lympholysis 细胞介导的淋巴细胞溶解
chronic myelogenous leukemia 慢性髓细胞性白血病
CMM cell mediated mutagenesis 细胞介导诱变
cutaneous malignant melanoma 皮肤恶性黑素瘤
CMMoL chronic myelomonocytic leukemia 慢性髓性单核细胞性白血病
CMMP cicatricial mucous membrane pemphigoid 瘢痕性黏膜类天疱疮
CMMT cutaneous metastatic malignant tumor 转移型皮肤恶性肿瘤
CMN congenital giant melanocyte nevus 先天性巨大黑色素细胞痣
congenital melanocytic nevus 先天性黑素细胞痣
congenital mesoblastic nephroma 先天性中胚层肾瘤
cystic medial necrosis[of aorta] [主动脉]囊性中层坏死
CMO cardiac minute output 每分钟心输出量
chief medical officer 医疗事务主任
corticosterone 18-monooxygenase 皮质酮 18-单加氧酶
CMoL chronic monocytic leukemia 慢性单核细胞性白血病
CMP cardiomyopathy 心肌病
chondromalacia patellae 髌[骨]软骨软化症
cytidine monophosphate 胞苷一磷酸胞苷酸
cmpt component 成分
cmptr computer 电子计算机

CMR cerebral metabolic rate 大脑代谢率

CMRG cerebral metabolic rate of glucose 脑葡萄糖代谢率

CMRO$_2$ cerebral oxygen metabolic rate 脑氧代谢率

CMS chronic mountain sickness 慢性高山病

circulation muscle sensation 循环和肌肉感觉

click murmur syndrome 喀喇音-杂音综合征（心脏学）

computer management system 计算机管理系统

CMT cardiolipin microflocculation test 心肌磷脂微量絮凝试验（检梅毒）

central microtubule 中心微管

cervical motion tenderness 颈部运动触痛

cervical mucous test ［子宫］颈管黏液检查

chronic motor tic 慢性运动性抽搐

combined modality therapy 综合治疗（指采用化疗、放射和手术治疗方法中两种或三种联合治疗肿瘤）

current medical terminology 现代医学名词

CMTC cutis marmorata telangiectasis congenital 先天性毛细血管扩张性大理石样皮肤

CMTD Charcot-Marie-Tooth disease 沙-马-图病（进行性神经性［腓骨］肌萎缩）

CMTL computer mediated tutorial laboratory 计算机教学室

CMV continuous mechanical ventilation 连续机械换气

cytomegalovirus 巨细胞病毒

CN cardiac neurosis 心脏神经症

chemonucleolysis 化学溶核术

chloroacetophenone 氯乙酰苯（催泪剂）

clinical nursing 临床护理

cochlear nerve ［耳］蜗神经

congenital nephrosis 先天性肾变病

congenital nystagmus 先天性眼球震颤

conjunctival nevus 结合膜痣

contralateral nephrectomy 对侧肾切除

cranial nerve 颅神经

Crigler-Najjar［disease］ 克-纳［病］（一种先天性非溶血性黄疸，遗传性肝脏葡萄糖醛酸转移酶缺乏症）

cyclic neutropenia 周期性中性粒细胞减少症

C/N contrast-to-noise ratio 差噪比

CNAP chronic non-alcoholic pancreatitis 慢性非酒精性胰腺炎

CNCM congenital neuro-cutaneous melanosis 先天性神经-皮肤黑变病

CNE chronic nervous exhaustion 慢性神经衰竭

chronic neurotic encopresis 慢性神经性大便失禁

C3NeF C3 nephritic factor C3 肾炎性因子

CNEI composite noise exposure index 复合噪声暴露指数

CNH central neurogenic hyperventilation 中枢神经性换气过度

CNM congenital non-progressive myopathy 先天性非进行性肌病

CNP continuous negative pressure（ventilation treatment） 持续负

压（换气治疗）
C-natriuretic peptide C-利钠肽（利尿钠排泄）
CNPV chest negative pressure ventilation 胸外负压辅助呼吸
CNS central nervous system 中枢神经系统
congenital nephrotic syndrome 先天性肾病综合征
cntg centigram 厘克, 10^{-2}克(= cg)
CNV choroidal neovascularization 脉络膜新血管形成
CO carbon monoxide 一氧化碳
cardiac output 心输出量
centric occlusion 正中殆
cervical orthosis 颈椎支具
chiasma opticum 视神经交叉
cyclooxygenase 环加氧酶；氧合酶
Co coenzyme 辅酶
^{60}Co radioactive cobalt 放射性钴（半减期 53 年）
co collagen 胶原
c/o care of 由…转交
complaint of 陈述，主述
CoⅠ coenzyme Ⅰ 辅酶Ⅰ（是脱氢酶的辅酶 NAD nicotinamide adenine dinucleotide，与机体内氧化、还原有关，也称辅脱氢酶Ⅰ codehydrogenase Ⅰ）
CoⅡ coenzyme Ⅱ 辅酶Ⅱ（即三磷酸吡啶核苷酸、烟酰胺腺嘌呤二核苷酸。和 CoⅠ一样是与机体氧化和还原有关的脱氢酶，又称辅脱氢酶Ⅱ codehydrogenase Ⅱ）
CoA co-activator 共激活剂
coagglutination 协同凝集反应
coarctation of aorta 主动脉缩窄
coenzyme A 辅酶 A（与丙酮酸以及 α 酮戊二酸的氧化有关，是机体代谢的重要辅酶）
condition on admission 住院时健康状况
CoAAc acetyl coenzyme A 乙酰辅酶 A
COAP cyclophosphamide, oncovin, ara-C, prednisone 环磷酰胺、长春新碱、阿糖胞苷、泼尼松（化疗方案）
Coax coaxial 同轴的
COBH carboxyhemoglobin 碳氧血红蛋白（一氧化碳结合的血红蛋白）
COBT chronic obstruction of biliary tract 慢性胆道阻塞
COC calcifying odontogenic cyst 牙源性钙化囊肿
chemical oxygen consumption 化学耗氧量
complex oral contraceptive 复方口服避孕药
coc cocaine 可卡因
cochleitis 耳蜗炎
cocc coccyx 尾骨
CO_2 content carbon oxide content [血中] 二氧化碳含量（正常参考值：25-32mmol/L）
CO_2-CP combing power of carbon dioxide 二氧化碳结合力（正常参考值：22-31mmol/L）
COD cause of death 死因
chemical oxygen demand 化学需氧量
choline oxidase 胆碱氧化酶
CO_2EDTA dicobalt edetate 依地酸二钴（螯合剂）
coef coefficient 系数；率
COEPS cortically originating extrapyramidal system 皮质源锥体外系统
COF coenzyme F 辅酶 F
COH controlled ovarian hyper-

stimulation 控制下促超排卵(为了获得多个优质卵而采用的促排卵治疗)

COHb carboxyhemoglobin 碳氧血红蛋白

COL collagen 胶原

col colony 细菌集落

column 柱，列

COLD chronic obstructive lung disease 慢性阻塞性肺病（=COPD）

Col factor colicinogenic factor 大肠杆菌素生成因子

coll collateral 侧，副

collect 收集

collection 收集，聚合

college 学院

collyrium 洗眼剂

Colum Columbia 哥伦比亚

com complement 补体

comb combination 结合

combined 结合

comm dis communicable disease 传染病

comment commentary 注释，按语，评论

Comp compensation 代偿［功能］，补偿［作用］

comp comparative 比较的

compensated 代偿的

compiler 编者

composition 构成

compar comparative 比较的

compen compensate 代偿

compensation 代偿

compensatory 代偿的

compic complication 合并症

compl complaint 诉说

complete 完全

compu computable 可计算的

computation 计算，计算结果

computer 电子计算机，计算者

computerization 计算机化，计算机的使用

computerize 用计算机操作；计算机化

CO_2MR cerebral oxygen metabolic reserve 脑氧代谢储备

COMT catechol-O-methyltransferase 儿苯酚-O-甲基转移酶（肾上腺素和去甲肾上腺素的代谢酶）

CO_2MV mixed venous O_2 content 混合静脉氧含量

con conservative 保存的

contra 反，相反，对抗

control 对照；管理；控制

Con A concanavalin A 刀豆素 A

conc concentrate 集中；浓缩

concd concentrated 浓缩的

concentration 集中；浓缩

concentric 同轴的，同心的

cond condenser 蓄电器；集光镜

condition 状态，条件

condit condition 条件

cond ref conditioned reflex 条件反射

conf conference 会议，讨论会

cong congress 会议

congen congenital 先天性的

conn connection 连接；联系；关系

connective 连接的

connector 连接物

cons conservative 保存的

consult 顾问；会诊医师

const constant 常数；经常的；恒定的

constitution 体质；构成

constit constituent 组成的；成分；要素

constr construction 结构
consv conserve 保存；糖剂
cont contact 接触；联系
content 内容物
continue 继续
contra 相对的
control 对照；管理
cont, contg containing 包含
contag contagious 传染性的
contin continued 连载；继续
contra contraindicated 禁忌的
conv convalescent 恢复期患者
conventional 惯例的，常规的
coord coordination 协调
COP capillary osmotic pressure 毛细血管渗透压
colloidal osmotic pressure 胶体渗透压
Cyoxan (cyclophosphamide), oncovin (vincristine sulfate), prednisone 环磷酰胺、长春新碱、泼尼松（化疗方案）
cop copyright 版权
COPD chronic obstructive pulmonary disease 慢性阻塞性肺部疾病（= COLD）
COPP cyclophosphamide, oncovin, procarbazine, prednisone 环磷酰胺、长春新碱、甲基苄肼、泼尼松（化疗方案）
COPro-u coproporphyrin urine 粪卟啉尿（正常阴性或可疑，为铅接触指标）
COQ coenzyme Q 辅酶 Q
COR cardiac output recorder 心输出量记录仪
center of rotation 旋转中心
CoR congo red 刚果红
Cor corium 真皮
cor corrected 改正的，校正的
cortisone 可的松，考的松，去氢皮质酮
CORA conditioned orientation reflex audiometry 定向条件反射听力计检查法
corr correspondence 对应，对比，相当
corros corrosive 腐蚀性的
COSTAR computer stored ambulatory record 计算机储存的门诊病历记录
COT critical off-time 临界间断时间
COX cyclooxygenase 环加氧酶，氧合酶
cytochrome oxidase 细胞色素氧化酶
CP candle power 烛光（国际标准光度单位）
capillary pressure 毛细血管压
captopril 巯甲丙脯酸，开搏通（= cp）
cardiopulmonary performance 心肺功能检查
centipoises 厘泊（液体黏稠度单位，1 厘泊 = 1/100 泊）
centric position 正中位
cerebellopontine 小脑脑桥的，桥小脑的
cerebral palsy 脑性麻痹
cerebral peduncle 大脑脚
ceruloplasmin 铜蓝蛋白（血清生化法正常参考值：150-600mol/ml）
chemically pure 化学纯品
chest pain 胸痛
chickenpox 水痘
chronic pancreatitis 慢性胰腺炎
chronic pyelonephritis 慢性肾盂肾炎
cicatricial pemphigoid 瘢痕性

类天疱疮
cleft palate 口裂
Clinical Pathology 临床病理学（= cp）
clinical psychologist 临床心理学家（指专门研究临床心理，承担心理测验和心理疗法的人）
compare 比较
compressed 压缩的
constrictive pericarditis 缩窄性心包炎
coproporphyrin 粪卟啉
cor pulmonale 肺源性心脏病（= cp）
C-peptide C-肽（正常参考值（RIA 法）：空腹 0.4 ± 0.20nmol/L（1.2 ± 0.6ng/ml）；进食两个馒头后 1h：1.68 ± 0.98nmol/L（5.04 ± 2.94ng/ml）；2h：1.22 ± 0.83nmol/L（3.66 ± 2.49ng/ml）；3h：0.65 ± 0.42nmol/L（1.95 ± 1.26ng/ml）；峰时在 0.5-1h，峰值为基础值的 2-3 倍；临床意义：主要用于了解胰岛功能，协助分型，不受用胰岛素治疗的干扰，Ⅰ型糖尿病患者分泌减少或接近于 0，Ⅱ型患者可以增多，接近正常或减少）（= C peptide）
creatine phosphate 磷酸肌酸（= PC）
cryptomeria pollinosis 隐微粒花粉症
cyclophosphamide and prednisone 环磷酰胺和泼尼松（化疗方案）（= cp）
cystoscopy and pyelogram 膀胱镜检查和肾盂造影照片（= cp）
cytopathic phenomenon 细胞病变现象
cytoplasmic process 细胞质作用

C/P cholesterol/phospholipid 胆固醇磷脂比（正常参考值约为 0.85）

cp capillary pressure 毛细血管压
captopril 巯甲丙脯酸，开搏通（= CP）
cardiopulmonary performance 心肺功能检查
cerebral palsy 脑性麻痹，痉挛性两侧麻痹
chronic pancreatitis 慢性胰腺炎
chronic pyelonephritis 慢性肾盂肾炎
clinical pathology 临床病理学（= CP）
constrictive pericarditis 缩窄性心包炎
cor pulmonale （= CP）
cyclophosphamide and prednisone 环磷酰胺和泼尼松（化疗方案）（= CP）
cystoscopy and pyelogram 膀胱镜检查和肾盂造影照片（= CP）

CPA cardiopulmonary arrest 心肺功能停止
carotidphonoangiography 颈动脉血管音描记法
caudal pancreatic artery 胰尾动脉

C3PA complement 3 proactivator 补体 3 前活化剂

CPAN classic polyarteritis nodosa 典型结节性多动脉炎

CPAP continuous positive airway pressure 持续正压呼吸

CPB cardiopulmonary bypass 体外循环，心肺分流术
chronic pulmonary berylliosis 慢性肺铍中毒

CPBA competitive protein binding analysis 竞争性蛋白结合分析法

C-P bypass cardiac pulmonary bypass 心肺分流，体外循环（心脏手术时通过人工泵，氧化设备以及热交换器等设备，代替心肺功能，以防止机体组织缺氧）

CPC cerebral palsy clinic 脑性麻痹诊疗所

clinical pathological conference 临床病理讨论会（一般对尸解病例邀请临床医师与病理学家就有关诊断、治疗问题进行讨论的会议）

CPCR capture PCR 捕捉性 PCR

cardiopulmonary-cerebral resuscitation 心肺脑复苏

competitive PCR 竞争性 PCR

CPD carbamoyl phosphate synthetase deficiency 氨甲酰磷酸合成酶缺乏症

cephalopelvic disproportion 头盆不对称

childhood polycystic disease 儿童多囊疾病

chronic peritoneal dialysis 长期腹膜透析

chronic pulmonary disease 慢性肺病

citrate-phosphate-dextrose 枸橼酸-磷酸-葡萄糖

congenital polycystic disease 先天性多囊病

contact potential difference 接触电位差

contagious pustular dermatitis 传染性脓疱性皮炎

cpds compounds 化合物

CPE cardiogenic pulmonary edema 心源性肺水肿

chronic pulmonary emphysema 慢性肺气肿

cytopathogenic（cytopathic）effect 致细胞病变作用

CPEO chronic progressive external ophthalmoplegia 慢性进行性眼外肌麻痹

CPFA continuous plasma filtration absorption 连续性血浆滤过吸附

CPH chronic persistent hepatitis 慢性迁延性肝炎

cph counts per hour 每小时计数

cycle per hour 每小时周期数

CPHA Canadian Public Health Association 加拿大公众卫生学会

CPHL central public health laboratory 中央卫生实验室

CPI chemical processing industries 化学制造工业

congenital palatopharyngeal incompetency 先天性腭咽功能不全

coronary prognostic index 冠心病预后指数

CPIP chronic primary intestinal pseudo-obstruction 慢性原发性假性肠梗阻

chronic pulmonary insufficiency of prematurity 早产儿的慢性肺功能不全

CPITN community periodontal index of treatment needs 社区牙周治疗工作量指数

CPK creatine phosphokinase 肌酸激酶，磷酸肌酸激酶

CPK-MB creatine phosphokinase myocardial band 肌酸磷酸激酶心肌带

CPL cirrhotic, progressive and lymphatic forms 硬化性，进行性淋巴管型（癌组织增生状态）

CPLD congenital pancreatic lipase deficiency 先天性胰脂肪酶缺乏症

CPLE chronic polymorphous light

eruption 慢性多形性日光疹
CPM central pontine myelinolysis 中心性脑桥髓鞘脱失
chronic progressive myelopathy 慢性进行性脊髓病
circumscribed precancerous melanosis 限界性癌前期黑变病
continuous passive motion 持续性被动运动
cpm counts per minute 每分计数
CPN chronic pyelonephritis 慢性多发性神经病
chronic polyneuropathy 慢性肾盂肾炎
classical periarteritis nodosa 经典结节性动脉周围炎
CPP capillary-permeability promoting action 促毛细血管通透作用
cerebral perfusion pressure 脑灌流压
clinical pharmacy practice 临床药学实习
CPPB continuous positive pressure breathing 持续正压呼吸
CPPD calcium pyrophosphate dihydrate 焦磷酸钙二水合物（可引起假性痛风）
calcium pyrophosphate deposition disease 焦磷酸钙沉积症
C peptide C 肽（= CP）
CPPV continuous positive pressure ventilation 持续正压通气
CPR cardiac and pulmonary rehabilitation 心肺疾病康复
cardiopulmonary resuscitation 心肺复苏［术］
cochlea pupillary response 迷路；瞳孔反应
connecting peptide immunoreactivity 结合肽免疫反应性
curved planar reformation 曲面重建
CPS carbamyl phospate synthetase 氨甲酰磷酸合成酶
cardiopulmonary support 心肺支持
central processing system 中央处理系统
cholangiopancreatoscopy 胰胆管镜检查法
cycles per second 每秒周数，赫兹
cps counts per second 计数/秒（为核素计量单位）
cycles per second 周期/秒（= c/s）
cpsac cycle per second alternating current 每秒周期交流电
CPSS congenital paralysis syphilitic syndrome 先天性梅毒性麻痹综合征，Dennie-Manfan 综合征，幼儿麻痹性痴呆病
CPT chest physiotherapy 胸部理疗
choledochoscopic papillotomy 胆总管镜乳头切开术
chronic persistent transaminemia 慢性持久性转氨酶血症
CP&T clinical pharmacology and therapeutics 临床药理学和治疗学
cold pressure test 冷加压检查
combining power test （二氧化碳）结合力试验
CPU central processing unit 中心演算处理装置（核医学影像诊断用）
CPV caudal pancreatic vein 胰

尾静脉
cytoplasmic polyhedrosis virus 胞质多角体病毒
CPVD congenital polyvalvular disease 先天性多瓣膜病
CR calculus removed 结石排除，结石移除
calorie restricted 限制热卡
cardiac rehabilitation 心脏康复
cardiac resuscitation 心脏复苏
cardiorespiratory 心和肺的
cathode ray 阴极射线
centric relation 正中关系
chest and right (arm) 胸部和右腕（心电图连接部位）
chest roentgenograms 胸部X线照片
chronic rejection 慢性排斥排异反应
clinical records 临床记录
closed reduction 闭合复位术
clot retraction 血块凝缩
coefficient of fat retention 脂肪蓄积系数
colon resection 结肠切除术
colon retention 结肠停滞，储留
colorectal 结直肠的
Columbia resin 哥伦比亚树脂（作眼镜片用）
combined resistance 联合［呼吸］阻力
complement receptor 补体受体
complete recovery 完全恢复
complete response ［remission］ 完全反应［缓解］
compression ratio 压缩率
computed radiography 计算机X线摄影，计算机照像技术
conditioned reflex 条件反射
continuous reinforcement 持续增强
controlled respiration 控制呼吸
corneal reflex 角膜反射
correct response 正确回答；正确反应
corticoid resistant 抗皮质激素的
cough reflex 咳嗽反射
counting rate 计数率（单位时间放射性计数）
cremaster reflex 举睾肌反射
cresol red 甲酚红（溶液指示剂。pH7.2-8.8，由黄色变为红色）
crown-rump 顶臀［长度］
Cr chrome, chromium 铬（原子序数为24，原子量为52.51. 放射性半衰期为27.8d。因易与血红蛋白结合，因而将此放射性同位素标记的红细胞，用于有关血液方面的检查）
creatinine 肌酐（血）（正常参考值：53-106mol/L，升高见于消耗性疾病、伤寒等；降低见于肾功能损害、肌肉萎缩、肌营养不良等）
^{51}Cr chromium-51 51铬（放射性同位素）
cr cranial 头侧
cranial 颅的
craniology 头颅学
craniometry 颅测量法
cranium 头颅
CRA central retinal artery 网膜中心动脉
cerebral radioisotope angiography 核素脑血管显像术
chronic refractory anemia 慢性顽固性贫血
chronic rheumatoid arthritis 慢性类风湿性关节炎
CRAD Committee for Research into Apparatus for Disabled 残疾人器

具研究委员会

CRAG cerebral radioangiography 脑血管X线摄影术

CRAM card random access memory 随机存储术，储存器（计算机用语）

CRAO central retinal artery occlusion 视网膜中央动脉阻塞

CRBBB complete right bundle branch block 完全右束支传导阻滞

C region constant region 恒定部分，不变部分（Ig分子末端部分）

CRC Ca^{2+} release channel 钙离子释放通道

centric relation contact 正中关系接触

clinical research coordinator 临床研究协作者

colorectal cancer 结直肠癌

concentrated red cell 浓缩红细胞

CRCS Canadian Red Cross Society 加拿大红十字会

CRD chronic renal disease 慢性肾疾病

chronic respiratory disease 慢性呼吸系疾患

complete reaction of degeneration 完全［电气］变性反应（因接触电引起）

CRE cumulative radiation effect 累积辐射效应

crep crepitus, crepitation 捻发音

CRESTS calcinosis cutis, Raynaud's phenomenon, esophageal dysfunction, sclerodactyly and telangiectasia syndrome 皮肤钙化、雷诺现象、吞咽困难、指［趾］硬化和毛细血管扩张综合征（Thibierge-Weissenbach综合征）

CRF chronic renal failure 慢性肾衰竭

chronic respiratory failure 慢性呼吸衰竭

coronary risk factor 冠心病危险因子

CRH corticotropin releasing hormone 促肾上腺皮质激素释放激素

CRL complement receptor lymphocyte 补体受体淋巴细胞

crown-rump length 头臀长

CRM cross reacting material 交叉反应物质

cRNA complementary ribonucleic acid 互补的核糖核酸

CRO cathode ray oscilloscope 阴极射线示波器

CROS contralateral routing of signals 信号对传线路

CRP C reactive protein C反应蛋白（正常参考值：0-0.8mg/dl；增高：①各种化脓性炎症、菌血症、心肌梗死、大手术、严重创伤、烧伤、恶性肿瘤、胶原病等；②风湿热活动期、抗风湿热药物治疗过程中；③可作为预示感染的发生和疗效观察指标；④可用于鉴别细菌和病毒感染）

chronic relapsing pancreatitis 慢性复发性胰腺炎

chronic relapsing polyneuritis 慢性复发性多神经炎

confluent, reticulate papillomatosis 融合性网状乳头状病

coronary rehabilitation program 冠心病康复计划

CRPA C reactive protein antiserum C反应蛋白抗血清

CRQ cerebral respiratory quotient 脑呼吸商（脑内CO_2产生量与O_2消耗量之比）

chronic respiratory disease questionnaire 慢性呼吸系统疾患问卷

CRRT continuous renal replacement therapy 连续性肾脏置换治疗

CRS colon rectal surgery 结肠直肠外科

compliance of respiratory system 呼吸系统顺应性

congenital rubella syndrome 先天性风疹综合征，Gregg 综合征

CRSA congenital refractory sideroblastic anemia 先天性难治成高铁红细胞性贫血

CRST calcinosis cutis, Raynaud's phenomenon, sclerodactyly and telangiectasia syndrome 皮肤内钙质沉着，雷诺现象，指［趾］硬皮病及毛细血管扩张综合征

CRT cardiac resuscitation team 心脏复苏组

cathode ray tube 阴极射线管

clot retraction time 血块凝缩时间

CRU clinical research unit 临床研究单位

CRVF congestive right ventricular failure 充血性右心室衰竭

CRVO central retinal vein occlusion 视网膜中央静脉阻塞

crys crystal 结晶

crystalline 结晶性的

crystallography 结晶学

CS caesarean section 剖宫产术，剖腹产术

Caplan's syndrome 卡普兰综合征（伴有类风湿性关节炎的肺石棉沉着病，类风湿尘肺，类风湿性关节炎-尘肺沉着综合征）

carcinoid syndrome 类癌综合征

cardiogenic shock 心源性休克

carotid shudder 颈动脉震颤

cat scratch 猫抓伤

cavernous sinus 海绵静脉窦

celiac sprue 口炎性腹泻，乳糜性口炎性腹泻

center section 中心部

central sheath 中心鞘

central supply 中心供应室

cerebrospinal 脑脊髓的

cervical spondylosis 颈椎关节强硬，颈椎病

chorionic somatomammotropin 绒毛膜生长促乳素

chronic schizophrenia 慢性精神分裂症

click sound 喀喇音

clinical stage 临床的分期

Cockayne's syndrome 科凯恩综合征（常染色体隐性遗传疾病、视网膜退变、听力受损、皮肤薄且对光敏感等）

Collet-Sicard［syndrome］ 科-西［综合征］（第Ⅸ、Ⅹ、Ⅺ、Ⅻ脑神经麻痹时出现的体征，如同侧舌、咽喉及肩胛肌麻痹等）

completed stroke 已中风；已发作

conditioned stimulus 条件刺激

conscious 有意识的，清醒的

contact sensitivity 接触易感性，接触性过敏反应

contrast sensitivity 对比敏感度

control signal 控制信号

control switch 控制开关

convalescent status 恢复状态

corneal size 角膜大小

coronary sclerosis 冠状动脉硬化

coronary sinus 冠状动脉窦

coronary stent 冠状动脉支架

cortical spoking (a type of

cataract formation） 皮质轮辐状［条纹］（白内障的一种类型）
cryogenics 冷冻学，低温科学
Curschmann-Steinert syndrome 库-施综合征（营养不良性肌强直）
Cushing's syndrome 库欣综合征（皮质醇增多症）
standard［urea］clearance 标准［尿素］清除试验

C&S culture & susceptibility 培养+药物敏感性（协助临床疾病的诊断及抗生素的选择使用）

Cs case(s) 病例
Cesium 铯（原子序数55，原子量为132.91。^{137}铯：放射性半衰期为30年，其γ射线比镭和^{60}钴的γ射线能量低，穿透力弱，较易防护）

c/s cycles per second 每秒周律数（=cps）

CSA central sleep apnea 中枢性睡眠时无呼吸
Chinese Stomatology Association 中华口腔医学会
cross-sectional area 横截面积
cyclosporin A 环孢素A（免疫抑制剂）

cSACT correct sinoatrial conduction time 校正窦房传导时间

CSB chemical stimulation of brain 脑的化学刺激
Cheyne-Stokes breathing 切-斯呼吸，潮式呼吸（=CSR）

CSBF coronary sinus blood flow 冠状动脉窦血流量

CSC centric stop contact 正中停止接触
collagen sponge contraceptive 胶原海绵避孕剂
corneae，sclerae，and conjunctivae 角膜、巩膜和结膜

CSCO Chinese Society of Clinical Oncology 中国临床肿瘤学会
closed subcondylar osteotomy 闭合性髁下切骨术

CSDH chronic subdural hematoma 慢性硬膜下血肿

cse course 经过；过程；病程；疗程；讲座

CSF cerebrospinal fluid 脑脊液（正常参考值：蛋白质0.15-0.45g/L，糖2.5-4.4mmol/L，氯化物120-130mmol/L，压力80-180 mmH_2O）
colony stimulating factor 集落刺激因子

CSF-WR cerebrospinal fluid Wasser-mann reaction 脑脊液梅毒补体结合反应

CSG chronic superficial gastritis 慢性浅表性胃炎
conjoint spectral gastrography 联合光谱胃动描记法

CSI calculus surface index 牙面牙石指数
cavernous sinus infiltration 海绵窦浸润
continuous subcutaneous insulin infusion 胰岛素皮下持续输注

CSLP cervical spine locking plate 颈椎带锁钢板

CSLU chronic stasis leg ulcer 慢性淤滞性下肢溃疡

CSM carotid sinus massage 颈动脉窦按摩
cerebrospinal meningitis 脑脊髓膜炎
cervical spondylotic myelopathy 颈椎脊髓病
circulation，sensation，motion 循环、感觉、运动

clinical specular microscopy 临床显微镜窥器检查法
cSNRT correct sinus node recovery time 校正窦房结恢复时间（小于550ms）
C-spine cervical spine 颈椎(棘突)
CSR cell spin resonance 细胞自旋共振
central serous retinopathy 浆液性中心性视网膜病
cervical spondylotic radiculopathy 颈椎关节强直性神经根病
Cheyne-Stokes respiration 切-斯呼吸，潮式呼吸（= CSB）
corrected sedimentation rate 校正［红细胞］沉降率
cortical secretion rate 皮质分泌率
cutaneous sensory response 皮肤感觉反应
CSS carotid sinus stimulation 颈动脉窦刺激
chewing，sucking，swallowing 咀嚼、吮吸、吞咽
Churg-Strauss syndrome 丘-斯综合征，变应性肉芽肿脉管炎（以哮喘、嗜酸性细胞增多、血管炎和血管外肉芽肿为主要特征的综合征）
cranial sector scan 颅扇形扫描
CSSI calculus surface severity index 牙面牙石重度指数
CST cavernous sinus thrombosis 海绵窦血栓形成
Christ-Siemens-Touraine syndrome 克-西-图综合征（无汗性遗传性外胚层发育不良）
contraction stress test 宫缩应激试验
convulsive shock therapy 惊厥休克治疗
cst centistokes 厘斯（旧动力黏度单位，1厘斯 = 1cm^2/sec，百分之一斯）
CSU catheter specimen of urine 导尿标本
CSWS cerebral salt-wasting syndrome 脑耗盐综合征
CT calcitonin 降钙素（血清RIA法正常参考值：< 100ng/L 。升高见于恶性肿瘤、家族性甲状腺髓样癌、乳腺癌、肺癌、胃肠道癌、胰腺癌、嗜铬细胞瘤、甲亢、高胃泌素血症及胰腺炎等）
cardiac transplantation 心脏移植
cellular therapy 细胞治疗
cerebral thrombosis 脑血栓形成
cerebral tumor 脑肿瘤
chemotaxis 趋化性
chlamydia trachomatis 沙眼衣原体
cholera enterotoxin 霍乱肠毒素
chorionic thyrotropin 绒毛膜促甲状腺激素
circulating time 循环时间
coagulation time，clotting time 凝血时间（正常参考值：玻片法1-4分钟；试管法4-12分钟。凝血时间（CT）延长常见于：血友病、凝血酶原或纤维蛋白原严重减少，以及DIC、肝素治疗时。凝血时间缩短见于各种原因所致的血栓前状态）
coated tablet 糖衣片
computerized tomography 电子计算机断层扫描
conduction time 传导时间
connective tissue 结缔组织
Coombs test 库姆斯试验血清抗球蛋白试验（检血中抗体）
coronary thrombolysis 冠状动脉血栓溶解疗法
corrective therapist 矫正治疗家

cytotoxic test 细胞毒性试验
cytotoxicty 细胞毒性
cytotrophoblast 细胞滋养层

CTA Canadian Tuberculosis Association 加拿大结核病学会
computerized tomography angiography 计算机体层摄影血管成像
cortical taste area 皮质味觉领域

cta catamenia 月经(= meno)

CTAB cetyltrimethylammonium bromide 十六烷基三乙基溴化铵

CTAP computed tomography arterial portography 动脉门静脉造影计算机体层摄影

CTAPs connective tissue-activating peptides 结缔组织活化多肽

CTAR cardio-thoracic area ratio 心胸面积比

CTB ceased to breathe 停止呼吸
computed tomography tracheal-bron-
chography 计算机体层摄影气管支气管成像

CTBG computed tomography bronchography 计算机体层摄影支气管成像

CTBS computed tomography bronchoscopy 计算机体层摄影支气管内镜成像

CTBV computed tomography bronchvascular 计算机体层摄影肺血管支气管成像

CTC carbon tetrachloride 四氯化碳（可致成大鼠肝损害）
clinical therapeutic conference 临床治疗讨论会
concentration to control 控制浓度

CTD carpal tunnel decompression 腕管减压术
circulation time descending 循环时间延长
congenital thymic dysplasia 先天性胸腺发育不良
connective tissue disorder 结缔组织病

ctd coated 被覆，涂层，外衣，外壳，膜

CTEPH chronic thromboembolic pulmonary hypertension 慢性血栓栓塞性肺动脉高压症

CTF contrast transfer function 对比度传递函数功能
cytotoxic factor 细胞毒素因子

CTGA complete transposition of the great arteries 大动脉完全错位
corrected transposition of great arteries 矫正大血管转位症

CTGV complete transposition of great vessels 大血管完全转位

CTL cytotoxic T lymphocyte 细胞毒性 T 淋巴细胞

CTLSO cervico-thoraco-lumbosacral orthosis 颈胸腰骶椎支具

CTM CT-myelography 计算机体层脊髓造影

CTn1 cardiac troponin 1 心肌肌钙蛋白 1

CTO chronic total occlusion 慢性完全性堵塞

CTP cytidine triphosphate 三磷酸胞苷

CTPA CT pulmonary angiography CT 肺动脉造影

CTPG computed tomography pleuralgraphy 计算机体层摄影胸膜成像

CTR cardio thoracic ratio 心胸比例
carpal tunnel release 腕管松解术

CTS computed thermography sys-

tem 计算机温度描记系统
CTT central transmission time 中枢传导时间
computerized transaxial tomography 计算机轴位体层摄影术
CTU centigrade thermal unit 摄氏热单位
CTV colour television 彩色电视
CTVC computed tomography virtual colonoscopy 计算机体层摄影仿真结肠镜检查法
CTVE computed tomography virtual endoscopy 计算机体层摄影仿真内镜检查法
CTVL computed tomography virtual laryngoscopy 计算机体层[摄影]仿真喉镜检查法
CTX cyclophosphamide 环磷酰胺(抗肿瘤药)
cholera toxin 霍乱毒素
CTZ chemoreceptor trigger zone 化学感受器触发区(延髓呕吐中枢)
CT-1824 clearance test of Evans blue 埃文斯蓝清除实验
CU clinical unit 临床单位
urea clearance 尿素清除率(正常参考值:70%-130%,50%以下肾功能低下,10%以下见于尿毒症)
Cu cuprophane membrane 铜铵薄膜
cubic 立方的
C-UBT C-urea breath test 尿素碳呼气试验
cucm cubic centimeter 立方厘米
CUDAT clinically undiagnosed active tuberculosis 临床诊断未确定的活动性结核病
cuft cubic foot 立方尺(英制)
cult culture, cultivated 培养,培植的
cumm cubic millimeter 立方毫米
cur curative 治愈的
CUSA cavitron ultrasonic aspiration 超声碎吸刀
Cu-s serum copper 血清铜(正常参考值:0.97-1.64μg/ml(1.19μg/ml),体内微量元素含量测定)
CV cardiovascular 心血管的
cardioversion 心脏复律,心转复
cell volume 细胞容积
central vein 中心静脉
cerebrovascular 脑血管的
closing volume 闭合容积
coated vesicle 被覆小泡(电子显微镜用语)
coefficient of variation 变异系数
colour vision 色觉
concentrated volume 浓缩容积
conduction velocity 传导速度
conjugate vaccine 联合疫苗
contrast venography 对比静脉造影术
contrast ventriculography 对比脑室造影术
conversational voice 谈话语音
corpuscular volume 红细胞容积
Coxsackie virus 柯萨奇病毒(= C virus)
cutaneous vasculitis 皮肤脉管炎
cv concave 凹面的
CVA cardiovascular accident 心血管意外
cerebrovascular accident [stroke] 脑血管[意外]
chronic villous arthritis 慢性绒毛增生关节炎
costovertebral angle 肋椎角
CVCT cardiovascular computed tomography 心血管计算机断层摄影
CVD cardiovascular disease 心血

管疾病
cardiovascular distress 心血管窘迫
cerebrovascular disease 脑血管病
cerebrovascular disorder 脑血管障碍
colour-vision-deviant 色觉不正常，色觉不正常者；色觉偏差，色觉偏差者
combined valvular heart disease 联合心瓣膜病
coronary vessel disease 冠状血管病

CVD score cardiovascular distress score 心血管窘迫评分

CVF central visual field 中心视野
cobra venom factor 眼镜蛇蛇毒因子（使血清 C3 失活）

CVG cerebral ventriculography 脑室摄影术

CVH combined ventricular hypertrophy 两室肥大

CVI cerebrovascular insufficiency 脑血管功能不全

CVID common variable immunodeficiency 通常可变性免疫缺陷症

C virus Coxsackie virus 柯萨奇病毒（= CV）

CVP central venous pressure 中心静脉压（正常参考值：3 ~ 10mmHg）

CVR cardiovascular respiratory 心血管呼吸性的
cerebral vascular reactivity 脑血管反应性
cerebral vascular resistance 脑血管阻力
contraceptive vaginal ring 阴道避孕环
coronary vascular resistance 冠状血管阻力

CVRD cardiovascular renal disease 心血管肾脏疾病

CVS cardiovascular surgery 心血管外科
cardiovascular system 心血管系统
chorionic villus sample 绒膜绒毛标本
closing valve sound 瓣膜闭合音
continuous volume scan 连续容积扫描
current vital signs 通用的生命体征

CVTR charcoal viral transport medium 木炭运转病毒培养液

CVVH continuous venous-venous hemofiltration 持续静脉静脉血液过滤

CVVHD continuous venous-venous hemodialysis 连续性静脉静脉血液透析

CVVHDF continuous venous-venous hemodiafiltration 连续性静脉静脉血液透析滤过

CVVHFD continuous venous-venous high flow dialysis 连续性静脉静脉高流量透析

CW cardiac weight 心脏重量
cardiac work 心脏作功
chest wall 胸壁
children's ward 儿科病房
clock wise 顺时针方向
color white 白色静脉曲张（用于食管静脉曲张描述）
compatible with 与…一致
crutch walking 拄杖步行

CWBTS capillary whole blood true sugar 毛细血管全血真实血糖

CWD cell wall dialysis 细胞壁透

析

cell wash dialysis 细胞清洗透析

continuous wave Doppler 连续多普勒超声波检查（脑血管疾病辅助检查法）

CWI cardiac work index 心脏工作指数

CWP coal worker's pneumoconiosis 煤工尘肺

cwp childbirth without pain 无痛分娩

CWS cell wall skeleton 细胞壁骨架

CX cerebral cortex 大脑皮质

chest X-ray 胸部 X 线摄影

convex 凸面，凸镜

Cx convex 凸的，凸面的

CXR conventional chest X-ray 传统的胸部 X 线摄影

CXR chest X-ray 胸部 X 线检查

CY calender year 历年

current year 当年，本年

cyclophosphamide 环磷酰胺（抗肿瘤药）（= CP，CPM，CTX）

Cy cyanamide 氰酰胺

cy capacity 能力，容量

cyanogen 氰（剧毒）

cycle 周期；周波；循环

CYA cyclosporin A 环孢菌素 A

CYL cylinder 圆柱镜片

cyl cylinder 圆柱，圆柱镜

CyIg cytoplasmic immunoglobulin 细胞质免疫球蛋白

cyn cyanide 氰化物

CYS cysteine 半胱氨酸

cystoscopy 膀胱镜检查

Cys cystathionine 胱硫醚

Cyst cysteamine 半胱胺（用于动物胃溃疡造模）

cysteine 半胱氨酸

cystine 胱氨酸

cyt cytochrome 细胞色素

cytology 细胞学

cytological 细胞学的

cytologist 细胞学者

CZE capillary zone electrophoresis 毛细管区带电泳法

CZI crystalline zine insulin 结晶锌胰岛素

CZN central zonal necrosis 中央区坏死

D

D aspartic acid 天冬氨酸

date 日期（年，月，日）

daughter 女儿

day 白天；一日；工作日，星期中每日

deciduous 脱落性的

definite 明确的，严密的

degree of curve 曲光度;弯曲度

degree 度，学位

delta Δ，δ 希腊语的第 4 个字母；丁种；三角

density 密度；比重；厚度

department 科；部；局

depression 抑郁；压低；凹窝；衰退

depth 深度

dermatologist 皮肤科医生，皮肤病学家

dermatology 皮肤病学

deuterium 氘，重氘（= ^{2}H）

dexter 右的
diagnosis 诊断
diagonal 对角线
diameter 直径（= diam）
diaphragma 横膈膜
diarrhea 腹泻
died 死的，死者
differentiation 鉴别，区别
diopter, dioptry 屈光度（透镜度数单位。D = 1m 焦点距离，1D 具有 1m 的焦点距离，2D 具有 0.5m 的焦点距离。凸透镜符号为“+”，凹透镜符号为“-”）
disease 疾病
distal 远中的
distance 距离
divored 离婚
donor 提供者，供血者，供体者
dorsal 背侧的，背部的
dose 量，服用量
doubtful 怀疑，可疑
ductus 管
duration 期间；持续时间；耐久
dwarf 矮小，侏儒

D., d. da, detur, dentur 给予（处方用语）

2D two dimension 二维，2 维（此词常与“超声”、CT、X 线联用，指“图像显示”的意思）

3D three dimension 三维，3D（“三维超声”指超声显示方式）

7D birth defect, abnormal development, behavioral deviations, neurological disorder, immunodeficiencies, generalized debilitation, premature death 出生缺陷，异常发育，行动偏倚，神经异常，免疫缺陷，全身无气力，早产死

D/3 distal third 远端 1/3

DA asymptomatic diagnosis 无症状的诊断
dark field 暗视野
Daunomycin, ara-C 柔红霉素、阿糖胞苷（化疗方案）
degenerative arthritis 退行性关节炎，变性关节炎
degree of analgesia 痛觉丧失程度
delayed action 延迟作用
dental assistant 牙科助手
descending aorta 降主动脉
deuteranomaly 绿色弱视
diabetic amyotrophy 糖尿病性肌萎缩症
diabetogenic allele 致糖尿病等位基因
diffuse adherence 弥漫性粘连
dopamine 多巴胺（神经递质）
drug addict 药物成瘾，药瘾
ductus arteriosus 动脉导管

Da dalton 道尔顿（质量单位）

dA deoxyadenosine 脱氧腺苷酸

DAB 3,3′diaminobenzidine 3, 3′二氨基联苯胺

DAC digital to analog converter 数字模拟转换器（为计算机器件）

dacor data correction 资料校正

dacty dactylography 指纹术，指纹学
dactylogram 指纹，指印
dactyloscopy 指纹鉴定法

DAD diffuse alveolar damage 弥漫性肺泡损伤

DADA diisopropylamine dichloroacetate 二氯醋酸异二丙胺（肝乐）

DADDS diacetyldiaminodiphenylsulfone 二乙酰氨苯砜（治疗麻风药）

dADP deoxyadenosine diphosphate 脱氧腺苷二磷酸

DADs delayed after depolarization 延迟后除极

DAF decay accelerating factor 衰变加速因子
delayed auditory feedback 迟延听力反馈

DAFC digital automatic frequency control 数字自动频率调节

DAG diacylglycerol 二酰基甘油

DAI death from accidental injuries 事故死亡

dam damage 损伤

dAMP deoxyadenosine 5′ monophosphate 脱氧腺苷[一磷]酸

DAO diamine oxidase 二胺氧化酶（妊娠时血中增加）

Dao descending aorta 降主动脉

DAP data analysis and processing 数据分析和处理（计算机功能）
diabetes associated peptide 糖尿病相关肽
dihydroxyacetone phosphate 磷酸二羟丙酮

DAPD daily ambulatory peritoneal dialysis 每日非卧床腹膜透析

DAPR digital automatic pattern recognition 数字自动图形识别

DAR dopamine receptor 多巴胺受体

DAT delayed-action tablet 慢作用片剂；长效药片
dementia of Alzheimer type 阿尔茨海默型痴呆
differential aptitude test 鉴别能力试验
direct antiglobulin test 直接抗球蛋白试验

dATP deoxyadenosine triphosphate 脱氧腺苷三磷酸

dAVF distal arteriovenous fistula 远端动静脉瘘

DAW dry active waste 干活性［放射性］废物

DB dead body 死体
dead bone 死骨
diabetes 糖尿病
Diamond-Blackfan [syndrome] 戴-布[综合征]（先天性再生障碍性贫血）
4-2,4-dichlorophenoxybutanoic acid 4-2,4-二氯苯氧丁酸
diluted blood 稀释血
direct bilirubin 直接胆红素
disability 残疾；无能；劳动能力丧失
distobuccal 远中颊的
Döllinger-Bielschowsky ［syndrome］ 多-比［综合征］（晚发性婴儿黑矇性家族性痴呆）
double blind 双盲（药效判定试验方法）
duodenal bulb 十二指肠球部

D&B dead and buried 死亡埋葬

dB decibel 分贝（响度单位）

dB-HL dB hearing level 听力级分贝

db disability 无能，残疾

DBA dibenzanthracene 二苯蒽（致癌物）

dB-A decibel-A A 声级分贝（通过计权 A 网络测得的声级分贝值）

DBCLT dilute blood clot lysis time 稀释血块溶解时间

DBH dopamine beta hydroxylase 多巴胺 β 羟化酶

DBI diffuse brain injury 弥漫性脑损伤

D-BIL direct bilirubin 直接胆红素（血清正常参考值: < 13.6mol/L）

DBM diabetic management 糖尿

病管理
Division of Biology and Medicine 生物学和医学部
DBO distobucco-occlusal 远中颊侧与殆面的
DBP diastolic blood pressure 舒张压
digital blood pressure 手指血压
distobucco-pulpal 远中颊髓的
dB-SPL dB sound pressure level 分贝（声压级），声压级分贝
DB-CT double blind comparative test 双盲对比试验
DC decompensated cirrhosis 失代偿性肝硬变
dendritic cell 树突细胞
diagonal conjugate 骶耻内径，对角径（对角径 12.5-13cm，减去 1.5-2cm 为骨盆上口前后径）
differential count ［白细胞］分类计数
digital computer 数字计算机
direct current 直流电
disto cervical 远中颈部的
donor's cell 供血者血细胞
dressing change 换敷料（绷带、纱布及胶布等都称为敷料）
D&C dilation and curettage 扩刮术
Dc decrease 减少
discharge 出院；放电；释放；排出（= dis，Disc）
discontinue 中断，中止，停止（医嘱中用于停药或停止处理）
dC deoxycytidine 脱氧胞苷
DCA deoxycholate citrate agar 去氧胆酸盐枸橼酸琼脂［培养基］
deoxycholic acid 脱氧胆酸
desoxycorticosterone acetate 醋酸脱氧皮质酮
dichloroacetate 二氯醋酸
directional coronary atherectomy 定位［向］地冠状动脉粥样硬化斑切除术
DCC dextran coated charcoal 葡聚糖被覆活性炭
direct client connections 直接与病人联系
double concave 双凹面
DCCO diffusing capacity for carbon monoxide 一氧化碳弥散量（正常参考值：15-40ml /(min · mmHg))
DCE-MRA dynamic contrast-enhanced magnetic resonance angiography 动态增强磁共振血管造影术
dCF 2′ deoxycoformycin 2′脱氧助间型霉素，脱氧考福霉素（抗癌药）
DCG direct current generator 直流发电机
displacement cardiograph 换位心动描记器
Doppler cardiography 多普勒心动描记术
dynamic electrocardiography 动态心电图检查法
DCH delayed cutaneous hypersensitivity 迟发型皮肤过敏症
DCI dichloroisoproterenol 二氯异丙去甲肾上腺素
digital cone beam imaging 数字圆锥束放射成像法
DCL extract of malt and cod liver oil 麦芽鱼肝油浸膏
DCM diffuse cutaneous mastocytosis 弥漫性皮肤肥大细胞增多病
dilated cardiomyopathy 扩张性心肌病
dyssynergia cerebellaris myoclonia 肌阵挛性小脑协同失调

dCMP deoxycytidine monophosphate 脱氧胞苷（一磷）酸

DCO diffusion capacity with carbon monoxide of the lung 肺一氧化碳弥散量（正常值参考值：26.47-36.92ml/(mmHg·min) 或 198.5-276.9ml/(kPa·min)）

DCP dicalcium phosphate 磷酸二钙

direct current polarograph 直流电极谱法

dynamic compression plate 动力性加压（接骨）板

DCR dacryocystorhinostomy 泪囊鼻腔造孔术

dielectrophoresis collection rate 电解质电泳收集率

direct cortical response 直接皮质反应

double contrast radiography 双对比 X 线造影术

dcr decrease 减少

DCRV double chamber right ventricle 双腔右心室

DCS decompression sickness 减压病

distal coronary sinus 冠状窦远端

dynamic condylar screw 髁动力螺钉

DC shock direct current [counter] shock 直流电休克(用于治疗心房及心室纤颤的仪器)

DCT direct Coombs' test 直接库姆斯试验,直接抗球蛋白试验

distal convoluted tubule 远曲小管

diurnal cortisol test 每(白)天皮质醇试验

dynamic computed tomography 动态计算机 X 线断层扫描术

3D-CT three dimentional computed tomography 三维计算机 X 线断层扫描

DCTMA desoxycorticosterone trimethylacetate 三甲基酸脱氧皮质酮

dCTP deoxycytidine triphosphate 脱氧胞苷三磷酸

3D-CTP three dimentional CT pancreatography 三维 CT 胰管造影术

DCTPA desoxycorticosterone triphenylacetate 三苯基酸脱氧皮质酮

DCx double convex 双重凸面

DD deaf and dumb 聋哑

death diagnosis 死亡诊断

degenerative disease 变性性疾病,退行性疾病

delusional disorder 妄想性(精神)障碍

dependent drainage 体位引流法,重力引流法

detrusor dyssynergia 逼尿肌协同失调

development dyslexia 发育性诵读困难(由于中枢损害)

developmental disability 发育性残疾

diaphyseal dysplasia 骨干发育不良

differential diagnosis 鉴别诊断(= diff, DDx, Dx)

disc diameter 视盘直径

discharged dead 死产

drug dependence 药物依赖性,药瘾

dd delivered 分娩,出产

ddATP dideoxyadenosine triphosphate 双脱氧腺苷三磷酸

DDB deep dermal burn 真皮深层

热伤

DDC，DETC，DTC dithiocarb，sodium diethyldithiocarbamate 二乙基二硫代氨基甲酸钠（螯合剂）

3-D-DCE three-dimensional dynamic contrast enhanced 3D-三维动态增强

ddCTP dideoxycytidine triphosphate 双脱氧胞苷三磷酸

DDD degenerative disc disease 椎间盘退变性疾患
dense deposit disease 致密物沉积病

DDDR double chamber pacemaker with rate response function 频率适应性双心腔起搏器

ddGTP dideoxyguanosine triphosphate 双脱氧鸟苷三磷酸

DMN dimethylnitrosamine 二甲基亚硝胺（用于生产火箭推进剂，1-二甲基肼，能引起肝损害）

ddNTP dideoxynucleosine triphosphate 双脱氧核苷三磷酸

DDP cis-diaminedichloroplatinum 顺式-二氨二氯铂（抗肿瘤药，烷化剂）

DDS detrusor dyssynergia syndrome 逼尿肌协同失调综合征
dialysis disequilibrium syndrome 透析平衡失调综合征
diaminodiphenylsulfone 二氨二苯砜
Doctor of Dental Surgery 牙外科学博士
dystrophy-dystocia syndrome 营养障碍性难产综合征

3D-DSA 3D-digital subtraction angiography 三维数字减影血管造影

DDT Degos-Delort-Tricot [syndrome] 德-德-特三氏［综合征］（恶性萎缩性丘疹病）
dichlorodiphenyl trichloroethane 二二三，滴滴涕（杀虫剂，神经毒）
ductus deferens tumor 输精管肿瘤

ddTTP dideoxy thymidine triphosphate 双脱氧胸苷三磷酸

DDVP dichlorvos，dimethyl dichlorovinylphosphate 敌敌畏（有机磷杀虫剂）

DDW Digestive Disease Week 消化系病周（一周的学术会议）

DDx differential diagnosis 鉴别诊断（= DD，diff，Dx）

DE deprived eye 丧失视力
deviating eye 偏斜眼
diagnostic error 诊断错误
dialyzed encephalopathy 透析性脑病
digestive energy 消化能
digitalis effect 洋地黄作用
disc electrophoresis 盘状电泳
distal erythema 远端红斑
drug evaluation 药物评价
Duchenne-Erb [syndrome] 迪-厄［综合征］（臂丛麻痹的上丛型）
duodenal exclusion 十二指肠分离术
duration of ejection 射血时间
dyserythropoiesis 异常红系造血

2DE two dimensional echocardiography 二维超声心动描记术

DEA diethylamine 二乙胺
Drug Enforcement Administration 禁药取缔机构

DEAE diethylaminoethyl 二乙氨乙基

DEB dystrophic epidermolysis bul-

losa 营养不良性大疱性表皮松解症
dec decimeter 分米（= decim）
decompose 腐败，分解
decomposition 腐败，分解
decrease 减少
decreased 减少
decreasing 减少
decd deceased 已死的
decim decimeter 分米（= dec）
decub decubitus 褥疮
DEET N, N-diethyltoluamide 二乙甲苯酰胺（避虫药）
def defecation 排泄，排便
definition 定义
deform deformity 畸形
deg degenerate 变性；退化
degeneration 变性；退化
DEJ dento enamel junction 牙质釉质界
del delusion 妄想
demogr demographer 人口统计学者
demographic 人口统计的
demography 人口统计
denat denatured 已变质
dent dental 牙的；齿的
dentist 牙科医师
dentistry 牙科医学，牙科医术
denture 牙列，义齿
DEPC diethylpyrocarbonate 二乙基焦碳酸
dept department 系；部门；局
DEQCT dualenergy quantitative computed tomography 双能定量计算机体层摄影术
DER diodrast extraction ratio 碘奥酮（造影剂）除去率（正常参考值：65%-90%，检查肾小管功能）
DeR degeneration reaction 退行性反应
deriv derivative of, derived from 诱导；衍生
derm dermatitis 皮炎
dermatologist 皮肤科医师
dermatology 皮肤病学
dermatophytid 皮肤真菌，皮肤癣菌
DES Diethylstilbestrol 二乙基已烯雌酚
diffuse esophageal spasm 弥漫性食管痉挛
desat desaturated 不饱和的
desc descendent 下降的
DescAO descending aorta 降主动脉
DET diethyltryptamine 二乙色氨（治幻觉药）
DETC dendritic epidermal T cells 树突状表皮 T 细胞
detox detoxication, detoxification 解毒
detoxcen detoxification center 解毒中心
devpt development 发达，发育
DEX dexamethasone 地塞米松
DEXA dual energy X-ray absorptiometry 双能 X 线吸收测量法（骨质疏松诊断法）
DF decayed and filled 龋补
defibrillation 除颤
dengue fever 登革热
dental film 根尖照片
Dermatology Foundation 皮肤病学基金会
dietary fiber 膳食纤维
digital fluorography 数字荧光成像
disease factor 疾病因子

double filtration 双重膜滤过法
df degree of freedom 自由度（统计用语）
DFA direct fluorescent antibody method 直接荧光抗体法
DFC distal finger crease 远位指皱襞
dry filled capsules 干充填胶囊剂
DFD defined formula diet 处方规定饮食
DFDB demineralized freeze-dried bone 脱钙冻干（异体）骨
DFFT dry fat free tissue 干燥无脂组织
DFI disease free interval 无病期
DFO desferrioxamine, deferoxamine 去铁铵，去铁敏（螯合剂）
DFP diastolic filling period 舒张充盈期
diisopropyl fluorophosphate 二异丙基氟磷酸
disease factor product 病因子产物
$DF^{32}P$ ^{32}P-diisopropyl fluorophosphate ^{32}P-二异丙基氟磷酸（红细胞寿命测定用）
DFPP double filtration plasmapheresis 双重滤过血浆去除法
DFS decayed and filled of surfaces 龋补牙面
defibrination syndrome 去纤维蛋白综合征
digital fan beam scanningraphy 数字扇式光束扫描术
discrete fibromuscular stenosis 分散性纤维肌性狭窄
disease-free survival 无病生存
DFSP dermatofibrosarcoma protuberans 隆凸性皮肤纤维肉瘤
DFT decayed and filled of teeth 龋补牙
defibrillation threshold 除颤阈
diagnostic function test 诊断功能检查
3DFT threedimensional Fourier transform 3维傅立叶转换
DG diacylglycerol 二脂酰甘油酯，甘油二酯
diastolic gallop 舒张期奔马律
diglyceride 甘油二酯
distogingival 远中龈的
downward gaze 下方注视
Dg glyceraldehyde 甘油醛
dG deoxyguanosine 脱氧鸟苷
dg decigram 分克（1/10克）
deoxyglucose 去氧葡萄糖
diagnosis 诊断
DGD degree of genetic determination 遗传决定率
dGDP deoxyguanosine diphosphate 脱氧鸟苷二磷酸
DGF duct growth factor 管生长因子
DGI dentinogenesis imperfecta 牙本质发育不全
DGM Diploma in General Medicine 非专科医师证书
DGO Diploma in Gynecology and Obstetrics 妇产科医师证书
DGS Diploma in General Surgery 普通外科医师证书
dGTP deoxyguanosine triphosphate 脱氧鸟苷三磷酸
DH daily habit 日常习惯
dehydrogenase 脱氢酶
delayed hypersensitivity 迟发型超敏反应
Department of Health 卫生科
dermatitis herpetiformis 疱疹样皮炎

disseminated histoplasmosis 播散的组织胞浆菌病
DHA dehydroacetic acid 脱氢乙酸
docosahexaenoic acid 二十四碳六烯酸（一种脂肪酸，有降低胆固醇的作用，市售“深海鱼油”的主要成分之一）
DHCC 1,25-dihydroxycholecalciferol 1,25-二羟胆钙化醇
DHCT dual phase helical computed tomography 双时相螺旋计算机体层摄影术
DHEA dehydroepiandrosterone 脱氢表雄酮（正常参考值：男 3.6-5.8ng/ml；女 4.5-5.9ng/ml）
DHEA-S dehydroepiandrosterone sulfate 硫酸脱氢表雄甾酮；硫酸脱氢表雄酮（成年女性 790-6318nmol/L，同脱氢表雄酮）
DHEW Department of Health, Education and Welfare ［美国］卫生-教育-社会福利部
DHF dengue hemorrhagic fever 登革出血热
difference of hippocampal formation 海马结构差别
7,8-dihydrofolic acid 二氢叶酸
DHFR dihydrofolate reductase 二氢叶酸还原酶
DHIC dihydroisocodeine 二氢异可卡因
DHL diffuse hair loss 弥漫性脱发
diffuse histocyte lymphoma 弥漫性组织细胞性淋巴瘤
DHO deuterium hydrogen oxide 氢氧化氘，重水 D_2O
DHP direct hemoperfusion 直接血液灌流法(透)
DHR delayed hypersensitivity reaction 迟发型超敏反应(= DHS)
DHS dynamic hip screw 髋动力螺钉
delayed hypersensitivity 迟发型超敏反应(= DHR)
dry heat sterilization 干热灭菌
duration of hospital stay 住院持续时间
DHSO dimethyl sulfoxide 二甲亚砜(消炎止痛药)
DHSR delayed hypersensitivity skin reaction 迟发超敏皮肤反应
DHT dihydrotachysterol 二氢速固醇
dihydrotestosterone 二氢睾酮（正常参考值：男 1.03-2.75nmol/L）
5,6-dihydrothymine 5,6-二氢胸腺嘧啶(= H_2Thy)
DI debris index 软垢指数
dental implant 牙植入物，牙种植体
deterioration index 衰退指数
diabetes insipidus 尿崩症
diphtheria 白喉
discomfort index 不舒适指数
distoincisal 远中切的
drip infusion 点滴输注
drug interactions 药剂相互作用
duct injection 胰管注射(胰移植时处理法)
dynamic imaging 动态显像(为显像的一种方式)
DIA death in action 运动中死亡
Dia diabetic 糖尿病的
dia diagram 插图
diameter 直径
diathermy 透热(疗)法
diag diagnosis 诊断
diagonal 斜的；对角线的
diagr diagram 插图

dia lw long wave diathermy 长波透热(疗)法
diam diametral 直径的(=D)
diaph diaphragm 横膈膜
diast diastole 舒张期
diastolic 舒张期的
dia sw short wave diathermy 短波透热(疗)法
DIB dead in bed 死于床上(指死于性行为)
DIC disseminated intravascular coagulation 弥散性血管内凝血
drip infusion cholangiography 静脉点滴胆管造影术
DICOM digital image communication in medicine 医学数字显像通讯
dict dictionary 辞典
DID dead of intercurrent disease 间发病死亡
dihydroxyphenylalanine (DOPA) induced dyskinesia 二羟苯丙氨酸(多巴)诱发运动障碍
drug-induced disease 药源性疾病
DIE dual interventional embolization 双介入栓化
DIF direct immunofluorescence 直接免疫荧光法
diff differential diagnosis 鉴别诊断(=DD,DDx,Dx)
DIFF-PCR differential PCR 差示 PCR
DIFI direct intra follicular insemination 直接卵泡内授精(一种辅助生育技术)
digi com digital computer 数字电子计算机
dil dilute 稀释
dilat dilatation 膨胀,扩大
dilate 膨胀
dilation 膨胀,扩大
dild diluted 稀释的
DILE drug-induced lupus erythematosus 药物诱发红斑狼疮
dim dimension 尺寸;大小
dimensional 尺寸的
diminish 减少;缩小
diminution 减少;缩小
DIMD Dorland Illustrated Medical Dictionary Dorland图解医学辞典
DINK double income and no kids 无子女家庭,丁克(可能故意不要)
DIP desquamative interstitial pneumonia 脱屑型间质性肺炎
digital image processing 数字图像处理
diplopia 复视
distal interphalangeal [joint] 远端指趾间[关节]
drip infusions[intravenous] pyelography [静脉]点滴肾盂摄影(=DIVP)
Diph tox diphtheria toxoid 白喉类毒素
DIPI direct intra peritoneal insemination 直接腹膜内人工授精(一种辅助生育技术)
dipso dipsomaniac 间发性酒狂患者,嗜酒狂
DIR dermal inflammatory reaction 皮肤炎性反应
DI-S index debris simplified 简化软垢指数
dis disability 不能,残疾
discharge 排出;放电;排出物(=Dc,Disc)
discontinue 中断
disease 疾病

disintegration 衰变
dislocation 脱臼,转位(=disl)
disorientation 定向力障碍,定向力消失
dispense 配剂,配药
dissoluble 可溶解的
distance 距离
disturbance 障碍,失调,疾病
Doppler inertial system 多普勒惯性系统

Disc discharge 出院;让出院(=Dc, dis, Disc)

disc discontinue 中断
discontinued 中断的

DISH diffuse idiopathic skeletal hyperostosis 弥漫性特发性骨骼骨肥厚
diffuse idiopathic skeletal hypertrophy 弥漫性特发性骨骼骨肥厚
disseminated idiopathic skeletal hyperostosis 弥散性特发性骨骼骨肥厚

disin disinfectant 消毒剂,消毒的
disinfection 消毒

disl dislocation 脱位(=dis)

diss dissertation 学位论文

dissec dissection 解剖,离断

distal/3 distal third 远端1/3

distn distillation 蒸馏

DIT diet-induced thermogenesis 膳食性产热,膳食引起产热
diiodothyronine 二碘甲状腺原氨酸
drug-induced thrombocytopenia 药物诱发血小板减少症

DIU drip infusion urography 静脉滴注泌尿系造影

DIVP drip infusions [intravenous] pyelography [静脉]点滴肾盂摄影(=DIP)

DIW dead in water 溺死

DJD degenerative joint disease 退行性关节疾患

DJS Dubin-Johnson syndrome 迪-约综合征(慢性特发性黄疸)

DK degeneration of keratinocytes 角质形成细胞变性
Dejerine-Klumpke[syndrome] 德-克[综合征](低位神经根综合征)
diabetic ketoacidosis 糖尿病酮症酸中毒(=DKA)
diseased kidney 病肾,有病变的肾
dyskinesia 运动障碍

dk dark 暗的
decay 衰变

DKA diabetic ketoacidosis 糖尿病酮症酸中毒(=DK)

DKB deep knee bends 膝最大屈曲

DL dermatopathic lymphadenopathy 皮肤淋巴结病
dextro levo 右旋性,左旋性
difference limen 阈差
distolingual 远中舌的

dl deciliter 分升

Dla distolabial 远中唇的

Dlai distolabioincisal 远中唇切的

Dlap distolabiopulpal 远中唇髓的

DLCL diffuse large cell lymphoma 弥漫性大细胞淋巴瘤

DLCO diffusing capacity of the lung for carbon monoxide 肺一氧化碳弥散量

DLD dermatofibrosis lenticularis disseminata 播散性豆状皮肤纤维化

DLE discoid lupus erythematosus 盘状红斑狼疮

disseminated lupus erythematosus 播散性红斑狼疮

DLi distolinguoincisal 远中舌切的

DLO distolinguo occlusal 远中舌-殆的

DLP delipidized serum protein 脱脂血清蛋白

dislocation of the patella 髌(骨)脱位

distolinguopupal 远中舌髓的

DLS dermatomyositis-like syndrome 皮肌炎样综合征

DLST differential loudness summation test 响度辨差总和实验

dly daily 每日的

delay 迟延

DM dermal melanosis 黑皮症

dermatologist 皮肤科医生或专家

dermatology 皮肤病学

dermatomyositis 皮肌炎（以骨骼肌炎症病变为主，伴特征性皮疹的自身免疫病）

Descemet's membrane 德斯密膜，(角膜)后弹性层

dexamethasone 地塞米松，氟美松

diabetes mellitus 糖尿病

diabetic mother 糖尿病者的母亲

diastolic murmur 舒张期杂音

double minute 双微体

duodenal mucosa 十二指肠黏膜

d/m density/moisture 密度/湿度比

DMA dimethyl acetamide 二甲基乙酰胺（有机溶剂，急性中毒强致幻剂）

dimethoxyamphetamine 二甲氧苯丙胺

direct memory access 直接记忆储存

DMAA dimethyl arsenic acid 二甲基砷酸

DMAC dimethylacetamide 二甲基乙酰胺

DMARDs disease modifying antirheumatic drugs 缓解疾病的抗风湿性药物（亦称慢作用抗风湿药）

DMBA dimethyl-benzanthracene 二甲基苯并蒽

7,12-dimethyl-benzanthracene 7,12-二甲基苯并蒽

DMD direct membrane damage 直接膜损害

Doctor of Dental Medicine 牙医学博士

Duchenne's muscular dystrophy 迪谢肌营养不良

DMF decayed, missing and filled 恒牙龋总数（龋均）（龋齿数、缺牙数和充填齿数）

dimethyl formamide 二甲基甲酰胺（有机溶剂，用于有机合成，刺激性强，有肝损害）

DMFS decayed, missing and filled surfaces 龋失补牙面（数）（龋面均）

DMFT decayed, missing and filled of teeth 龋失补牙（数）（龋均）

DMLS dermatomyositis-like symdrome 皮肌炎样综合征

DMLT Diploma in Medical Laboratory Technology 医学检查技术证书

DMO_4 obidoxime 双复磷（有机磷中毒胆碱酯酶重活化剂）

DMP diffuse mesangial proliferation 弥散性肾小球膜增生

dystrophia musculorum progressiva 进行性肌营养不良

DMP-1 dentin matrix protein-1 牙本质基质蛋白-1

DMPA medroxyprogesterone 甲孕酮，安宫黄体酮

DMPS dysmyelopoietic syndrome 骨髓细胞生成障碍综合征

3D-MRCP three dimensional magnetic resonance cholangiopancreatography 三维核磁共振胆管胰腺造影术

DMS demarcation membrane system 分界膜系统（巨核细胞）

dense microsphere 致密中心球，致密中心体

department of medicine and surgery 内科和外科

dermatomyositis 皮肌炎

dimethyl sulfate 硫酸二甲酯

dust mite sensitivity 尘螨敏感性

dysmyelopoietic syndrome 骨髓细胞生成障碍综合征

DMSA dimercaptosuccinic acid 二巯丁二酸（为肾显像剂底物，螯合剂）

DMSO dimethyl sulfone 二甲亚砜（冷冻保护剂）

DMT dermatophytosis 皮肤真菌病

N,-N-dimethyltryptamine N,-N-二甲色胺(致幻觉剂)

DN diabetic nephropathy 糖尿病性肾病

dopaminergic neuron 多巴胺能神经

DNA deoxyribonucleic acid 脱氧核糖核酸（染色体的主要成分）

Dnase deoxyribonuclease 脱氧核糖核酸酶

DNA-P deoxyribonucleic acid polymerase DNA 聚合酶

DNCB dinitrochlorobenzene 二硝基氯苯（治疗多发性皮肤癌药）

DND died a natural death 自然死

double needle dialysis 双针透析

DNFB dinitrofluorobenzene 二硝基氟苯

DNMP deoxynucleoside monophosphate 脱氧核［糖核］苷一磷酸

DNN dinitronaphthol 二硝基萘酚

DNP deoxyribonucleoprotein 脱氧核糖核酸蛋白

dinitrophenol 二硝基苯酚（中毒引起氧化磷酸化解偶联出现发热）

2,4-dinitrophenol group 二硝基苯基团

DN-PCR double-nested PCR 双嵌套式 PCR

DNPH 2,4-dinitrophenol hydrazone 二硝基苯腙

DNPM dinitrophenol morphine 二硝基苯吗啡

DNR daunorubicin 柔红霉素

did not respond 无反应

do not resuscitate 不能复苏，未复苏

dorsal nerve root 背侧神经根

DNS deviated nasal septum 鼻中隔偏曲

diaphragm nerve stimulation 膈神经刺激

dysplastic nevus syndrome 发育不良性痣综合征

DNT dermonecrotic toxin 皮肤坏死毒素

2,4-dinitrotoluene 2,4-二硝基甲苯

dNTP deoxyribonucleotide triphosphate 脱氧核糖核苷三磷酸
DO diamine oxidase 二胺氧化酶
dissolved oxygen 溶解氧
distraction osteogenesis 牵引成骨术
doctor's orders 医嘱
drugs only 仅(用)药物(治疗)
D_2O deuterium oxide 氧化氘，重水
DOA dead on arrival 到达时已死，到院时已死亡
dominant optic atrophy 明显视神经萎缩
DOB 4-bromo-2, 5-dimethoxy-amphetamine 4-溴-2,5-二甲氧苯异丙胺(拟精神性药物)
dangle out of bed 高床悬吊,悬吊离床
date of birth 出生日期
dental open bite 开殆
disto-occlusobuccal 远中颊殆的
dobutamine 多巴酚丁胺
doctor's order book 医嘱簿
DOC deoxycorticosterone 脱氧皮质酮（正常参考值：61-576nmol/L(2-19ng/dl)）
Doc doctor 医师，博士
doc document 证书
DOCA deoxycorticosterone acetate 乙酸脱氧皮质酮
DOCG desoxycorticosterone glucoside 脱氧皮质酮葡萄糖苷
DOD date of death 死亡日期
died of disease 疾病死亡
DOE dyspnea on exercise 运动性呼吸困难
DOI dead on injuries 外伤死亡
DOL duration of life 寿命期限
dol dolor 疼痛
DOLV double outlet left ventricle 左心室双出口
DOM date of marriage 结婚日
methyldimethoxyamphetamine 甲基二甲氧苯丙胺（致幻剂）
dom domestic 家庭的；本国的
DOMA dihydroxymandelic acid 二羟扁桃酸
DOP desoxypyridoxine 脱氧吡哆醇
dioctyl phthalate 二辛酞酸酯(合成树脂可塑剂)
DOPA dihydroxyphenylalanine 左旋多巴；二羟苯丙氨酸
DOPAA dihydroxyphenyl acetic acid 二羟苯乙酸
DOPAmine dihydroxyphenyl ethylamine 二羟苯乙胺，多巴胺
DOPase dopa oxidase 多巴氧化酶
DOPS diffuse obstructive pulmonary syndrome 弥漫性阻塞性肺综合征
DORNA desoxyribose nucleic acid 脱氧核糖核酸（=DRNA）
DORV double outlet right ventricle 右心室双出口
DOS digital operation system 数字操作系统（计算机用语）
Dos dosis 用量（处方用语）
DOW died of wounds 创伤死亡
DP damp proofing 防湿，防潮
deep pulse 深脉，沉脉
dementia praecox 早发痴呆
dental prosthetics 义齿修复学
dermal papillae 真皮乳头
Dermatophagoides pterongssinus 屋尘螨属，羽棘皮癣螨
diabetes prone 糖尿病倾向
diastolic pressure 舒张压

diffusion pressure 扩散压
digestive protein 可消化的蛋白
diisopyramide 双异丙吡胺
diphosphate 二磷酸盐
Diplococcus pneumoniae 肺炎双球菌
directional preponderance 优势偏向，方向性优势（检查前庭功能的眼球震颤）
discriminating power 辨别力，识别力
distal pancreatectomy 胰脏末端切除术
distal phalanx 末节指骨
distopulpal 远中髓的
donor's plasma 供者血浆
dorsalis pedis artery 足背动脉
dorsalis pedis [pulse] 足背[脉搏]
dynamic psychiatry 动力精神病学
dyspnea 呼吸困难

DPA dipropylacetate 二丙乙酸
dorsal pancreatic artery 胰背动脉
dual photon absorptiometry 双光子吸收测定法

DPB day(s) post burn 烧伤后天数
diffuse panbronchiolitis 弥漫性全细支气管炎

DPG dynamic posturography 动态姿势描记术

DPI/CDE Doppler power imaging/color Doppler energy 彩色多普勒能量成像（是在CDFI基础上利用Doppler能量发展起来的新技术，它对血流检测的敏感性更高，而且不受声束与血流夹角影响，但不具备血流方向显示）

DPL distopulpallingual 远中髓舌的

DPM diazo positive metabolites 重氮反应阳性代谢产物

DPN dermatosis papulosa nigra 黑色丘疹性皮肤病
diabetic polyneuropathy 糖尿病性多神经病
diphosphopyridine nucleotide[coenzyme Ⅰ] 二磷酸吡啶核苷酸[辅酶Ⅰ]

DPNase diphosphopyridine nucleotidase 二磷酸吡啶核苷酸酶

DPO dimethoxyphenyl penicillin 二甲氧苯青霉素，新青霉素Ⅰ

DPOB date and place of birth 出生日与出生地

DPP dentin phosphoprotein 牙本质磷蛋白
diastase-pancreatine-pepsine 淀粉酶，胰酶－胃蛋白酶（多酶片）
dipeptidyl peptidase 二肽酶
disease prevention program 疾病预防计划

DPPC dipalmitoyl phosphatidylcholine 二棕榈酰磷脂酰胆碱（肺泡表面活性物质）

DPS data processing system 数据处理系统
deafferentation pain syndrome 传入神经阻断性疼痛综合征
delayed primary suture 延迟初期缝合
digital pencil beam scangraphy 数字光束扫描诊断法

DPT diphtheria and tetanus toxoids with pertussis combined vaccine 白喉、破伤风、百日咳、混合疫苗（白、百、破疫苗）（=DTP）

DPTI diastolic pressure time index 舒张压时间指数

dptr dioptre 屈光度（1米距离的屈光度）

DPV dorsal pancreatic vein 胰背静脉

DPX diffuse plane xanthomatosis 弥漫性扁平黄瘤病
DQ deterioration quotient 痴呆指数（心理学用语）
developmental quotient 发育指数
DR degeneration reaction 变性反应
delivery room 分娩室
desoxyribose 脱氧核糖
diabetic retinopathy 糖尿病性视网膜病
differential rate 分化度
diffuse redness 广泛性发红
digital radiography 数字X线摄影，数字化照相技术
Dr Hy Doctor of Hygiene 卫生学博士
drain drainage 引流法
DRBC dog red blood cell 狗红细胞
DRE digital rectal examination 直肠指诊
DRIF disseminate and recurrent infundibulo-folliculitis 播散性复发性漏斗部毛囊炎
dRNA desoxyribose nucleic acid 脱氧核糖核酸（=DORNA）
dRTA distal renal tubular acidosis 远端肾小管性酸中毒
DS dead [air] space 死腔（呼吸时空气达不到肺泡的部位）
degenerative spondylolisthesis 退变性脊椎前移（滑脱）
diameter stenosis 直径狭窄
digital subtraction 数字减影
dioptric strength 曲光力
discrimination scores 识别率得分
disequilibrium syndrome 失衡综合征
drug store 药店
dry syrup 干糖浆
duodenal sonde 十二指肠探子
duplex ultrasound sonography 双显式超声描记术
[left ventricular] systolic dimension [左心室] 收缩期径
D&S dermatology and syphilology 皮肤病学与梅毒学
ds double stranded 双链的
DSA digital subtraction angiography 数字减影血管造影术
DSAP disseminated superficial actinic porokeratosis 播散性表浅性光化性汗孔角化病
DSC decussation (of the) superior cerebellar (peduncles) 小脑上脚交叉
digital scan converter 数字扫描转换器
disodium cromoglycate 色甘酸钠，色甘酸二钠
DSD depressive sine depression 非典型性抑郁症
depression spectrum disease 抑郁性潜在疾病
detrusor-sphincter dyssynergia 逼尿肌括约肌协同失调
discharge summary dictated 出院总医嘱
dsDNA double-strain deoxyribonucleic acid 双链脱氧核糖核酸（抗dsDNA抗体为系统性红斑狼疮的标记性抗体，正常人阴性）
DSE dobutamine stress echocardiography 多巴酚丁胺负荷超声心动图
DSHR delayed skin hypersensitivity reaction 迟发型皮肤过敏反应
DSI direct silicone intubation 直

接硅抽管（鼻泪管手术）

DSMA distal spinal muscular atrophy 远端脊髓性肌萎缩症

DSO dermal sutures out 拆线
diffuse sclerosing osteomyelitis 弥散性硬化性骨髓炎
distal subungual onychomycosis 远端指（趾）甲下的甲真菌病

DSP dentin sialoprotein 牙本质唾液酸蛋白

D-spine dorsal spine 胸椎

DSR daily secretion rate 1日分泌量
digital subtraction radioangiography 数字减影X线血管造影术
digital subtraction radiography 数字减影X线造影术
dynamic spatial reconstruction 动态空间重建
dynamic spatial reconstructor 动态空间重建机

DSRS distal splenorenal shunt 远位脾肾静脉分流术

DSS decision support system 决策支持系统
dengue shock syndrome 登革热休克综合征
digital subtraction sialography 数字减影涎腺造影

DST dermatology and syphilology technician 皮肤病学与梅毒学技术员
desensitization test 脱敏试验
desensitization time 脱敏时间
dexamethasone suppression test 地塞米松抑制试验
diagnostic sensitivity test 诊断敏感试验
dihydrostreptomycin 双氢链霉素
duodenal secretin test 十二指肠胰泌素试验

dstr distribution 分布

DSUH direct suggestion under hypnosis 催眠状态下直接暗示

DSVR diastolic-systolic velocity ratio 舒张-收缩速度比率

DT date 日期
dead time 死亡时间；失效时间，停滞时间（盖革离子计数）
dead with tumor 死于肿瘤
defibrillation threshold 除纤颤阈
Dejerine-Thomas [syndrome] 德-托综合征（橄榄 桥脑 小脑萎缩）
delirium tremens 震颤谵妄（戒酒时产生的症状）
desmoid tumor 韧带样纤维瘤，硬纤维瘤
differently tested 鉴别试验过；鉴别检验合格的
differential tonometry 差示眼压测量法
digital tonometry 指诊眼压测量法
dihydrotachysterol 双氢速固醇，二氢速甾醇
diphtheria-tetanus 白喉-破伤风
diphtheria toxoid 白喉类毒素
distance test 距离试验
diuretic therapy 利尿疗法
dizygotic twins 二卵双生儿
double tachycardia 双重性心动过速
doubling time 倍增时间

D/T death total ratio 总死亡率

dT deoxythymidine 脱氧胸苷

DTA differential thermo-analysis 差示热分析

DTH delayed-type hypersensitivity 迟发型超敏反应

DTIC dimethyl-triazeno-imidazole carboxamide 二甲基-三氮烯-咪唑羧酰胺

DTM dermatophyte test medium 皮肤真菌试验培养基

DTN diphtheria toxin normal 白喉标准毒素

DTP diphtheria and tetanus toxoids and pertussis vaccine 白喉、破伤风类毒素和百日咳菌苗混合制剂（= DPT）
diphtheria/tetanus/poliomyelitis 白喉/破伤风/脊髓灰质炎
distal tingling on percussion [Tinel's sign] 叩诊肢端麻刺感[蒂内尔征，蚁走感征]

DTR deep tendon reflex 深部腱反射
distribution tape reel 分配用磁带卷（计算机）

DTT diagnostic and therapeutic team 诊断和治疗组
diphtheria-tetanus toxoid 白喉破伤风类毒素
dithiothreitol 二硫苏糖醇

dTTP deoxythymidine triphosphate 脱氧胸苷三磷酸

DU depleted uranium 贫(化)铀
dermal ulcer 皮肤溃疡
diagnosis undetermined 未确诊
diagnosis unknown 诊断不明
dose unit 剂量单位
duodenal ulcer 十二指肠溃疡

DUB dysfunctional uterine bleeding 功能失调性子宫出血（月经调节功能失常而非生殖器本身的器质性病灶或全身疾病所引起的异常子宫出血）

Duco diffusing capacity for carbon monoxide 一氧化碳扩散量

DUI dynamic urinary imaging 泌尿系统动态显像（用于诊断肾脏疾病）

dUMP deoxyuridine monophosphate 脱氧尿苷一磷酸

DUSN diffuse unilateral subacute neuroretinitis 单侧弥散性亚急性视神经网膜炎

dUTP deoxyuridine triphosphate 脱氧尿苷三磷酸

DV defective vision 有缺陷视觉，视（野）缺损
double vision 复视
double vibrations 二重振动
ductus venous 静脉导管

DVA distance visual acuity 辨距视敏度
duration of voluntary apnea test 主动屏气时间试验（随意呼吸停止持续时间试验）

DVAP DNR, VCR, ara-C, prednisone 柔红霉素、长春新碱、阿糖胞苷、泼尼松(化疗方案)

DVD diaveridine 二氨黎芦嘧啶（抗菌药）
dissociated vertical deviation 分离垂直性偏斜
double-vessel disease 双支血管病变

DVM Doctor of Veterinary Medicine 兽医、兽医学博士

DVR digital vascular reactivity 手指血管反应性
double valve replacement 双瓣膜置换

DVT deep venous thrombosis 深静脉血栓形成

DW distilled water 蒸馏水（与拉丁语的 aqua destillata 相同）（= aq dest）

D/W dextrose in water 葡萄糖水溶液
δ（delta）wave δ波（脑电图

波）

DWI diffusion-weighted imaging 扩散加权成像

Dx dexamethasone 地塞米松
dextran 葡聚糖，右旋糖酐
dicloxacillin 双氯青霉素
differential diagnosis 鉴别诊断（= DD，diff）
duplex 2倍，两侧，双的
established diagnosis 确定的诊断

DXI digital X ray imaging 数字X线显像法

DXM dexamethasone 地塞米松

DXR deep X ray 深部X线

DXT deep X ray therapy 深部X线治疗

dy delivery 分娩

DYS dysgerminoma 无性细胞瘤

dysen dysentery 痢疾

dyslex dyslexia 诵读困难

dysme dysmenorrhea 痛经

dysp dyspepsia 消化不良

DZ dizygotic twins 异卵双生

dz dozen 打（12个为一打）

E

E east 东方，东
edema 水肿
einsteinium 锿（99号元素）（= Es）
electron 电子
embolism 栓塞
emulsion 乳剂
enema 灌肠
energy 能量
enzyme 酶
eosinophilic leucocyte 嗜酸性粒细胞（正常参考值：1%-5%）
Epidermophyton 表皮癣菌属
epinephrine 肾上腺素（HPLC法正常参考值：血浆中 < 480pmol/L (88pg/ml)）
epsilon E（大写），ε（小写）希腊语第5个字母，常指小的正数
error 误差
erythrocyte 红细胞
esophageal lead 食管导联（探查电极）
esophagus 食管
ester 酯
exa 艾［可萨］（$= 10^{18}$）
expected value 期望值（统计学用语）
experimenter 实验者
extraction ratio 提取率
eye 眼
glutammic acid 谷氨酸（= Glu）

E1 estrone 雌酮（正常参考值：卵泡早期 0.18nmol/L；卵泡晚期 0.55-1.1nmol/L；黄体期 0.41nmol/L；绝经后 0.11nmol/L。雌激素的一种）

E2 estradiol 雌二醇（血）（正常参考值（pmol/L）：滤泡期 36.7-734；黄体期 183.5-954.2；月经中期 440.4-1376.3；绝经期 0-51.4。内分泌激素变化、不孕、月经不调）

EA early antigen 早期抗原
enteroanastomosis 肠吻合术
epiphyseal aclasis 干骺性续连症
epithelioid angiomatosis 上皮样血管瘤病

erythrocyte amboceptor 红细胞介体
etoposide, ara-C 足叶乙苷（依托泊苷）、阿糖胞苷（化疗方案）

EAA electrical aerosol analyzer 电气溶胶分析仪
erythema annulare angioneuroticum 血管神经性环形红斑
essential amino acid 必需氨基酸
extraalveolar air 肺泡外气体
extrinsic allergic alveolitis 外源性变应性肺泡炎

EAC epithelioma adenoides cysticum 囊状腺样上皮瘤
erythema annulare centrifugum 离心性环形红斑
erythrocyte amboceptor and complement 红细胞介体与补体
ethyl acetate 乙酸乙酯
ethyl acrylate 丙烯酸乙酯
European Atomic Commission 欧洲原子委员会

EACA epsilon-aminocaproic acid ε-氨基己酸,6-氨基己酸(止血剂)

EACD eczematous allergic contact dermatitis 湿疹样变应性接触性皮炎

EAD early afterdepolarization 早期后除极
electron affinity detector 电子亲和[早期后去极化]检测器
epinephrine arrhythmogenic dose 致心律失常肾上腺素量

EAF effective attenuation factor 有效衰减系数
epidermal angiogenic factor 表皮血管生成因子

EAGLE easy analysis in graphics of long-term ECG system 12 导连续记录分析心电图装置

EAHF eczema, asthma and hay fever (complex) 湿疹,哮喘,枯草热综合征

EAM electron affinitive molecules 亲电子分子
electron beam acoustic microscopy 电子束声学显微镜检查
experimental allergic myositis 实验性过敏性肌炎
external auditory meatus 外耳道

EAMG experimental autoimmune myasthenia gravis 实验性自身免疫性重症肌无力

EAT eating attitudes test 进食态度试验
Edinburgh articulation test thyroiditis 实验性自身免疫性甲状腺炎
epidermolysis acute toxica 急性毒性表皮松解症

EB elementary body 原生小体
epidermolysis bullosa 大疱性表皮松解,大疱性皮肤棘层松解症
Epstein-Barr virus EB 病毒(非洲淋巴细胞瘤病毒)(=EBV)
erbium 铒(68 号元素)
exit block 传出阻滞
extra band 额外带

Eb erbium 铒(68 号元素)

EBA epidermolysis bullosa acquisita 获得性大疱性表皮松解症
epidermolysis bullosa atrophicans 萎缩性大疱性表皮松解症

EBC esophageal balloon catheter 食管气囊导管
ethylbenzyl cellulose 乙基苄基纤维素

EBCT electronic beam CT 电子束 CT

EBD effective biological dose 有效生物学剂量
endoscopic biliary drainage 内镜胆道引流

epidermolysis bullosa dystrophica 营养不良性大疱性表皮松解症

EBDD epidermolysis bullosa dystrophica dominant 显性营养不良性大疱性表皮松解症

EBDGP epidermolysis bullosa dystrophica generalisata Pasini 帕西尼全身性营养不良性大疱性表皮松解症

EBDR epidermolysis bullosa dystrophica recessive 隐性营养不良性大疱表皮松解症

EBHL epidermolysis bullosa hereditaria lethalis 先天性大疱性致死性表皮松解症

EBL endemic Burkitt's lymphoma 地方性伯基特淋巴瘤

epidermolysis bullosa lethalis 致死性大疱性表皮松解症

estimated blood loss 推测出血量，预测出血量

Ebl erythroblast 成红细胞

EBMT European Cooperative Group for Bone Marrow Transplantation 欧洲骨髓移植协作组

EBMZ epidermal basal membrane zone 表皮基底膜区

EBNA Epstein-Barr nuclear antibody EB 病毒核抗体

Epstein-Barr nuclear antigen EB 病毒核抗原

EBR electron beam regulator 电子束调节器

EBRT external beam radiation therapy 外部放射照射疗法(腹部癌手术时防癌转移)

EBS emergency bed service 急症床前护理

emergency broadcast system 急救广播系统

epidermolysis bullosa simplex 单纯大疱性表皮松解症

EBT exchange blood transfusion 换血

EBV Epstein-Barr virus EB 病毒(=EB)

estimated blood volume 估计血容量

EBZ epidermal basement zone 皮下基底层

EC ectoderm 外胚层

electron capture 电子俘获

electronic computer 电子计算机

embryo-carcinoma 胚胎癌

epidermal cell 表皮细胞

esterified cholesterol 酯胆固醇

expiratory center 呼气中枢

external conjugate 骶耻外径(18-20cm,间接推测骨盆上口前后径)

E/C estriol/creatinine 雌三醇/肌酐

ECA electrocardioanalyzer 心电分析器

epidermal cytoplasmic antibody 表皮胞质抗体

external carotid artery 颈外动脉

ECAM endothelial cell adhesive molecular 内皮细胞黏附分子

ECBV effective circulating blood volume 有效循环血容量

ECC electrocardiocorder 心电描记器

electrocorticogram 脑皮质电图

electron coupling control 电子耦联调整

emergency cardiac care 急症心脏病者监护

endocervical curettage 宫颈内刮除术

error checking and correction 误差检验与校正

excitation contraction coupling 兴

奋收缩耦联
extracorporeal circulation 体外循环(使用人工心肺机进行心脏手术时的人工血液循环法)
EC cell enterochromaffin cell 肠嗜铬细胞
ECCE extracapsular cataract extraction 白内障囊外摘出术
eccELCA eccentric excimer laser coronary angioplasty 偏心性准分子激光冠状动脉成形术
ECD endocardial cushion defect 心内膜垫缺损
ethyl cysteinate dimer 半胱乙酯二聚体(脑显像剂底物)
ECE endothelin converting enzyme 内皮素转化酶
ECF effective capillary flow 有效毛细血管流量
endogenous cytotoxic factor 内源性细胞毒性因子
eosinophilic chemotactic factor 嗜酸性细胞趋化因子
erythroid colony for mation 红细胞集落形成
extended care facility 加强护理设施
extracellular fluid 细胞外液(细胞外的所有液体,包括血液、淋巴液、组织液及脊髓液等。相当于机体内全部液量的45%)
ECF-A eosinophil chemotactic factor of anaphylaxis 过敏性嗜酸细胞趋化因子
ECF-C eosinophil chemotactic factor complement 嗜酸细胞趋化因子补体
ECG echocardiogram 超声心动图
electrocardiogram 心电图
electrocardiograph 心电描记器,心电图机
environmental chronic-gastritis 环境性慢性胃炎
epicatechin gallate 表儿茶酸;倍酸盐
ECGF endothelial cell growth factor 内皮细胞生长因子
ECHO echocardiography 超声心动图技术
echoencephalogram 脑回波图
enteric cytopathogenic human orphan virus 人肠道致细胞病变孤儿病毒,埃可病毒(是引起感冒综合征、无菌性脑脊膜炎、出疹性疾病、流行性幼儿腹泻症等的病毒,在生物学上与脊髓灰质炎(polio)、柯萨奇(Coxsackie)、肠病毒相似,总称为消化道病毒)
Echo echoencephalogram (超声波)脑回波图
ECI embolic cerebral infarction 栓子性大脑梗死
extracorporeal irradiation 体外照射
ECIB extracorporeal irradiation of blood 血液体外照射
E-C junction esophago-cardiac junction 食管-贲门接合部
ECL electrochemiluminescence 电化学发光
eosinophil chemotactic leukotrienes 嗜酸细胞趋化性白[细胞]三烯
ECLA extracorporeal lung assist 体外式肺辅助[呼吸器]
ECLE extracapsular lens extraction 囊外晶体摘出
ECM encephalomyocarditis 脑心肌炎(病毒性)
erythema chronic migrans 慢性迁移性红斑

external cardiac massage 胸外心脏按压术(非开胸的心脏按摩术)
extracellular material 细胞外基质

EC mix ether chloroform mixture 乙醚氯仿混合物(全身麻醉药)

ECMO enteric cytopathogenic monkey orphan virus 猴肠道致细胞病变孤儿病毒
extracorporeal membrane oxygenation 体外膜氧合;膜性人工肺

ECN epidermal cell necrolysis 表皮细胞坏死溶解

ECOG electrocochleogram 耳蜗电图
electrocorticography 脑皮质电图

ecol ecology 生态学

E. coli *Escherichia coli* 大肠埃希杆菌

econ economical 经济学的

ECP eosinophil cationic protein 嗜酸粒细胞性阳离子蛋白
erythoid committed precursor cell 红系定向前体细胞
erythrocyte coproporphyrin 红细胞粪卟啉(正常参考值:0-2μg/100ml 红细胞)
external counter-pulsation 体外反搏
extracellular common protein 细胞外普通蛋白

ECPNL equivalent continuous perceived noise level 等效连续感觉噪声级

ECRB extensor carpi radialis brevis 桡侧腕短伸肌

ECRL extensor carpi radialis longus 桡侧腕长伸肌

ECSP epidermal cell surface protein 表皮细胞表面蛋白

ECT ecological competition theory 生态学竞争说
electroconvulsive therapy 电惊厥疗法
emission computed tomography 发射体层成像
enteric coated tablet 肠溶片剂

EC/Tc esterified cholesterol/total cholesterol ratio 胆固醇酯与总胆固醇比率(血清正常参考值:65%-80%)

ECTEOLA epichlorohydrin triethanolamine 氯环氧丙烷三乙醇胺

ECU environmental control unit 环境管理单位
extensor carpi ulnaris 尺侧腕伸肌

ECUF extracorporeal ultrafiltration 体外超滤

ED early deceleration 早期减速
ectodermal dysplasia 外胚叶发育不良
edit 编辑
educated 教育
education evaluation 教育评定
effective dose 有效剂量
Ehlers-Danlos [syndrome] 埃-当[综合征](遗传性皮肤、关节异常综合征)(= EDS)
electric dialysis 电透析
electrical difference 电位差
elemental diet 要素饮食
emergency department 急诊科
end-diastolic 舒张末期的
endolymphatic duct 内淋巴管
enzyme deficiency 酶缺乏症
epidural 硬膜外的
equilibrium dialysis 平衡透析
erect dysfunction 勃起功能障碍

error detecting 误差检测
erythrocyte deformability 红细胞变形性
estradiol 雌二醇
evaporating dish 蒸发皿

ed, edit edited 已编辑
edition 版，版本
editor 编辑，编者
editorial 编辑的

EDB ethylene dibromide 二溴乙烷（有机溶剂，谷物熏蒸剂，有麻醉作用，影响心肺功能，损害肝肾）

EDC enramycin 持久霉素
expected date of confinement 预产期（=EDD）
extensor digitorum communis 指总伸肌

EDCF endothelium-derived contracting factor 内皮细胞源收缩因子

EDD effective drug duration 药效时间，药物有效期
electron drift detector 电子漂移检测器
end diastolic dimension 舒张末期容积
Engelmann's diaphyseal dysplasia 恩格尔曼骨干发育不良
expected date of delivery 预产期（=EDC）

EDEDC ethylene dichloride, 1, 2-dichloroethane 二氯乙烷，乙撑二氯(有机溶剂，可引起脑水肿、损害肝肾)

EDFV end diastolic flow velocity 舒张末期流速

EDGF endothelial-derived growth factor 内皮衍生生长因子
eye derived growth factor 眼源生长因子

EDH epidural hemorrhage 硬脑膜外出血

EDHF endothelium-derived hyperpolarizing factor 内皮细胞源性超极化因子

EDL electrodeless discharge lamp 无电极放电灯
end-diastolic length 舒张末期长度
extensor digitorum longus 趾长伸肌

EDM early diastolic murmur 舒张早期杂音

EDN eosinophil derived neurotoxin 嗜酸细胞衍生神经毒

EDP early detection program 早期探查方案
emergency department pediatrician 急诊科儿科医师
end diastolic pressure 舒张末期压力（心脏舒张末期心房和心室内血压。LVEDP 为左心室舒张末期压）
erythema dyschromicum perstans 持久性色素异常性红斑

EDPVR end-diastolic pressure-volume relation 舒张末压－容量关系

EDQ extensor digiti quinti 小指固有伸肌

EDR effective direct radiation 有效直接辐射
equivalent direct radiation 等效直接辐射

EDRF endothelium derived relaxing factor 内皮细胞衍生舒张因子，内皮衍生松弛因子

EDS Ehlers-Danlos syndrome 埃-当综合征（=ED）
Environmental Data Service 环境资料服务

environmental detection set 环境检查装置
episodic dyscontrol syndrome 发作性［行为］失控综合征
excessive daytime sleep 白天睡眠过多
EDTA ethylenediamine tetraacetic acid 乙二胺四乙酸，依地酸（螯合剂、抗凝剂）
EDV end-diastolic volume 舒张末期容积（为心功能参数）
end dilution value 最终稀释值
EDVI end-diastolic volume index 舒张末容积指数
EDX energy-dispersion X-ray analysis 能量分散 X 射线分析法
EE early extubation 早期拔管
elbow extensor 肘伸肌
electrical engineer 电气工程师
electron excitation 电子激发
embryo extract 胚胎提取物
emergency evacuation 紧急撤离［军队］，疏散［群众］（战时）
end-to-end 端对端（吻合，指腔脏器的端端吻合）
equine encephalitis 马脑炎
errors excepted 允许误差
erythematous-edematous［reaction］红斑水肿性［反应］
ethinyl estradiol 乙炔雌二醇，炔雌醇
EEA end to end anastomosis 端-端吻合
EED erythema elevatum diutinum 持久隆起性红斑
EEE eastern equine encephalitis 东方马脑炎
eastern equine encephalomyelitis 东方马脑脊髓炎
EEG echoencephalography 脑回声描记术，脑声像图检查
electroencephalogram 脑电图
electroencephalography 脑电描记法；脑电图器
EEH elemental enteral hyperalimentation 经肠高要素营养
EEM emission electron microscope 发射电子显微镜
erythema exudative multiforme 渗出性多形红斑
excessive eye movement 眼运动过度
EENT eyes-ear-nose-throat 眼-耳-鼻-喉
EEP end-expiratory pressure 呼气末期压力
EF ectopic focus 异位病灶
edema factor 水肿因子
ejection fraction 射血分数，喷血分数
elastin fiber 弹性蛋白纤维
elbow flexor 肘屈肌
electrofocusing 电聚焦
elongation factor 延伸因子
encephalitogenic factor 致脑炎因子
enhancement facilitation 促进强化，增强
Environmental Fund 环境基金
eosinophilic factor 嗜酸细胞因子
eosinophilic fasciitis 嗜酸细胞性筋膜炎
epithelial focus 上皮病灶
erythrocytic fragmentation 红细胞破裂
esophagofiberscope 纤维食管镜
excreted factor 分泌因子
exhaust fan 排气通风机
exophthalmos-producing factor 致突眼因子

extended field 扩大野
extrinsic factor 外因子

EFA enhancing factor of allergy 变态反应增强因子
Epilepsy Foundation of America 美国癫痫基金会
essential fatty acid 必需脂肪酸
esterified fatty acid 酯化脂肪酸
euglobulin fibrinolytic activity 优球蛋白纤维蛋白溶解活性

EFAD essential fatty acid deficiency 必需脂肪酸缺乏

EFE endomyocardial fibroelastosis 心内膜心肌弹力纤维增生

eff effect 效应，作用
effective 有效果，效果的
efferent 输出的，传出的
efficiency 效率，效力

EFL effective focal length 有效焦距
excrine glands 外分泌腺

EFP early follicular phase 卵泡早期
effective filtration pressure 有效滤过压
endoneurial fluid pressure 神经内膜液压
evoked field potential 诱发场电位

EFR effective filtration rate 有效滤过率

EFT erythrocyte fragility test 红细胞脆性实验（膜有缺陷的先天性球形细胞增多症可增加；自身免疫性溶血性贫血可稍增加；地中海贫血、缺铁性贫血、某些肝硬化及阻塞性黄疸病人可减低）

EG enteroglucagon 肠高血糖素
eosinophilic fasciitis 嗜酸细胞性筋膜炎
eosinophilic granuloma 嗜酸细胞性肉芽肿
epithelial granuloma 上皮性肉芽肿
esophagogastrectomy 食管胃切除术
esophagogastroscopy 食管胃镜检查
ethylene glycol 乙二醇

EFM external fetal monitor 外部胎儿监护〔器〕

eg for example 例如

EGATN erythema gyratum atrophic transient neonate 新生儿暂时性萎缩性回状红斑

EGC early gastric cancer 早期胃癌
epithelioid globoid cells 上皮样球样细胞

EGF epidermal growth factor 表皮生长因子

EGF（R） epidermal growth factor ［receptor］ 表皮生长因子［受体］

EGFD epidermal growth factor domain 表皮生长因子功能区

EGG electrogastrogram 胃电图

EGJ esophagogastric junction 食管胃连接

EGT ethanol gelation test 乙醇胶凝试验
exhaust gas temperature 废气温度

EGTA esophageal gastric tube airway 食管胃管通气道

EH early hepatocyte 早期肝细胞
easily hydrolyzable 易水解的
enlarged heart 扩大的心脏
enteral hyperalimentation 肠内高营养
epidermolytic hyperkeratosis 表皮松解性角化过度症

epithelioid hemangioendothelioma 上皮样血管内皮瘤
epoxide hydrolase 环氧化物水解酶
essential hypertension 原发性高血压，特发性高血压

E&H environment and heredity 环境与遗传

EHBF effective hepatic blood flow 有效肝血流量
exercise hyperemia blood flow 运动性充血血流量

EHEC enterohemorrhagic *E. coli* 肠出血性大肠埃希菌

EHF Ebola hemorrhagic fever 埃博拉出血热
epidemic hemorrhagic fever 流行性出血热
exophthalmos hyperthyroid factor 眼球突出甲状腺功能亢进因子

EHIDA 2,6-diethylacetanilide-iminodiaceyic acid 2,6-二乙基乙酰替苯胺亚氨二醋酸（为肝胆显像剂底物）

EHL effective half-life 有效半衰期（= Teff）
endogenous hyperlipidemia 内源性高脂血症
Environmental Health Laboratory 环境卫生实验室
electro hydraulic lithotripsy 电水压碎石术
extensor hallucis longus 踇长伸肌

EHPPK epidermolytic hereditary palmoplantar keratoderma 遗传性表皮松解性掌跖皮肤角化病

EHS emergency health service 急症医疗服务
Environmental Health Services 环境卫生服务

EHT extra high tension 超高压

EHV equine herpes virus 马疱疹病毒

EI emesis index 呕吐指数
endolumbar injection 脊髓腔内注入
energy index 能量指数
eosinophilic index 嗜酸性细胞指数

EIA electro-immunoassay 免疫电泳测定
enzyme immunoassay 酶免疫测定
enzyme immunofiltration assay 酶免疫过滤测定
enzyme-inhibition assay 酶抑制测定
essential atrophy of the iris 特发性虹膜萎缩
exercise-induced anaphylaxis 运动性过敏反应
exercise-induced asthma 运动性哮喘

EIC endodermal intradural cyst 硬膜内内胚层囊肿
endometrial intraepithelial carcinoma 子宫内膜上皮内癌

EIEC enteroinvasive *Escherichia coli* 肠侵袭性埃希大肠杆菌

EIN endometrial intraepithelial neoplasia 子宫内膜上皮内瘤样病变

EIP extensor indicis proprius 食指固有伸肌

EIRG electrointraretinogram 网膜内电图

EIS endoscopic injection sclerosis 经内镜注射硬化剂
endoscopic injection sclerotherapy 经内镜注射硬化剂疗法
European Immunology Society 欧洲免疫学会

EITR erythrocyte iron turnover rate 红细胞铁交换率

EJ elbow jerks （肘）肱三头肌腱反射

Ej ejaculation 射精

EJV external jugular vein 颈外静脉

EK enkephalin 脑啡肽
enterokinase 肠激酶
erythrokinase 红细胞激酶

EKA eruptive keratoacanthoma 发疹性角化棘皮瘤

EKC epidemic keratoconjunctivitis 流行性角膜结膜炎

EKV erythrokeratodermia variabilis 变异性红斑角化病

EL early latent 潜伏早期
elastance of lung 肺弹性
elastosis 弹性组织变性
eosinophilic leukemia 嗜酸细胞性白血病
epidemiological laboratory 流行病学实验室
erythroleukemia 红白血病

ELA elastomer lubricating agent 高弹体润滑剂（高弹体为软而有弹性的橡胶样多聚体）
enzyme-labelled antibody 酶标记抗体

ELB early labelled bilirubin 早期标记胆红素（用^{15}N标记证明胆红素非来源于血红蛋白破坏）

ELBW extra low birth weight 超低出生体重

ELC essential light chain 必需轻链

ELCA excider laser coronary angioplasty 经皮激光冠状动脉成形术

eld eldest 最年长的，最古的

elec electric 电气的，电的
electrical 电气的，电的
electrician 电气技师
electricity 电学
electronics 电子工学

Elev elevate 举起
elevation 举
elevator 电梯

ELG endoscopic lymphangiography 内镜淋巴管造影术

ELISA enzyme-linked immunosorbent assay 酶联免疫吸附实验

ELOSA enzyme-linked oligonucleotide sorbent assay 酶联寡核苷酸吸附测定

ELT euglobulin lysis time 优球蛋白溶解时间（正常参考值：> 90min，用于估计全身性纤维蛋白溶解及部分 DIC 患者血中之纤维蛋白溶酶）

EM effective masking 有效掩蔽
electron microscopy 电子显微镜术，电镜术
emanation 射气（放射性稀有气体元素）
emmetropia 正视眼
endometriosis 子宫内膜异位
eosinophilic meningitis 嗜酸细胞性脑膜炎
error of measurement 测量误差
erythema multiform 多形红斑
erythrocyte mass 红细胞总量

EMA epithelial membrane antigen 上皮性膜抗原

EMAb endometrial antibody 抗子宫内膜抗体

EMB endomyocardial biopsy 心内膜活检
erythema multiform bullosum 大疱性多形性红斑

Emb embolic 栓塞的
embolism 栓塞
embryology 胚胎学（=Embryol）

Embryol embryology 胚胎学（=Emb）

EMBL European Molecular Biology Laboratory 欧洲分子生物学实验室

EMC electric disturbance type of myocardiopathy 心电异常［为主］型心肌病
encephalomyocarditis 脑心肌炎（病毒性）
erythema multiform circinatum 环状多形红斑
ethylmercuric chloride 氯化乙基汞，西力生杀虫剂（中毒可引起神经系统病变）
expandable metallic stent 自展性金属支架

EMCT endoscopic microwave coagulation therapy 内镜微波凝固治疗

EMCV encephalomyocarditis virus 脑心肌炎病毒

EMD electromechanical dissociation 电机械分离

Emer emergency 急症，紧急

EMF electromagnetic flowmeter 电磁流量计
endomyocardial fibrosis 心内膜心肌纤维化
erythrocyte maturation factor 红细胞成熟因子

EMG electromyogram 肌电图
electromyography 肌电描记法
erythema multiforme gyratum 回状多形红斑

EMM erythema multiforme major 重症多形红斑
（granulocyte）erythroid-monocyte-megakaryocyte［assay］粒细胞-红细胞系-单核细胞-巨核细胞［测定］

EMMA electron microscopy and microanalysis 电子显微镜检查及微量分析

EMMM epidermotropically metastatic malignant melanoma 嗜表皮转移的恶性黑色素瘤

Emot emotion 感情

Empy empyema paranasalis 副鼻窦积脓症

EMR electromagnetic radiation 电磁辐射
endoscopic mucosal resection 内镜下黏膜切除术
excess mortality rate 过高死亡率

EMRS eye movement recording system 眼球运动记录装置

EMS electronmicroscope 电子显微镜
Emergency Medical Service 急救医疗服务
erythema multiforme serpens 匐形性多形红斑
ethyl methanesulfonate 乙基甲磺酸
expandable metallic stent 可膨胀性金属支架

EMT emergency medical technician 急救医疗技术员
endometriosis 子宫内膜异位

EMU early morning urine 清晨尿
electromagnetic unit 电磁单位

EN electronarcosis 电麻醉
emergency nurse 急诊护士
endoderm 内胚层
erythema nodosum 结节性红斑（是真皮血管和脂肪组织的一种反

应性炎性疾病）

en enema 灌肠
enolase 烯醇酶

ENA epidural narcotic analgesia 硬膜外麻醉性镇痛
extractable nuclear antigen 可提取性核抗原(ENA 多肽抗体谱对鉴别多种自身免疫性疾病有重要意义,正常人阴性)

ENBD endoscopic nasobiliary drainage 内镜下鼻胆管引流

Encl enclose 封入

Encyc Encyclopaedia 百科全书

Endo endocardium 心内膜
endocrine 内分泌
endocrinologist 内分泌学者
endocrinology 内分泌学
endodontics 牙髓病学

ENG electronystagmogram 眼球震颤电[流]图
electronystagmograph 眼球震颤电[流]描记器
electronystagmography 眼球震颤电[流]描记法
electroneurography 神经电流描记术

Eng England, English 英格兰，英国，英格兰的，英国的

eng engineering 工程；工程学

EnK enkephalin 内啡肽，脑啡肽(与镇痛有关的内源性吗啡样物质之一)

ENL erythema nodosum leproticum 麻风结节性红斑

ENMG electroneuromusculography 神经肌电描记法

ENMI erythema nodosum migrans 游走性结节性红斑

ENNG N-ethyl-N-nitrosoguanidine N-乙基-亚硝基胍

EnoG electroneurography 神经电图描记法

ENPBD endoscopic naso-pancreaticobiliary drainage 内镜下经鼻胰胆管引流

ENPD endoscopic naso-pancreatic drainage 内镜下经鼻胰管引流

ENS enteric nervous system 肠神经系统
extract of normal skin 正常皮肤提取液

ENT ear, nose and throat 耳鼻咽喉

Ent enterotoxin 肠毒素

ent entomology 昆虫学

enur enuresis 遗尿

env envelope 被膜，信封

EO elbow orthosis 肘关节支具
ethanolamine oleate 乙醇胺油酸盐（硬化剂）

EOA electrical oscillating activity 电振荡活动
esophageal obstructor airway 食管闭式通气管（心跳停止时使用）

EOAEs evoked otoacoustic emissions 诱发性耳声发射

EOG electrooculogram 眼电图

EOJ extrahepatic obstructive jaundice 肝外阻塞性黄疸

EoL eosinophilic leukemia 嗜酸细胞性白血病

EOM extraocular muscles 外眼肌

Eos eosinophil 嗜酸性粒细胞（正常参考值：0.5%-5%（50-300 $\times 10^6$/L)。升高常见于：过敏性疾患、寄生虫病、某些皮肤病、传染病、白血病。减少见于：长期使用肾上腺皮质激素后、伤寒前期、严重烧伤大手术后及严重传染病）

esotropia 内斜视

EP ectopic pacemaker 异位起搏点

ectopic pregnancy 子宫外妊娠，宫外孕

electric potential 电位

electrophoresis 电泳

endocochlear potential 耳蜗内电位

endogenous pyrogen 内源性致热源

endoscopic papillotomy 内镜（十二指肠）乳头切开术

endotoxin protein 内毒素蛋白

endotracheal pressure 气管内压

epidemic parotitis 流行性腮腺炎

epileptic paroxysm 癫痫发作

epithelia 上皮

erythema palmaris 手掌红斑

erythrocyte protoporphyrin 红细胞原卟啉

evoked potential 诱发电位

Ep epiglottis 会厌（位于喉上部及舌根部，为扁平的杓状软骨，覆盖于喉部，在咽下动作时形成喉盖以防食物进入气管）

epilepsy 癫痫

erythropoietin 红细胞生成素（运动员禁用药）（=EPO）

EPA eicosapentaenoic acid 二十碳五烯酸（抑制血小板血栓素 A2 的作用，为多价不饱和脂肪酸的一种，市售深海鱼油的主要成分参见 DHA）

extensive pityriasis alba 泛发性白色糠疹

EPALD extraperitoneal anterolateral diskectomy 腹膜外前外侧椎间盘切除术

EPB endoscopic pancreatic biopsy 内镜下胰腺活检

extensor pollicis brevis 拇短伸肌

EPBD endoscopic papillary balloon dilation 内镜下乳头气囊扩张

EPBF effective pulmonary blood flow 有效肺血流量

EPCG endoscopic pancreato-cholangiography 内镜胰胆管造影法

E-PCR expression PCR PCR 表达

EPD endoscopic papillary dilation 内镜下的乳头扩张术

Epd ephedrine 麻黄素

epdm epidemiological 流行病学的

EPEC enteropathogenic *Escherichia coli* 致病性大肠埃希菌

EPF early pregnancy factor 早孕因子

epidermophyton factor 皮毛癣菌因子

exophthalmos-producing factor 致突眼因子

EPG eggs per gram 每克含虫卵数（寄生虫学）

electronic pupillogram 电子瞳孔图

EPH essential pulmonary hypertension 特发性肺高压症

EPI echo planar imaging 平面回波成像

exocrine pancreatic insufficiency 胰腺外分泌功能不全

Eysenck personality inventory 艾森克人格调查表

epi epicardium 心外膜

epilepsy 癫痫

epithelium 上皮
epid epidemic 流行，流行期
epidemiologist 流行病学家
epidemiology 流行病学
epig epigastrium 上腹部
epiglottal 会厌的
epiglottic 会厌的
epiglottis 会厌
epis episiotomy 会阴切开术
EPL extensor pollicis longus 拇长伸肌
EPMA electron probe microanalyzer 电子探针微量分析器
EPO erythropoietin 红细胞生成素（= Ep）
eosinophil peroxidase 嗜酸性细胞过氧化物酶
EPR electron paramagnetic resonance 顺磁共振
EPS electrophysiological study 电生理研究
Experimental Psychology Society 实验心理学会
expressed prostatic secretion 前列腺压出液
exophthalmos producing substance 致突眼物质
extrapyramidal syndrome 锥体外系综合征
EPSP excitatory post-synaptic potential 兴奋性突触后电位
EPST endoscopic pancreatic sphincterotomy 内镜下胰括约肌切开术
EPT endoscopic papillotomy 内镜下乳头切开术
e-PTFE expanded-polytetrafluoroethylene 膨体聚四氟乙烯
EPX eosinophil protein X 嗜酸细胞蛋白 X
EQ equation 方程式，等式
equivalent 当量，等值的
equivalent to 相当于
ER early response 早期反应
ejection rate 射血速率
embryonal rhabdomyosarcoma 胚胎性横纹肌肉瘤
emergency room 急诊室
endocardial resection 心内膜切除术
endoplasmic reticulum 内质网
environmental resistance 环境抵抗
epigastric region 上腹部，心窝部
equivalent Roentgen 伦琴（X线）当量
erythrocyte receptor 红细胞受体
esophageal rupture 食管破裂
estrogen receptor 雌激素受体
evoked response 诱发反应
expiratory resistance 呼气阻力
Er erbium 铒（65号元素）
erosion 侵蚀，糜烂
erythrocyte 红细胞
ERA electric response audiometry 电反应测听法
estrogen receptor assay 雌激素受体测定
evoked response audiometry 诱发反应测听法
ERBD endoscopic retrograde biliary drainage 内镜下逆行鼻胆管引流
ERBF effective renal blood flow 有效肾血流量
ERBIM endoscopic retrograde bowel insertion method 内镜下逆行大肠插入法
ERC endoscopic retrograde cholangiography 内镜下逆行胆管造影

术

ERCP endoscopic retrograde cholangio-pancreatography 内镜下逆行性胰胆管造影术

ERD evoked response detector 诱发反应测定器

ERE external rotation in extension 伸展下（位）外旋

ERF external rotation in flexion 屈曲下（位）外旋

ERFC erythrocyte rosette forming cell 红细胞玫瑰花结形成细胞

EFT erythrocyte rosette formation test 红细胞玫瑰花结形成试验

ERG electroretinogram 视网膜电（流）图

electroretinograph 视网膜电（流）描记器

electroretinography 视网膜电（流）描记法

erg erg 尔格（能量单位）

ERIBD endoscopic retrograde internal biliary drainage 内镜下逆行胆道内引流

ERL Environmental Research Laboratories 环境研究室

ERP effective radiated power 有效辐射功率

effective refractory period 有效不应期

endoscopic retrograde pancreatography 逆行内镜胰管造影术

event-related potential 事件相关电位

ERP-CT endoscopic retrograde pancreatography-CT 内镜的逆行胰管造影下 CT（检查）

ERPF effective renal plasma flow 有效肾血浆流量（正常参考值：660ml/min）

err erroneous 误差的

ERT emergency room thoracotomy 急诊室开胸术

estrogen replacement therapy 雌激素替代治疗（使用小剂量雌激素治疗卵巢早衰、更年期综合征等雌激素缺乏疾病）

ERV expiratory reserve volume 补呼气量（指平静呼气末再用力呼气所呼出的气量，正常男性约910ml，女性约 560ml）

Ery erysipelas 丹毒

Erysipelothrix 丹毒丝菌属

ER-ICA estrogen receptor immunocyto-chemical assay 雌激素受体免疫细胞化学分析

ES eccrine spiradenoma 小汗腺螺旋腺瘤

echo sound 回声

echo space 回波空间

electroshock 电休克

electrostimulation 电刺激

embryonic stem 胚干

emergency surgery 急救外科

Endocrine Society 内分泌学会

endoscopic sclerotherapy 内镜硬化疗法

endoscopic sphincterotomy 内镜下括约肌切开术

endotoxin specific 特异性内毒素

end to side 端侧（吻合）

enzyme substrate 酶底物

eosinophilic spongiosis 嗜酸细胞性［皮肤］海绵样水肿

Eugenics Society 优生学会

extrasystole 期外收缩

Es einsteinium 锿（99 号元素）（=E）

ESB electrical stimulation of brain 脑电刺激

ESCA electrospectroscopy for chemical analysis 电子分光（法）化学分析

ESD effective standard deviation 有效标准偏差

end systolic dimension 收缩末期容积

ESF erythropoietic stimulating factor 促红细胞生长刺激因子

ESG erythema simplex gyratum 单纯性回旋状红斑

ESH European Society of Haematology 欧洲血液学会

ESI extent of skin involvement 皮肤受累范围

Eso esophageal 食管的

esophageus 食管

ESP end-systolic pressure 收缩末压

epidermal soluble protein 表皮可溶蛋白

esp electrostatic precipitator 静电除尘器

endometritis-salpingitis-peritonitis 子宫内膜炎-输卵管炎-腹膜炎

end systolic pressure 收缩末期压

especial 特别的

especially 特别地

evoked spinal potential 诱发脊髓电位

evoked synaptic potential 诱发突触电位

extrasensory perception 超感官的知觉

ESPVR end-systolic pressure-volume relation 收缩末压-容量关系

ESR electric skin resistance 皮肤电阻

electron spin resonance 电子自旋共振

erythrocyte sedimentation rate 红细胞沉降率，血沉（正常参考值：男性 0-15mm/h；女性 0－20mm/h。病理性增高常见于：各种炎症、风湿病、结核活动期、组织损伤、恶性肿瘤、贫血及高球蛋白血症）

ESRD end stage renal disease 终末期肾病

ESS endoscopic sinus surgery 内镜鼻窦手术

end-systolic stress 收缩末负荷

EST electroshock therapy 电休克疗法

electroshock treatment 电休克疗法

endodermal sinus tumor 内胚窦瘤

endoscopic sphincterotomy 内镜括约肌切开术

ester 酯

ESTL endoscopic sphincterotomy lithotomy 内镜括约肌切开取石

ESV end-systolic volume 收缩末容积

ESVI end-systolic volume index 收缩末容积指数

ESWL extracorporeal shock wave lithotripsy 体外冲击波碎石术

ET early treatment 早期治疗

educational therapy 训练疗法

effective temperature 有效温度

electroshock treatment 电休克疗法

embryo transfer 胚胎移植

emergence time 出现时间，恢复时间

endothelin 内皮素

endotoxin 内毒素

endotracheal 气管内

endurance time 耐受时间

epidermolytic toxin 表皮松解性毒素
epithelial tumor 上皮肿瘤
etiology 病因学，病原学
exercise treadmill test 踏车运动试验，运动平板试验

E/T effector cell versus target cell 效应细胞对靶细胞

Et ethyl 乙基

et endotracheal 气管内（插管法）

ETA endotracheal tube airway 气管内插管气道

et al et alii 其他

etc et cetera 其他，等等；和（用于省略以下事项，et 相当英语 and，cetera 相当英语的 the rest）

ETEC enterotoxigenic *E. coli* 产肠毒素性大肠埃希菌

ETF electron transferring flavoprotein 电子传递黄素蛋白

eth ether 乙醚

ETHIO sodium thiosulfate excretion ratio 硫代硫酸钠排出率（正常参考值大于 21.6%，代表肾功能）

etiol etiology 病因

ETL echo train lengths 回波列长度

ETN erythema toxicum neonatorum 新生儿毒性红斑

ETO ethylene oxide 环氧乙烷

ETOH ethanol 乙醇

EtOH ethyl alcohol 乙醇，酒精

ETR effective thyroid ratio 有效甲状腺率

ETS environmental tobacco smoke 吸烟环境

ETT
endotracheal tube 气管内导管
epinephrine tolerance test 肾上腺素负荷试验
esophageal transit time 食管通过时间（6.48 ± 1.31s）
exercise tolerance testing 运动耐力实验
exercise treadmill test 运动平板实验
eye tracking test 视标追踪检查

ETX ethosuximide 乙琥胺（抗癫痫药）

EU experimental unit 实验单位

EUA examination under anesthetic 麻醉下检查

EUS endoscopic ultrasonography 内镜超声检查法

EUS emg external urethral sphincter electromyogram 外尿道括约肌肌电图

EUV extreme ultraviolet 紫外线

EV epidermodysplasia verruciformis 疣状表皮发育不良
evaluation 评价

evac evacuate 排泄
evacuation 排泄

EVAL ethylene-vinylalcohol copolymer 乙基乙烯醇共聚体

evap evaporate 蒸发
evaporation 蒸发
evaporator 蒸发装置

EVC expiratory vital capacity 呼气肺活量

EVG electrovaginogram 阴道电图
electroventriculogram 心室电图

EVL endoscopic variceal ligation 内镜食管静脉曲张结扎术

EVLW extravascular lung water 血管外肺水分

EVRS electronic video recording system 电视记录装置

EVS endoscopic variceal sclerosis 内镜下曲张静脉硬化术
EW effective warmth 等价温感（温度、湿度、气流各要素的总和）
EWHO elbow-wrist-hand orthosis 肘腕手关节支具
EWNP exsufflation with negative pressure 负压强制排气
EWSCL extended wear soft contact lenses 软接触镜片（隐形眼镜）
ex, exp, expt experiment 实验，试验（= exp）
Ex endotoxin 内毒素
endoxan 环磷酰胺，癌得星（抗肿瘤药）
example 例；标本
excess 过剩，过度
exchange 交换，互换
excision 切除术
exercise 操练，运动
exophthalmos 眼球突出，突眼
experiment 实验，试验
extract 浸膏，提取物
extrasystole 期外收缩
EXAFS extended X ray absorption fine structure 扩大的 X 线吸收微细结构
exam examination 检查，试验
exc excellent 优秀
except(ed) 除外
exch exchange 交换
excl exclude 除去
exclusion 除外
EXF extremely fine 极纯的
EXO exotropia 外斜视
exo exonuclease 外切核酸酶
exp expansion 膨胀，扩大
experiment 试验，实验（= ex）
experimental 试验的
expr expire 死亡
ext extend 延长，扩张
extension 延长，扩张
extensor 伸肌
external 外的，外界的
extraction 拔牙（术），摘出术
extremity 四肢
exx examples 标本
ez easy 容易的

F

F Farad 法拉第（电量单位）
fast 快速；固定
father 父亲
feces 粪便
fellow 学术协会会员（= fel）
female 女（性）的，雌的，阴的
feminine 女的
fetal 胎儿
fine 好的；微细的
fixed 固定
flat 平的，扁平
flow 流量
fluid 液体（= fld）
fluorine 氟（9 号元素）
focal 病灶的；焦点的
focus 焦点
follicle 滤泡
following 其次的，继续的，以下的
form 形状，形式
Fowler's phenomenon 福勒现

象，补充现象（对健耳和患耳以同样强度并逐渐增高的音响进行检查，双耳对逐渐增加的音响感觉相同为－；患耳感到音响增强为＋，＋提示为内耳毛细胞功能障碍）

fraction 部分；级分；分数

frequence 频率

frequency 频度，回数，周波数，换气数

frontal 前头部，前额面

full 饱，饱满；充分

function 功能

phenylamine 苯丙氨酸（＝Phe）

°F Fahrenheit 华氏温度（＝Fahr）

F1 form 1 直线形细的静脉曲张（用于描述食管静脉曲张）

first filial generation 第一代

F2 form 2 串珠状中等程度的静脉曲张（用于食管静脉曲张描述）

second filial generation 第二代

F3 form 3 结节状或肿瘤状静脉曲张（用于描述食管静脉曲张）

F11 fluorotrichloromethane 一氟三氯甲烷(氟代烃类,有耗臭氧作用,用作气雾剂,有弱麻醉作用)

F12 dichlorodifluoromethane 二氯二氟甲烷（制冷剂，毒性较F11小）

F22 chlorodifluoromethane 一氯二氟甲烷（用于制备四氯乙烯，所发生的裂解气体，毒性很大）

FⅠ factor Ⅰ 凝血因子Ⅰ（纤维蛋白原）

FⅡ factor Ⅱ 凝血因子Ⅱ（凝血酶原，正常活动度参考值：0.80-1.20，因子Ⅱ减低见于先天性和获得性凝血酶原缺乏，后者见于维生素K缺乏症和严重肝脏疾病、DIC及口服抗凝药等）

FⅡa factor(Ⅱa) 活化的凝血因子Ⅱ

FⅢ factor(Ⅲ) 凝血因子Ⅲ(组织因子)

FⅣ factor Ⅳ 凝血因子Ⅳ(钙离子)

FⅤ factor Ⅴ 凝血因子Ⅴ(正常活动度参考值：0.80-1.20,缺乏见于:先天性因子Ⅴ缺乏病;获得性因子Ⅴ缺乏见于:严重肝病、DIC、心肾功能不全、大手术后、放射损伤、白血病、晚期癌肿等)

FⅦ factor Ⅶ 凝血因子Ⅶ（正常活动度参考值：0.80-1.20，缺乏多见于：肝病、DIC、口服抗凝剂、新生儿自然出血症、阻塞性黄疸症等）

FⅧ factor Ⅷ 凝血因子Ⅷ（抗血友病因子。正常活动度参考值：0.80-1.20，血友病A时缺乏）

FⅧ,C factor Ⅷ coagulant activity 凝血第Ⅷ因子凝固活性（抗血友病因子）

FⅧ,R:AG factor Ⅷ related antigen 凝血第Ⅷ因子相关抗原（正常参考值：70%-150%）

FⅧ,R:WA factor Ⅷ related von Willebrand activity 凝血第Ⅷ因子的因子活性(正常参考值：60%-150%)

FⅨ factor Ⅸ determination 凝血因子Ⅸ测定(正常活动度参考值：0.80-1.20;减低主要见于:血友病B)

FⅩ factor Ⅹ determination 凝血因子Ⅹ测定（正常活动度参考值：0.80-1.20；增高见于：高凝状态和血栓性疾病；减低见于：先天性因子Ⅹ缺乏症；获得性减低者见于：维生素K缺乏症、肝脏疾病、DIC和口服抗凝剂等）

FⅪ factor Ⅺ determination 凝血因子Ⅺ测定（正常活动度参考值：0.80-1.20；减低见于：因子Ⅺ缺乏症（血友病C)、肝脏疾病和DIC等。血液凝固第1相内因性过程之一）

FⅫ factor Ⅻ determination 凝血因子Ⅻ测定（正常活动度参考值：0.80-1.20；增高见于：高凝状态和血栓性疾病；减低见于：先天性因子Ⅻ缺乏症（Hagemand 特征），DIC 和肝脏疾病等）

F XⅢ factor XⅢ 凝血第XⅢ因子

4F fat，forty（fifty），female and fertile 肥胖，40 岁（50 岁），女性，有生殖力（易患高血压和糖尿病的 4 个因素）

FA false aneurysm 假性动脉病
fatty acid 脂肪酸
femoral artery 股动脉
first aid 急救
flufenamic acid 氟灭酸，氟芬那酸（消炎镇痛药）
fluocinolone acetonide 醋酸肤轻松
fluorescein angiography 荧光素血管造影术
fluorescent antibody 荧光抗体
fluorescein antibody 荧光素标记抗体
folic acid 叶酸
fore arm 前臂
free association 自由联想

FAA fatty acid acceptor 脂肪酸受体
flameless atomic absorption 无焰原子吸收
folic acid antagonist 叶酸拮抗物
forensic activation analysis 法医活化分析
formalin，acetic acid，alcohol 福尔马林、醋酸、酒精溶液

FAB fragments， antigen-binding 抗原结合片段
fresh autologous blood 新鲜自体血

Fab fragment， antigen-binding 抗原结合片段（免疫球蛋白分解成两个片段，Fab 是其中之一）

FAB-ELOSA fluorescein-antifluorescein based ELOSA 荧光素–抗荧光素（ELOSA 方法）

FABER flexion in abduction and external rotation 外翻外旋下［位］屈曲

FABERE flexion，abduction，external rotation and extension［test］屈曲、外翻、外旋并伸直［试验］

FABP fatty acid binding protein 脂肪酸结合蛋白

FAC ferric ammonium citrate 枸橼酸铁铵
fetal abdomen circumference 胎儿腹围
fluorescent affinity chromatography 荧光亲和色谱法

fac factor 因子

FACA Fellow of American College of Anesthetists 美国麻醉科学会会员
Fellow of American College of Angiology 美国血管学会会员

FACA Fellow of American College of Allergists 美国过敏学会会员

FACC Fellow of American College of Cardiology 美国心脏病学会会员

FACD Fellow of American College of Dentistry 美国牙科学会会员

FACDS Fellow of American College of Dental Surgeons 美国牙外科学会会员

FACFO Fellow of American College of Foot Orthopedics 美国脚整形外科学会会员

FACG Fellow of American College of Gastroenterology 美国

胃肠病学会会员

FACMTA Fellow of Advisory Council on Medical Training Aids 医疗训练器具顾问委员会委员

FACOG Fellow of American College of Obstetricians and Gynecologists 美国妇产科医师学会会员

FACP Fellow of the American College of Physicians 美国内科医师学会会员

FACPM Fellow of American College of Preventive Medicine 美国预防医学会会员

FACR Fellow of American College of Radiology 美国放射学会会员

FACS Fellow of American College of Surgeons 美国外科医师学会会员
fluorescence-activated cell sorter 荧光激活细胞分类器
fluorescence-activated cell sorting 荧光激活细胞分类术

FAD familial Alzheimer's disease 家族性阿尔茨海默病
fetal activity-acceleration determination 胎动加速测定
flavin adenine dinucleotide 黄素腺嘌呤二核苷酸
focal acantholytic dyskeratosis 局灶性皮肤棘层松解性角化不良
folic acid deficiency 叶酸缺乏[症]

$FADH_2$ flavin adenine dinucleotide reduced type 还原型黄素腺嘌呤二核苷酸

FADIR flexion in adduction and internal rotation 内收和内旋位屈曲（骨科检查）

FADIRE flexion, adduction, internal rotation and extension [test] 屈曲、内收、内旋并伸展[试验]

FAG fluorescein angiography 荧光素血管造影术
fluorescent fundus angiography,

FAF fatty acid free 游离脂肪酸

Fahr Fahrenheit temperature 华氏温度（=℉）

fam per para familial periodic paralysis 家族性周期性麻痹

fam phys family physician 家庭医生

FAMA Fellow of American Medical Association 美国医师会会员

FAMMM familial atypical mole malignant melanoma 家族性非典型痣恶性黑素瘤
familial atypical multiple mole melanoma 家族性非典型性多痣黑素瘤

FANA flecked anti-nuclear antibody 斑点状抗核抗体
fluorescent antinuclear antibody 荧光抗核抗体

FAP familial adenomatous polyposis 家族性腺瘤性息肉病
femoral artery pressure 股动脉压
first aid post 急救站
fixed action pattern 固定活动模式（精神分析）

FAPHA Fellow of American Public Health Association 美国公共卫生学会会员

FAPHI Fellow of Association of Public Health Inspectors 公共卫生视察员协会会员

FASA Fellow of Acoustical Society of America 美国听觉学会会员
fasc fascicule 卷，册（书刊的）
FASE fast acquisition spin echo 快速自旋回波（磁共振成像术语）
FASG fresh autologous skin grafting 新鲜自体皮肤移植
FAT fluorescent antibody technique 荧光抗体技术
fluorescent antibody test 荧光抗体试验
FB bite force 殆力，咬合力
feedback 反馈
fiberoptic bronchoscopy 纤维支气管镜检查
fibrin 纤维素
fibrinogen 纤维蛋白原
fibroblast 成纤维细胞
fibrous 纤维性的
followed by 随之而来
foreign body 异物
frontal bone 额骨
fumigation and bath 熏烟消毒与沐浴
FBC fiber binding cell 纤维结合细胞
furbenicillin 呋苄青霉素
FBCP familial benign chronic pemphigus 家族性良性慢性天疱疮
Fellow of British College of Physiotherapists 英国理疗师学会会员
FBF Forearm blood flow 前臂血流量
FBG fasting blood glucose 空腹时血糖值（= FBS）
Fbg fibrinogen 纤维蛋白原（= Fg）
FBH familial benign hypercalcemia 家族性良性高钙血症
fasting breath hydrogen test 空腹呼气氢试验
FBMCL fetal bone marrow cell layers 胚胎骨髓细胞层
FBOA Fellow of British Optical Association 英国眼科协会会员
FBPS Fellow of British Psychological Society 英国心理学会会员
FBS fasting blood sugar 空腹血糖（= FBG）
fetal blood sampling 胎儿血取样
fetal bovine serum 牛胎血清
FBSS failed back surgery syndrome 腰椎（间盘突出症）手术失败综合征
FC compound fracture 开放性骨折
facial canal 面神经管
facial cellulitis 面部蜂窝织炎
false cord 假声带
febrile convulsion 热性惊厥
fetal capillary 胎儿毛细血管
fibrocyte 成纤维细胞
finger clubbing 杵状指
finger counting 指计数
flow compensation 血流补偿
flow controller 流量控制器
fluorocytosine 氟胞嘧啶
forestomach carcinoma 贲门窦癌
formalin tricresol 甲醛三甲酚
formocresol 甲酚甲醛液
fragment crystallizable 易结晶片断（免疫学用语）
frontal cortex 前头叶皮质
functional classification 功能分类
FCA flow cytometric analysis 流

式细胞分析术

FCAP Fellow of College of American Pathologist 美国病理学家学会会员

FCC familial cutaneous collagenoma 家族性皮肤胶原瘤

follicular center cells 滤泡性中心细胞

fracture compound comminuted 粉碎性有创骨折

FCD fibrous cortical defect 纤维性骨皮质缺损

focal cytoplasmic degradation 病灶胞质降解

FCGP Fellow of College of General Practioners 通科医师（非专业医师）学会会员

FCHL familial combined hyperlipidemia 家族性复合型高脂血症

FChS Fellow of Society of Chiropodists 手足医师协会会员

fc ly face lying 俯卧

FCM flow cytometry 流动血细胞计数；流式细胞仪

fosfomycin 磷霉素（抗生素类药）

FCMC familial chronic mucocutaneous candidiasis 家族性慢性皮肤黏膜念珠菌病

FCP final common pathway 最后共同通路

FCPA Fellow of Canadian Psychological Association 加拿大心理学会会员

FCPS Fellow of College of Physician and Surgeon 内科和外科医师学会会员

FCR father-child relationship 父子关系，父女关系

flexor carpi radialis 桡侧腕屈肌

fragment crystallizable receptor 易结晶片断受体（免疫学用语）

FCRA Fellow of College of Radiologist of Australia 澳大利亚放射线科学会会员

FCS fetal calf serum 牛胎血清

fetal (umbilical) cord serum 胎儿脐带血清

fibrocolonoscope 纤维结肠镜

flow cytosorting 流式细胞分类术

FCTB Fellow of College of Teachers of Blind 盲人教师学会会员

FCU flexor carpi ulnaris 尺侧腕屈肌

FCZ fibrocartilaginous zone 纤维软骨层

fluconazole 氟康唑

FD facial dyskinesia 颜面运动障碍

Fallopian tube dysfunction 法洛皮欧管（输卵管）功能障碍

familial dysautonomia 家族性自主神经功能异常

familial dystonia 家族性肌张力障碍

fatal dose 致死量

fibre density 纤维密度

fibrinogen derivative 纤维蛋白原衍生物

filling defect 充盈缺损

final diagnosis 最终诊断

floppy disc 软盘

fluorescent densitometer 荧光密度计

fluorescent dye 荧光染料

focal distance 焦距

forced diuresis 强制利尿

forceps delivery 产钳分娩

freeze dried 冷冻干燥

frontometaphyseal dysplasia 额骨干骺发育异常
functional dyspepsia 功能性消化不良
fd field 视野；照射野
FD50 median fatal dose 半数致死量
FDA Food and Drug Administration 食品及药物管理局（美国）
FDC follicular dendritic cell 滤泡树状细胞
Food, Drug and Cosmetic Act 食品、药物与化妆品法
FDE final drug evaluation 最终药物评价
fixed drug eruption 固定性药疹
FDG fluorodeoxyglucose 氟脱氧葡萄糖（为正电子发射体显像剂）
^{18}FDG ^{18}F-fluoro-2-deoxy-2-fluoro-D-glucose 18氟-2脱氧-2氟-D-葡萄糖（为PET显像剂）
18-F-DG 18-fluoro-2-deoxy-2-fluoro-D-glucose 18氟-2-脱氧-2-氟-D-葡萄糖（为PET显像剂）
FDH familiar dysalbuminemic hyperthyroxinemia 家族性异常白蛋白高甲状腺素血症
FDI International Dental Federation 国际牙科联合会
FDL flexor digitorum longus 趾长屈肌
F&DL Food and Drug Laboratory 食品和药品研究室
FDLI Food and Drug Law Institute 食品与药品法律研究所
FDP fibrin degradation products 纤维蛋白降解产物
flexor digitorum profundus 指深屈肌
freeze-dried plasma 冷冻干燥血浆
FDQB flexor digiti quinti brevis 小指短屈肌
FDS flexor digitorum superficialis 指浅屈肌
FE fatty ester 脂肪酸酯
fellow eye 对侧眼，另一眼
fenestration 开窗术（治耳硬化症）
ferritin 铁蛋白
fetal echo 胎儿超声
^{59}FE radioactive iron 放射性铁
Fe ferrum（serum iron） 血清铁（正常参考值：60-160μg/dl；升高常见于：再生障碍性贫血、溶血性贫血、巨幼细胞性贫血、急性肝炎、铅中毒及维生素 B_6 缺乏症；减低常见于：各种缺铁性贫血、恶性肿瘤、肝硬化、长期失血、铁吸收障碍）
^{59}Fe radioactive iron 放射性铁
FEC forced expiratory capacity 用力呼气肺活量
FECG fetal electrocardiograph 胎儿心电图
FEDL fat extracted dry liver 脱脂干燥肝
FEES field emission electron spectroscopy 电场放射电子分光法
FEG field emission gun 电场放射电子枪
fel fellow 学术学会会员（=F）
FEL free electron laser 自由电子激光
FEM field emission microscope 电场放射显微镜
finite element method 有限元法
fem female 女性
feminine 女性的
femoris 股骨的
femur 大腿骨

FENa fractional excretion rate of sodium 钠分次排泄率
FEP free erythrocyte protoporphyrin 红细胞游离原卟啉
FER ferritin 铁蛋白（血清 RIA，EIA 法正常参考值：男 20-250μg/L，女 10-120μg/L；升高见于：恶性肿瘤、输血后含铁血黄素沉积、肝病及心肌梗死等）
fluoride exchanging resin 氟交换树脂
fert fertility 生殖力
fertd fertilization 受精
fertilized 已受精
FES forced expiratory spirogram 用力呼气曲图
functional electrical stimulation 功能的电刺激
FESS functional endoscopic sinus surgery 功能性内镜鼻窦手术
fetal fetalogical 胎儿学的
fetalogist 胎儿学者
fetalogy 胎儿学
FEV forced expiratory volume 用力呼气量（肺活量的测定）
fev fever 热，发热，热病
feverish 热病的
FEV1 forced expiratory volume in 1 second 第一秒用力呼气容积（正常参考值：男性约 3179 ± 117 ml，女性约 2314 ± 48ml，1 秒率（FEV1%）大于 80%）
FF fast fatiguing 迅速疲劳
fat free 脱脂的
father factor 父亲因子，父传因子
fecal fat 粪便中脂肪
fecal frequency 排便次数
fertility factor 生殖因子
filtration fraction 滤过率
fixing fluid 固定液
flat feet 扁平足，平足
forced feeding 强制喂养
foster father 养父
fresh food 新鲜食品
full figure 全图，全像
further flexion 屈曲余力，进一步屈曲
f，F fiat，fiant 制成（处方用语）
FFA free fatty acid 游离脂肪酸
fundus fluorescence angiography 眼底荧光血管造影
FFAIR fast fluid-attenuated inversion recovery 液体衰减快速反转回复
FFB fertility，family planning & birth control 生育力、计划生育和节制生育
flexible fiberoptic bronchoscope 能屈纤维支气管镜
FFC fixed flexion contracture 固定性屈曲挛缩
free from chloride 无氯的
FFD finger floor distance 指-地的距离（测身体前屈功能）
focus film distance 焦点胶片距离
FFE fast field echo 快速梯度回波
FFI fatal familial insomnia 致命性家族性失眠症
free from infection 无感染的
FFM fat-free mass 脱脂物质
friction force microscope 摩擦力显微镜
FFRmyo myocardial fractional flow reserve 心肌分数血流储备
FFP fresh freezing plasma 新鲜冰冻血浆
Fg fibrinogen 纤维蛋白原（= Fbg）

FGF fibroblast growth factor 纤维母细胞生长因子
fully good, fair 良好，十分的
FGP fibrillary glomerulopathy 纤维样肾小球病
FGR fetal growth restriction 胎儿生长受限
FGS fiber gastroscope 纤维胃镜
focal glomerulosclerosis 局灶性肾小球硬化
formaldehydogenic steroids 甲醛原的类固醇
FGT fluorescent gonorrhea test 荧光淋病试验
FH faith healing 信仰治疗（宗教性）
familial hypercholesterolemia 家族性高胆固醇血症（= FHC）
family history 家族史
fetal head 胎头
fetal heart 胎心
fulminant hepatitis 暴发性肝炎
FHA functional hypothalamic amenorrhea 功能（失调）性下丘脑性闭经（排除下丘脑、垂体的器质性病灶，由于促性腺功能不足而致的闭经）
FHBL familial hypobetalipoproteinemia 家族性低β脂蛋白血症
FHC familial hypercholesterolemia 家族性高胆固醇血症（= FH）
familial hypertrophic cardiomyopathy 家族性肥厚型心肌病
Fuchs's heterochromic cyclitis 富克斯异色性睫状体炎
FHF fulminant hepatic failure 暴发性肝衰竭
FHL flexor hallucis longus 踇长屈肌
FHR familial hypophosphatemic rickets 家族性低磷酸盐血性佝偻病
fetal heart rate 胎儿心率（120-160 次/分）
FHS fetal heart sounds 胎儿心音
fetal hydantoin syndrome 胎儿乙内酰脲（海因）综合征
FHT fetal heart tone 胎儿心音
FHV fetal head volume 胎头体积
FHVP free hepatic vein pressure 通畅的肝静脉压
FI facial index 面指数
fertility index 生育指数
fever caused by infection 感染引起的发热
fixed internal 固定内部强化（心理学用语）
furcation involvement 根分歧病变
FIA fluorescent immunoassay 荧光免疫测定法
fluoroimmunoassay 荧光免疫测定
Freund's incomplete adjuvant 弗氏不完全佐剂
FID free induction decay 自由感应衰减
fungal immunodiffusion 真菌免疫扩散法
Fig figure 形状，图表，插图
FIGLU formiminoglutamic [acid] 亚胺甲谷氨[酸]
FIGO Federation International of Gynecology and Obstetrics 国际妇产科协会
fil filter 滤过器
FIM functional independence measurement 功能独立测量
FiO_2 forced inspiratory oxygen 用力吸氧量
fraction of inspired oxygen 吸入

氧气分数

FISH fluorescence in situ hybridization 荧光原位杂交技术

FISS fast imaging with steady state 稳态快速成像

FITC fluorescein isothiocyanate 荧光素异硫氰酸酯

FIV forced inspiratory volume 用力吸气量

formalin-inactivated vaccine 福尔马林灭活疫苗

FIVC forced inspiratory vital capacity 用力吸气肺活量

FJN familial juvenile nephropathy 家族性青年肾病

familial juvenile nephrophthisis 家族性青少年肾结核

FJPC familial juvenile polyposis coli 家族性青少年大肠息肉

FL farmer's lung 农民肺（农民中一种最常见的过敏性肺炎）

fatty liver 脂肪肝

femur length 股骨长

flexion 屈，屈曲

fluorescein 荧光素

focal length 焦距

follicular lymphoma 滤泡性淋巴瘤

left femur 左股骨

fl femtoliter 毫微微升（10^{-15}升）

flourished 花体的

fluid 液体

fluoroscopy 荧光屏透视检查

FLAAS flameless atomic absorption spectrometry 无焰原子吸收分光光度法

FLAD flap of the aortic dissection 主动脉夹层瓣

FLD fibrosing lung disease 纤维性肺病

Fld fluid 液体（= F）

fldxt fluid extract 抽出液，流浸膏

FLE frontal lobe epilepsy 额叶癫痫

floc flocculate 絮凝沉淀物

flocculation 絮凝状反应

floccule 絮状物，絮凝粒

FLOX fluorine and liquid oxygen 氟和液体氧

fl oz fluid ounce 英两，盎司，液体体积单位

FLR Fleischer's ring 弗莱舍尔环（见于肝豆状核变性患者角膜）

FLSEP family life and sex education program 家庭生活和性教育计划

FLT fetal-liver transplantation 胎肝移植

fetal-liver treatment 胎肝治疗

flt filter 滤过，滤过器

flu influenza 流行性感冒

fluor fluorescence 荧光

fluorescent 荧光性的

fluoroscopy 透视诊断法

FM familial myocardiopathy 家族性心肌病

fetal malnourished 胎儿期营养不良的

fetal movement 胎动（> 3 次/小时）

frequency modulation 调频

fm femtometer 飞米（10^{-15}米）

FM card field medical card 战地医疗卡

FMD fibromuscular dysplasia 肌纤维发育异常

foot and mouth disease 口蹄疫

frontometaphysial dysplasia 额干骺端发育不良

FME flat mucosal elevation 扁平黏膜隆起
full-mouth extraction 全口牙拔除
FMF familial Mediterranean fever 家族性地中海热
flow microfluorometry 流动显微荧光测定法
FMH fat mobilizing hormone 脂肪移动激素
FMEI fluorimetric microplate enzyme immunoassay 微板荧光酶标免疫测定法
fmol femtomole 飞摩尔（10^{-15} mol）
FMP formerly married person 以前结过婚的人
fructose monophosphate 果糖一磷酸
fmr former 以前的
fMRI functional magnetic resonance imaging 功能性磁共振成像
FMS fat mobilizing substance 脂肪移动物质
fetal myocardial sarcoidosis 胎儿心肌类肉瘤病
FN facial nerve 面神经（第7对脑神经，支配面肌的运动）
false negative 假阴性
fast neutron 速中子
finger-to-nose [test] 指鼻[试验]（检查协调运动）
focal necrosis 灶状坏死
Fusobacterium nucleatum 核粒梭杆菌
Fn fibrin 纤维蛋白
fibronectin 纤[维]连[结]蛋白
function 功能，官能
FNA fine needle aspiration 细针吸引（生检）
FNAB fine-needle aspiration biopsy 细针抽吸活组织检查
FNAC fine needle aspiration cytology 细针穿刺吸引细胞学诊断
FND functional neck dissection 功能性颈淋巴结清扫术
FO fasciculus opticus 视束
fatty oil 脂肪油
fiber-optic 光导纤维的
following 下列的，下述的（= fol）
foot orthosis 足部支具
fronto-occipital 额枕的
FOA Federation of Orthodontic Association 正畸协会联合会
fluoroorotic acid 氟代乳清酸
FOB fiberoptic bronchoscope 纤维气管镜
foot of bed 床脚
FOD free of damage 无伤害
FOG fluothane oxygen gas 氟烷氧气
fol follow 追踪
following 接着的，其次（= FO）
FOP fibrodysplasia ossificans progressiva 纤维发育异常性进行性骨化
FOP fibrogenesis ossificans progressiva 成纤维性进行性骨化
for foreign 外来的，异质的，外国的
formaldehyde 甲醛
formalin 甲醛水溶液，福尔马林
formation 形成
formula 处方；公式
for med forensic medicine 法医学
form formation 形成
FOTL fiber optic transillumina-

tion 光纤透照法
FOV field of view 视野
FP facial palsy 面神经麻痹
false positive 假阳性
family planning 计划生育
family practitioner 家庭医师
fibrinolytic potential 纤维蛋白溶解电位
fibrinopeptide 纤维素肽
fibrous plaque 纤维斑块（动脉硬化）
field potential 场电位
filiform polyposis 丝状息肉病
filter paper 滤纸
filtration pressure 滤过压
firing point 燃点，着火点
first pass 首次通过
fission product 裂变产物
fixation point 注视点
flame photometer 火焰光度计
flat plate 平板
flavin phosphate 磷酸黄素
flavoprotein 黄素蛋白
flumethasone pivalate 特戊酸氟（地塞）米松（糖皮质激素，用于皮肤病）
flurbiprofen 氟联苯丙酸，氟比洛芬（抗炎药）
food for peace 和平时期食品，平时食品
food poisoning 食物中毒
foot-pound 英尺-磅
freezing point 冰点，凝固点
frequency of phagocytosis 吞噬频率
fresh plasma 新鲜血浆
frontoparietal 额顶（骨）的
frozen plasma 冷冻血浆
fusion point 融点
F/P fluorescein to protein ratio 荧光素蛋白质比率
αFP α fetoprotein 甲胎蛋白
F1P fructose 1 phosphate 果糖 1 磷酸
FPA fibrinopeptide A 纤维蛋白肽 A
FPB femoropopliteal bypass 股静脉分流
fibrinopeptide B 纤维素肽 B
flexor pollicis brevis 拇短屈肌
FPC familial polyposis coli 家族性结肠息肉病
fish protein concentrate 浓缩鱼蛋白
FPCA familial primary cutaneous amyloidosis 家族性原发性皮肤淀粉样变性
FPCG fetal phonocardiogram 胎儿心音图
FPK fructose 6 phosphate kinase 果糖 6 磷酸激酶
FPL flexor pollicis longus 拇长屈肌
FPLC fast protein liquid chromatography 蛋白质快速液相色谱法
FPM filter paper microscopic test 滤纸显微镜试验（检查梅毒的絮凝试验）
frozen pulp material 冰冻牙髓物质
FPP familial paroxysmal polyserositis 家族性发作性多浆膜炎
finger print pattern 指纹型
free portal pressure 自由门静脉压
FPS feet per second 英尺/秒
flashes per second 每秒闪光次数
foot-pound-second 英尺-磅-秒（单位）

frames per second 每秒帧数（电视图像）
FR field report 现场报告
filtration rate 滤过率
fixed ratio 固定比率
flexor reflex 屈肌反射
flocculation reaction 絮凝反应，絮状反应
flow recorder 流量记录器
riboflavin 核黄素，维生素 B_2
Fr fraction 部分，成分，分数
francium 钫（87 号元素）
frame 支架，框，骨骼，身躯（如殆架，试眼镜架）
French 法国的，法语
frontal 额的
fructose 果，果糖
FRA fibrin related antigen 纤维蛋白相关抗原
fibrinogen related antigen 纤维蛋白原相关抗原
free-radical accepter 自由基接受体
functional residual air 功能性余气，功能残气
Fract fracture 骨折
frag fragment 片段
fragmentary 片段的
fragmentation 分裂
fragmented 已分断
FRC fiber-reinforced composite 纤维增强树脂复合材料
functional residual capacity 功能残气量（指平静呼气后肺内所含的气量，男性约 2270 ± 809ml，女性约 1858 ± 552ml）
FRCP Fellow of Royal College of Physicians 皇家内科学会会员
freq frequency 周期；周波数
frequent 频繁的
fric friction 摩擦
FROS frontal routing of signal 前额线路信号
FRP functional refractory period 功能性不应期
FS factor of safety 安全系数，安全因数
Fanconi's syndrome 范康尼综合征（多发性近端肾小管功能障碍综合征，有糖尿及氨基酸尿等）
fast-scan 快速扫描
fat-suppressed 脂肪抑制
febrile seizure 热性惊厥
Felty's syndrome 费尔蒂综合征（慢性关节炎，脾大，白细胞减少及下肢皮肤色素沉着综合征）
fibrous sheath 纤维鞘
fistular symptom 瘘管症状
fluorescence 荧光
food supply 食品供应
formol-saline 甲醛盐溶液
Fourier-synthesizer 傅里叶合成器
fractional shortening ［心室内径］短缩率（舒张期心室内径/收缩期心室内径 × 100%）
fracture simple 单纯骨折
fresh serum 新鲜血清
frozen shoulder 冻肩（杜普累综合征）
functional status 功能状态
FSA fetal sulfoglucoprotein antigen 胎儿硫糖蛋白抗原
fibrosarcoma 纤维肉瘤
filtration surface area 滤过表面积
fluorosilicic acid 氟硅酸
FSAS fast small angle shot 快速小角度激发
FSC fat storing cell 贮脂细胞（与肝纤维化有关）

free secretory component 游离分泌成分
FSE fast spin echo 快速自旋回波
feline spongiform encephalopathy 猫海绵状脑症
flexible [biopotential] skin electrode 可屈的 [生物电位] 皮肤电极
FSGS focal segmental glomerulosclerosis 局灶节段性肾小球硬化
FSH follicle-stimulating hormone 卵泡刺激素 (RIA 法正常参考值：男：1-7U/L；女：卵泡期 1-12U/L，排卵期 15-105U/L，黄体期 1-12U/L，绝经期：15-70U/L)
FSIQ full-scale intelligence quotient 智商总量表
FSLE familial systemic lupus erythematosus 家族性系统性红斑狼疮
FSU functional spinal unit 脊柱功能单位
FSV forward stroke volume 前向每搏量
FT falloposcopic tuboplasty 卵管镜下卵管成形术
false tendon 假腱
false transmitter 假递质
family therapy 家庭治疗
fast twitch (fiber) 快缩 (肌纤维)
ferritin 铁蛋白
fibrous tissue 纤维组织
field test 现场试验
filtration time 滤过时间
fluid toxoid 液体类毒素
follow through [after Ba meal] [钡餐后] 追踪检查
foot 英尺
formal training 正式训练
formol toxoid 甲醛类毒素，变性毒素
fragility test [红细胞] 脆性试验
free thyroxine 游离甲状腺素
full term 满期 (怀孕 40±2 周)
full-thickness 全层 (皮肤)
fume tight 不漏气的
functional test 功能试验
FT_3 free triiodothyronine 游离甲状腺三碘原氨酸 (正常参考值 1.4-4.4pg/ml，是判定甲状腺功能的指标)
FT_4 free thyroxine 游离甲状腺素 (正常参考值 0.8-2.0ng/dl，是判定甲状腺功能的指标)
FTA femorotibial angle 股骨胫骨角
fluorescent treponemal antibody 荧光梅毒密螺旋体抗体
flutamide 氟硝丁酰胺
FTA-ABS fluorescent treponemal antibody absorption 荧光密螺旋体抗体吸收试验
FTBA fasting total bile acid 空腹总胆汁酸
FTE fetal tobacco effects 吸烟招致畸形胎儿
full-time equivalent 等效工作时间
FTND full term normal delivery 正常足月分娩
F to N finger to nose test 指鼻试验 (先睁眼后闭眼嘱患者用食指尖指鼻尖，有运动失调时不能顺利完成)
FTS facteur thymique serique 胸腺血清因子
fetal tobacco syndrome 胎儿性烟草综合征

Fourier transform spectroscopy 傅里叶变换光谱学

FTSG full-thickness skin graft 全层皮片移植

FTT failure to thrive 不能发育成长

fat tolerance test 脂肪耐量试验

field transfusion team 战地输血队

fructose tolerance test 果糖负荷试验

FU feces urobilinogen 粪便中尿胆素原（Watson 法正常参考值：130-250mg/100g，阻塞性黄疸减少，溶血性黄疸增加）

Finsen unit 芬森单位（紫外线量）

fluorescence unit 荧光单位

follow-up 随访

furosemide 速尿，利尿磺胺，速尿灵（利尿药）

F/U follow up 追踪调查

funct function 功能

functional 功能的

functionally 功能地

fund fundamental 基础的

fungi fungicide 杀真菌剂

FUO fever of unknown origin 不明原因发热

FUS feline urological syndrome 猫尿路综合征

first-use syndrome 首次使用综合征（指用药反应）

fut future 将来

FV femoral vein 股静脉

field of vision 视野

flow volume 流量

FVC fast vital capacity 快速肺活量

forced vital capacity 用力肺活量（指深吸气后以最大用力，最快速度所能呼出的气量）

FWB full weight-bearing 全负重

FWHM full width at half maximum 半高宽（为 SPECT 质量控制指标）

G

G gamma 丙种；微克；10^{-6}克

gauge 量规，如注射针尺寸型号

gingival 龈的

globulin 球蛋白

glomerulus 肾小球

glucose 葡萄糖（=GLU）

glutamate 谷氨酸碱

glycine 甘氨酸

Golgi apparatus 高尔基体

gonococcus 淋（病双）球菌，淋病奈瑟菌

granule 颗粒

granulocyte 颗粒细胞

gravity 重力

guanine or guanosine 鸟嘌呤、鸟苷

g gram 克

specific gravity 比重

γ Γ（大写），γ（小写） 希腊语第 3 个字母；

G1，G2 gap 分裂期（细胞分裂的 G 期）

GA gingivoaxial 龈轴的

glutamic acid 谷氨酸

^{66}GA gallium-66 66-镓（放射性同位素）

Ga gallium 镓（31 号元素，原子量

为69.72，67镓放射性半衰期是77.9小时，有希望用做肿瘤诊断的放射性核素（RI））
gastric analysis 胃液分析
general anesthesia 全身麻醉
glutaraldehyde 戊二醛（消毒药，薄组织切片固定剂）

GABA gamma-aminobutyric acid γ-氨基丁酸

GAD glutamic acid decarboxylase 谷氨酸脱羧酶

GADA glutamic acid decarboxylase antibody 谷氨酸脱羧酶抗体

GADS gonococcal arthritis/dermatitis syndrome 淋球菌关节炎/皮炎综合征

GAG glycosaminoglycan 葡糖胺聚糖（黏多糖）

GAGPE glycosaminoglycan poly-sulfuric acid ester 氨基多糖多硫酸酯

GAGPGG goat anti-guinea pig gamma globulin 山羊抗豚鼠丙种球蛋白

Gal galactose 半乳糖

gal gallon 加仑（容积单位，英国 1gal = 4.544 升，美国 1gal = 3.785 升）

β-Gal β-galactosidase β-半乳糖苷酶

gal act galactase activator 半乳糖酶活化剂

GALT galactose-l-phosphate uridyltransferase l-磷酸半乳糖尿苷酰转移酶
gut-associated lymphoid tissue 肠相关淋巴样组织

Gal-TT galactose tolerance test 半乳糖耐量试验

Galv galvanic 电流的

gang ganglia 神经节(复数)
ganglion 神经节
ganglionic 神经节的

GANS granulomatous angiitis of nervous system 神经系肉芽肿性血管炎

GAP glutamine transpeptidase activating protein 谷氨酸转肽酶激活蛋白

GAPD glyceraldehyde phosphate dehydrogenase 磷酸甘油醛脱氢酶

GARD gamma atomic radiation detector 伽马线检出器

Garg gargle (含)漱液

GAS gastric acid secretion 胃酸分泌
general adaptation syndrome 全身适应性综合征
general anxiety scale 焦虑总量表
global assessment scale 全面评定表
group A streptococcus A 族链球菌

gastro gastrotomy 胃造口术

gastroenterol gastroenterology 胃肠病学

GAVF graft arterio-venous fistula 动静脉瘘移植片

Gaw airway conductance 气道传导率

Gaz gazette 公报

GB gallbladder 胆囊(超声波检查:长径 ＜8cm,前后径 ＜4cm,壁厚＜3mm;急性胆囊炎合并胆管阻塞时胆囊增大;慢性胆囊炎,肝总管完全梗阻时胆囊腔缩小或消失,)
gastric bypass 胃改道术
glucan binding 葡聚糖结合[区]
goof butts 大麻

Gougerot-Blum syndrome 吉-布综合征(着色性紫癜性苔藓样皮炎)
Guillain-Barré syndrome 吉-巴综合征(急性感染性多发性神经根神经炎)
GBA ganglionic-blocking agent 神经节阻断剂
GBF gastric blood flow 胃血流量
GBI gastrointestional bleeding imaging 胃肠道出血显像(用于诊断胃肠道出血部位)
gingival bleeding index 牙龈出血指数
global brain ischemia 全脑缺血
GBM glioblastoma 成胶质细胞瘤,恶性胶质瘤
glomerular basement membrane 肾小球基底膜
GBP gated blood pool scan 门控血池扫描
glucan binding proteins 葡聚糖结合蛋白
GBR guided bone regeneration 引导骨再生
GBS group B streptococcus B族链球菌
GC ganglion cells 神经节细胞
gas chromatograph 气相色谱
gas chromatography 气相色谱分析法
glucocorticoid 糖皮质激素
glycocholic acid 甘氨胆酸
goblet cell 杯状细胞
Golgi complex 高尔基复合体
gonococcal 淋(病双)球菌的
gonococcus 淋(病双)球菌,淋病奈瑟氏菌
granular casts 颗粒管型
GCA gastric cancer antigen 胃癌抗原
giant cell arteritis 巨细胞性动脉炎(病因不明的系统性、坏死性全血管炎)
granulocytic agglutinin 粒细胞凝集素
Gc agar gonococcal agar 淋(病双)球菌琼脂(培养基)
GCB gonococcal base 淋(病双)球菌固色剂
GCF greatest common factor 最大公因子(=GCM)
GCFT gonorrhea complement-fixation test 淋病补体结合试验
GCM general cytochemical methods 普通细胞化学方法
glioma conditioned medium 神经胶质瘤条件培养基
granular cell myoblastoma 粒细胞性成肌细胞瘤
greatest common measure 最大公约数(=GCF)
GCMS gas chromatography mass spectrometry 气相色谱质谱分析法
GC-PID gonococcal pelvic inflammatory disease 淋(病双)球菌性骨盆炎性疾病
GCR glucocorticoid receptor 糖皮质激素受体
GCS generalized chromosome shattering 广泛染色体破碎
Glasgow Coma Scale 格拉斯哥昏迷计分表(评定神经受损患者对刺激反应的一种标准化方法)
glycine cleavage system 甘氨酸裂解系统
G-CSF granulocyte colonystimulating factor 粒细胞集落刺激因子
GCT germ cell tumour 生殖细胞瘤

giant cell tumor 巨细胞瘤
granular cell tumor 粒细胞瘤
granulocytotoxin 粒细胞毒素
GCU gonococcal urethritis 淋(病双)球菌性尿道炎
GD gadolinium 钆(64 号元素)
gastroduodenal 胃十二指肠的
Gaucher's disease 戈谢病(家族性脾性贫血)
gel diffusion 凝胶扩散
Gianotti disease 贾诺蒂病(婴儿丘疹性肢端皮炎)
gonadal dysgenesis 生殖腺发育不全
gravimetric density 重量密度
Graves' disease 格雷夫斯病(突眼性甲状腺肿)
growth delay 生长延迟
growth disorganization 生长结构破坏
GDCP granulomatosis disciformis chronica et progressiva 慢性进行性盘状肉芽肿病
GDDS gamma dose detector system γ剂量探测系统(用于核射线测量)
GDH glutamic acid dehydrogenase 谷氨酸脱氢酶
glycerophosphate dehydrogenase 磷酸甘油脱氢酶
growth and development hormone 生长发育激素
growth and differentiation hormone 生长与分化激素
GDM gestational diabetes mellitus 妊娠糖尿病
GDP gel diffusion precipitation 凝胶扩散沉淀反应
gel diffusion precipitin 凝胶扩散沉淀素
guanosine diphosphate 二磷酸鸟(嘌呤核)苷,鸟苷二磷酸
GDR granulocyte disappearance rate 颗粒细胞消失率
GDU gastroduodenal ulcer 胃十二指肠溃疡
GE gastric emptying 胃排空
gastric [mucosal] erosion 胃[黏膜]糜烂
gastroenterology 胃肠病学
gastroenterostomy 胃肠吻合术
gel electrophoresis 凝胶电泳
germanium 锗(32 号元素)
glycerin enema 甘油灌肠
gross energy 总能量
gel gelatin 明胶
gem geminal 二重的,双生的
gen general 一般的,广泛的,普通的,全身的
generic 属的,种类
genesis 起源,发生
genetics 遗传学
genital 生殖器的
gen hosp general hospital 综合病院
gen prac general practice 综合医疗
gen proc general procedure 一般的处置
geog geography 地理学
geohy geohygiene 地球卫生学
geol geology 地质学
GEP gastroenteropancreatic 胃肠胰腺的
gustatory evoked potential 味觉诱发电位
GER gastric emptying rate 胃排空率
gastroesophageal reflux 胃食管反流
geriatrics 老年医学,老年病学,

老人学
germinoma 生殖细胞瘤
Germiston virus 杰米斯顿病毒
granular endoplasmic reticulum 颗粒内质网
Ger, Germ Germany, German 德国的,德国
GERD gastroesophageal reflex diseases 胃食管反流疾病
GES glucose electrolyte solution 葡萄糖电解质溶液
GEUP gel electrophoresis of urinary protein 尿蛋白凝胶电泳(正常参考值：低分子蛋白质,分子量 < 3 万,≤60%可反映肾小管功能障碍)
GF gastric fistula 胃瘘
gastrofiberscope 纤维胃镜(=GFS)
gel filtration 凝胶过滤(层析)
gene frequency 基因频率
germ-free 无菌的
giant fiber 巨大纤维
glass factor 玻璃因素(组织培养)
glass fiber 玻璃纤维
glomerular filtrate 肾小球滤液
glomerular filtration 肾小球过滤
gluten-free 无谷胶蛋白(俗称面筋)
gold foil 金箔(牙科用)
groin flap 腹股沟皮瓣
growth factor 生长因子(一类由细胞合成和分泌的蛋白质,起调节细胞生成的功能)
growth fraction 生长部分
growth function 生长功能
GFAAS graphite furnace atomic absorption spectrometry 石墨炉原子吸收分光光度法
GFAP glial fibrillary acidic protein 神经胶原纤维酸性蛋白
GFC granuloma fungoid cells 蕈样肉芽肿细胞
GFG giant fold gastritis 巨大皱襞胃炎
GFP green fluorescent protein 绿色荧光蛋白质
GFR glomerular filtration rate 肾小球滤过率
GFS gastrofiberscope 纤维胃镜(=GF)
GFT granulocyte function test 粒细胞功能试验
GFX growth factor X 生长因子 X
GG gamma globulin 丙种球蛋白
gastro-gastrostomy 胃胃吻合术
genioglossus 颏舌肌
glyceryl guaiacolate 愈创木酚甘油醚
glycyl glycine 甘氨酰甘氨酸,双甘氨肽
granuloma gangrenous 坏疽性肉芽肿
GGE generalized glandular enlargement 全身性(淋巴)腺肿大
gradient gel electrophoresis 梯度凝胶电泳
GGF gingival groove fluid 龈沟液
ggl ganglion 神经节
GGT galactosylhydroxylysyl glucostansferase 半乳糖羟赖氨酰葡糖基转移酶
gamma glutamyl transferase γ谷氨酰[基]转移酶
gamma glutamyl transpeptidase γ谷氨酰转肽酶(正常血清参考值,男 < 50U/L,女 < 30U/L。增高见于：①在肝、胆、胰等非良性或恶性疾病时；②胆道梗阻；③急性肝炎早期升高,肝炎恢复下降缓慢)

GH gene H H基因
geniohyoid 颏舌骨的
genital herpes 生殖器疱疹
germinal center hyperplasia 生发中心增生
glucoheptonate 葡庚糖酸盐(肾显像剂)
glycosylated hemoglobin 糖基化血红蛋白(＝GHb)
growth hormone 生长激素,促生长素(正常参考值:2 岁以下 8μg/L, 2-4 岁 4μg/L,成人 1-3μg/L,促进生长和代谢。幼年缺乏将患侏儒症,过多则患巨人症;成年过多患肢端肥大症)
gonadotropic hormone 促性腺激素
growth hormone 生长激素
GHb glycosylated hemoglobin 糖基化血红蛋白(正常参考值:4.13%-6.35%;①帮助了解糖尿病的控制程度,未控制者 GHb 升高,随着病情的控制血糖和尿糖明显降低或接近正常;②对监督糖尿病妊娠有重要意义;③与糖尿病晚期并发症:视网膜、肾病变化间显示正相关)(＝GH)
GHIH growth hormone-releasing inhibitory hormone 生长激素释放抑制激素
GHQ general health questionaire 一般健康状态问卷
GHR granulomatous hypersensitivity reaction 肉芽肿超敏反应
GI gastrointestinal 胃肠的,胃肠道的
gastrointestine 胃肠道
general input 总输入量
general instrument 普通仪器
gestational index 妊娠指数
gingival index 牙龈指数
globin insulin 珠蛋白胰岛素
glomerular index 肾小球指数
glucagon immunoreactivity 高血糖素免疫反应性
glycogen index 糖原指数
growth index 生长指数
growth inhibiting 生长抑制
Gi Gips 石膏绷带(有时单纯写为 G。例如,前臂石膏绷带 UAG, Gi. fix. 即石膏固定, Gi. ab. 即拆除石膏)
GIC glass ionomer cement 玻璃离子黏固剂
glycyrrhizin iron colloid 甘草甜素铁胶体
GIFT gamete intra-fallopian transfer 配子输卵管内移植(将卵子和精子注入输卵管壶腹部,用于不孕症的治疗)
granulocyte immunofluorescence test 粒细胞免疫荧光试验
GIGT gestational impaired glucose tolerance 妊娠合并糖耐量受损,妊娠合并糖尿病(或前期)
GIH gastrointestinal hemorrhage 胃肠出血
gastrointestinal hormone 胃肠道激素
GIP gastric inhibitory peptide 抑胃肽
gastric inhibitory polypeptide 抑胃多肽
giant cell interstitial pneumonia 巨细胞间质性肺炎
GIT gastrointestinal tract 胃肠道,消化道
gastrointestinal tumor 胃肠肿瘤
GITT glucose insulin tolerance test 葡萄糖胰岛素耐量试验
GIUT gamete intra-uterine transfer 配子子宫腔内移植(将卵子与处理过的精子送入子宫腔)

GK galactokinase 半乳糖激酶
glucokinase 葡萄糖激酶
glycerol kinase 甘油激酶
Gl glaucoma 青光眼
glucagon 高血糖素
glyceryl 甘油
greatest length 最大身长
β-Gl β-glucuronidase β-葡萄糖醛酸苷酶
GLA galactosidase A 半乳糖苷酶 A
gingivolinguoaxial 龈舌轴的
glucagon activity 胰高血糖素活性
glutamic acid 谷氨酸(=GLU)
G-LCR gapped LCR 连接酶链式反应缺口
GLD globoid cell leukodystrophy 球形细胞脑白质营养不良
GLDH glutamate dehydrogenase 谷氨酸脱氢酶
GLH germinal layer hemorrhage 生发层出血
GLI glucagon-like immunoreactant 高血糖素样免疫反应物
GLn glutamine 谷氨酰胺(=Q)
GLP glucagon-like peptide [胰]高血糖素样肽
glycolipoprotein 糖脂蛋白
good laboratory practices 最佳实验室管理规范
GLTN glomerulo-tubulo-nephritis 肾小球肾小管肾炎
GLU glucose 葡萄糖(正常参考值:血糖正常 3.9-6.1mmol/L(70-110mg/dl)。升高见于:糖尿病、甲状腺功能亢进及嗜铬细胞瘤;减低见于:胰岛细胞瘤、垂体前叶功能减退及甲状腺功能减低等)(=G)
glucuronidase 葡糖醛酸酶
GLu glutamic acid 谷氨酸(符号E)(=GLA)
GM gastric mucosa 胃黏膜
general medicine 普通内科
gentamicin; gentamycin 庆大霉素
geometric mean 几何平均
giant mitochondria 巨线粒体
grand mal 癫痫大发作
granular myringitis 粒性鼓膜炎
granulocyte/macrophage [assay] 粒细胞/巨噬细胞[测定]
granulocyte mitosis 颗粒细胞染色体分裂像
grating monochrometer 光栅,单色光计
growth medium 生长培养基
Gm gram 克(=g)
GMAN generalized malignant acanthosis nigricans 泛发性恶性黑[色]棘皮症
GM-CFU granulocyte macrophage colony-forming unit 粒-巨噬细胞集落形成单位
GM counter Geiger Müller counter 盖-苗计数器(GM 管是检测放射线计数设备。GM 管利用放射线使气体电离,但在医疗上则多利用其荧光作用的闪烁检测器。另外尚有半导体检测器等)
GM-CSF granulocyte macrophage colony stimulating factor 粒细胞-巨噬细胞集落刺激因子
GMP Good Manufacture Practice 药品生产管理规范
guanylic acid 鸟(嘌呤核)苷酸
guanosine monophosphate 一磷酸鸟苷,鸟(嘌呤核)苷一磷酸
GMR glucose metabolic rate 葡萄糖代谢率
gradient motion rephasing 梯度移动复相技术

GM tube Geiger Müller tube 盖-茵管[离子计数管]是放射线检测器的一种,管内封入氩等混合气体,将由 X 线产生的离子转换为电脉冲

GMV gram molecular volume 克分子容积量

GMW gram molecular weight 克分子量

GN glomerulonephritis 肾小球肾炎

gonadotropin 促性腺激素

gracilis nerve 股薄肌神经

graduate nurse 毕业护士

gram negative 革兰阴性

G/N glucose/nitrogen ratio 葡萄糖/氮比(尿检查用系数)

GNB gram-negative bacilli 革兰阴性杆菌

GNC gram negative coccus 革兰阴性球菌

GnRH gonadotropin releasing hormone 促性腺激素释放激素(丘脑下部分泌的十肽激素,促进垂体分泌黄体生成素和卵泡生成素)

GO gas oxygen 氧气

general output 总输出

gonorrhea 淋病

GOE gas, oxygen, andether anesthesia 氧气乙醚麻醉

GOG gynecologic oncology group 妇科肿瘤专业学组

GOR general operating room 普通手术室

GOT glutamic-oxaloacetic transaminase 谷氨酸-草酰乙酸转氨酶,谷草转氨酶(= SGOT)

glycidyl-o-toluidine 缩水甘油基-O-甲苯胺

gov government 政府

GP gas persistent 持久性毒气

gastric pressure 胃压

general paralysis 全身麻痹症

general paresis 全身麻痹症,麻痹性痴呆

general practitioner 非专科医师;开业医师(针对专科医生(specialist)的用词,是美国常用的)

general purpose 一般用途,通用

genital pore 生殖孔

geometric progression 几何级数

germinal provirus 胚的前病毒

glomerular pressure 肾小球毛细血管压

glucose polymer 葡萄糖聚合物

glutathione peroxidase 谷胱甘肽过氧化物酶

glyceraldehyde-3-phosphate 甘油醛-3-磷酸

glycophorin 血型糖蛋白

glycopeptide 糖肽

glycoprotein 糖蛋白

gram positive 革兰阳性

granulocytopenia 粒细胞减少症

grasping power 握力

group 组,族,群

group practice 集体医疗

guinea pig 豚鼠

gutta percha 马来乳胶,古塔波胶

phosphoglycomutase 磷酸葡萄糖变位酶

G1P glucose 1 phosphate 葡萄糖 1 磷酸

G3P glucose 3 phosphate 葡萄糖 3 磷酸

G3PD glyceraldehyde-3-phosphate dehydrogenase 3-磷酸甘油醛脱氢酶

G6P glucose-6-phosphate 葡萄糖 6 磷酸

G6DP glucose-6-phosphate dehydrogenase 葡萄糖6磷酸脱氢酶

ιαGP ια glycerophosphate ια甘油磷酸

GPA gastrin producing antibody 胃泌素生成性抗体

glycophorin A 血型糖蛋白A

great pancreatic artery 大胰动脉

guanylyl phosphate adenosine 磷酸鸟苷酰[基]腺苷

GPB gram positive bacillus 革兰阳性杆菌

graphics processor board 图像处理板

GPC gastric parietal cells 胃壁细胞

gel permeation column 凝胶渗透柱

glyceryl phosphorylcholine 甘油磷酰胆碱

gram positive coccus 革兰阳性球菌

guanylyl phosphate cytidine 磷酸鸟苷酰[基]胞苷

GPHCL gas permeable hard contact lens 透气性硬性接触镜

GPHV guinea pig herpes virus 豚鼠疱疹病毒

GPI gingival periodontal index 牙龈牙周指数

GPP generalized pustular psoriasis 泛发性脓疱性银屑病

GPT glutamic-pyruvic transaminase 谷氨酸丙酮酸转氨酶

GPTR guided periodontal tissue regeneration 引导牙周组织再生

GPV gross protein value 总蛋白值

GPX generalized plane xanthoma 泛发性扁平黄瘤

GR gastric resection 胃切除术

generalized rash 全身皮疹

glucocorticoid receptor 糖皮质激素受体

glutathione reductase 谷胱甘肽还原酶

granulocyte 粒细胞

Griess-Romijin agent 革-罗试剂(用于检出亚硝酸盐)

grind 研磨,研碎

group 簇,族,群,团,类,属

guarantee reagents 保证试剂

reagent grade 试剂等级;试剂分类

gr grain 喱(重量单位1gr = 0.0648g)

GRA gated radionuclide angiography 门电路放射性核素血管造影术

glucocorticoid-remediable aldosteronism 糖皮质激素治疗性醛固酮增多症

Gomoart's reducing agent 戈姆巴特还原剂

gonadotropin-releasing agent 促性腺激素释放剂

granulocytic repopulating ability 粒细胞再生能力

grad gradient 梯度,坡度

GRAN granulocyte 粒细胞(正常外周血:2.0×10^9/L – 7.2×10^9/L)

GRASS gradient-recalled acquisition steady-state 稳态梯度回聚回波

grd ground 基础

GRE gradient recalled echo 梯度回波

GRH gonadotropin releasing hormone 促性腺激素释放激素

growth hormone releasing hormone 生长激素释放激素

GRP gastrin releasing peptide 胃泌素释放肽

gene-related peptide 基因相关肽

glucose-regulated proteins 葡萄糖调节蛋白

GS Gardner's syndrome 加德纳综合征(家族性结肠息肉病)

gas signal 气体,毒气(警报)信号

general surgery 普通外科学

genital sucker 生殖吸盘

gentamicin sulfate 硫酸庆大霉素

gestational sac 胎囊(胎儿声像图检查所见)

glass slide 玻片

glucagonoma syndrome 高血糖素瘤综合征

glucose and saline 葡萄糖盐水

Goodpasture's syndrome 古德帕斯丘综合征(肺出血-肾炎综合征,其特征为肺出血和急进性肾小球肾炎)

gramicidin S 短杆菌肽 S

green smoke 绿色发烟剂

grip strength 握力

GSA general somatic afferent 一般体性传入神经

Gross virus antigen 格罗斯病毒抗原

group specific antigen 群特异性抗原

guanidinosuccinic acid 胍基琥珀酸

GSC gas solid chromatography 气体固体色层分析

granulopoietin-sensitive cell 粒细胞生成素敏感细胞

gravity-settling culture 重力沉降培养

GSD glycogen storage disease 糖原贮积病,糖原累积病,糖原贮积病

GSE geometric standard error 几何标准差(统计学用语)

gluten-sensitive enteropathy 谷蛋白敏感性肠病

GSH glomerular-stimulating hormone 肾小球刺激激素

glucocorticoid suppressible hyperaldosteronism 糖肾上腺皮质激素可抑制的醛固酮增多症

gonad-stimulating hormone 促性腺激素

reduced glutathione 还原谷胱甘肽

GSH-Px glutathione peroxidase 谷胱甘肽过氧化物酶(氢过氧化物(H_2O_2)的清除剂)

GSLs glycosphingolipids 糖神经鞘脂

GSR galvanic skin reflex 皮肤电反射

galvanic skin response 皮肤电[流]反应

generalized Schwartzman reaction 全身性施瓦茨曼反应(全身性非特异性超敏反应)

GSSG oxidized glutathione 氧化谷胱甘肽

GST glutathione-S-transferase 谷胱甘肽-S-转移酶(血清 ELISA 法正常参考值 0.16-1.96μg/L;升高为:肝、结肠、胆管等恶性肿瘤及肝炎、肝硬化)

gold sodium thiomalate 硫代硫酸金钠

GSW gun shot wound 枪弹伤

GT galanthidine 加兰他明,雪花莲胺碱,强肌片

gamma-tomography γ线体层照

相术
gas tight 气密的
gastrocamera 胃摄像机
Gellé's test 盖莱试验(检听骨链活动性)
generation time [细胞]周期时间
genetic therapy 遗传治疗
gentamicin 庆大霉素,正泰霉素
gingival treatment 牙龈治疗
Glanzmann's thrombasthenia 格兰茨曼血小板无力症
glucose tolerance 葡萄糖耐量
glutamyl transpeptidase 谷氨酰转肽酶
granulation time 肉芽形成时间
granulation tissue 肉芽组织
group therapy 集体治疗

gt, gtt gutta, guttae 滴;滴数(静脉滴注时,表示每分钟滴入速度)

Gtase glucosyl transferase 葡糖基转移酶(= GTF)

GTB glomerulotubular balance 肾小球细尿管平衡

GTCS generalized tonic clonic seizure 全身性强直阵挛发作

GTD gestational trophoblastic disease 妊娠滋养细胞疾病

GTF gastrocamera with fiberscope 带纤维胃镜的胃内照相机
glucose tolerance factor 葡萄糖耐量因子
glucosyl transferases 葡糖基转移酶(= Gtase)

GTG gut type glucagon 肠型高糖素

GTN gestational trophoblastic neoplasm 妊娠性滋养层细胞瘤
glomerulo-tubular nephritis 肾小球肾小管肾炎
glyceryl trinitrate 硝酸甘油,三硝酸甘油酯

GTP glucose-1-phosphate 1-磷酸葡萄糖,葡糖-1-磷酸
glutamyl transpeptidase 谷氨酰转肽酶
glycerin tripropionate 甘油三丙酸酯
gonadotropin 促性腺激素
guanosine 5′ triphosphate 三磷酸鸟(嘌呤核)苷

GTR granulocyte turnover rate 粒细胞转换率(更新)
guided tissue regeneration 引导组织再生

γGTP gamma glutamyl transpeptidase γ谷氨酰胺转肽酶

GTS glucose transport system 葡萄糖输送系统

GTT genetic transformation test 遗传性转化试验
gestational trophoblastic tumor 妊娠性滋养层细胞瘤
glucose tolerance test 葡萄糖耐量试验,糖耐量试验

GU gastric ulcer 胃溃疡
genitourinary 生殖泌尿的
glycogenic unit 糖原合成单位
gonococcal urethritis 淋(病双)球菌性尿道炎

Gua guanine 鸟嘌呤

Guid guidance 指导

GV gentian violet 龙胆紫
glucose value 葡萄糖热值

GVA general visceral afferent 总内脏传入[神经纤维]

GVB gelatin veronal buffer 明胶佛罗那缓冲液

GVE general visceral efferent 总内脏传出[纤维]

GVH graft versus host 移植物抗

宿主

GVHD graft versus host disease 移植物抗宿主病

Gvty gingivectomy 龈切开术

GWG generalized Wegener's granulomatosis 全身性韦格纳肉芽肿病

Gy gray 戈瑞(吸收放射线剂量单位,等于 100 拉德,焦耳/千克)

Gyn gynecologic 妇科的

gynecological 妇科的

gynecologist 妇科学家,妇科医师

gynecology 妇科学

H

H eta H(大写),η(小写) 希腊语第 7 个字母

hard 坚硬

height 身长,高度

hemagglutinin 血细胞凝集素

henry 亨利(电感单位)

heroin 海洛因

histamine 组胺

histidine 组氨酸

horizontal 水平,水平面

hour 小时

humidity 湿度

hundred 一百

husband 丈夫

hydrogen 氢(原子序数为 1,原子量为 1)

hydrolysis 水解

hypermetropia 远视

hyperemia 充血

hypodermic 皮下的

^{2}H deuterium 氘(原子量为 2,在天然氢中含微量稳定的同位元素,读 dāo)(= D)

^{3}H tritium 氚(是原子量 3 的放射性物质,半衰期 12 年,产生 β 线)(= T)

HA habitus asthenicus 无力性体质

headache 头痛

hepatic artery 肝动脉

hemadsorption 血细胞吸附

hemagglutination 血细胞凝集

hospital automation 医院自动化

hyaluronic acid 透明质酸(升高见于:肝炎、肝硬化和恶性肿瘤)

hydroxyapatite 羟磷灰石(= HAP)

hypersensitivity angiitis 过敏性血管炎

HAA hepatitis associated antibody 肝炎相关抗体

hepatitis associated antigen 肝炎相关抗原

hospital activity analysis 医院活动分析

hydroxy-acid amide 羟基酰胺

HACE high altitude cerebral edema 高原性脑水肿

HACI hydroxyapatite-coated endosseous dental implants 羟基磷灰石涂层牙内种植体

HAD hospital administration 病院管理

HAE haematocrit 血细胞比容,红细胞压积

haematologist 血液学家,血液病医师

haematology 血液学

haemolysis 溶血(作用)

hepatic artery embolization 肝动脉栓塞
hereditary angioedema 遗传性血管性水肿
hereditary angioneurotic edema 遗传性血管神经性水肿

HAIR hemagglutination inhibition reaction 血凝抑制反应

hallu hallucinant 幻觉剂
hallucinate 幻觉
hallucination 幻觉
hallucinogen 幻觉剂
hallucinogenic 幻觉的

HAM hearing aid microphone 助听传声器
high-speed automatic monitor 高速自动监测器
human albumin microspheres 人白蛋白微粒球
hypoparathyroidism-Addison's disease-mucocutaneous candidiasis 甲状旁腺功能低下—艾迪生病—黏膜皮肤念珠菌病

HANE hereditary angioneurotic edema 遗传性血管神经性水肿

H antigens flagellar antigens 鞭毛抗原,H 抗原

HAP hereditary amyloid polyneuropathy 遗传性淀粉样多神经病
hospital acquired pneumonia 医院内获得性肺炎
hydroxyapatite 羟磷灰石(=HA)

HAPC high amplitude peristaltic contractile duration 长时限高幅蠕动性收缩

HAPS hepatic arterial perfusion scintigraphy 肝动脉灌注闪烁扫描法

HAPs hazardous air pollutants 危险的大气污染

HAT heterophile agglutination test 嗜异凝集试验(正常:阴性。凝集效价增高常见于:传染性单核细胞增多症。另外,霍奇金病、血吸虫感染早期、淋巴肉瘤、白血病、结核、病毒性肺炎也可呈阳性反应)
hypoxanthine/aminopterin/thymidine[medium] 次黄嘌呤/氨基蝶呤/胸苷[培养基]

HAV hepatitis A virus 甲型肝炎病毒

HAV-Ab hepatitis A virus antibody 甲型肝炎抗体(正常:阴性;阳性时有助于甲型肝炎的诊断及肝炎的鉴别诊断)

HAW high-activity waste 高放射性废物,强放射性废物

haz hazard 危险
hazardous 危险的

HB half-body 半身
health behavior 保健行为
heart-beating(donor) 有心跳的(供者)
heart block 心传导阻滞
hepatitis B 乙型肝炎
hepatoblastoma 肝母细胞瘤
heterotopic bone 异位骨
hexobarbital 环己巴比妥
His bundle 希斯束
hormonal bursectomy 激素黏液囊切除术
human behavior 人类行为

Hb hemoglobin 血红蛋白(正常参考值:男性 120-160g/L;女性 110-150g/L。降低见于:各种贫血、白血病、大失血、造血功能障碍;增高见于:休克、严重呕吐及腹泻、慢性一氧化碳中毒、高山居住者)

HBA hydroxy-benzyl alcohol 羟苯醇
hydroxybutyric acid 羟基丁酸

HbA adult hemoglobin 成人血红蛋白
Hemoglobin A 血红蛋白 A

HbA_1c hemoglobin A_1c 糖化血红蛋白(正常参考值:HPLC 法 4.7%-6.4%;阳离子交换微柱层析法 3.6%-6.8%;单克隆抗体法 3.8%-6.2%。临床意义:①帮助了解糖尿病人血糖控制水平,未控制者糖化血红蛋白升高。随着血糖和尿糖的控制,糖化血红蛋白明显降低或接近正常。②监督糖尿病妊娠有重要意义。③与糖尿病晚期并发症,如视网膜、肾病变化显示正相关)

HBC hereditary breast cancer 遗传性乳腺癌
hyperbaric chamber 高压室,高压舱

HbC hemoglobin C 血红蛋白 C

HBcAb hepatitis B core antibody 乙型肝炎核心抗体(正常:阴性)

HBcAg hepatitis B core antigen 乙型肝炎核心抗原

HbCO carbon monoxide hemoglobin 一氧化碳血红蛋白,碳氧血红蛋白
carboxyhemoglobin 碳氧血红蛋白,羧络血红蛋白

HBD has been drinking 已饮用
hydroxybutyrate dehydrogenase 羟丁酸脱氢酶
hypophosphataemic bone disease 血磷酸盐过低性骨病

HbD hemoglobin-D 血红蛋白 D

3HBD 3-hydroxybutyrate dehydrogenase 3-羟丁酸脱氢酶(血清正常参考值:70-190U/L,升高见于:心肌炎、心肌梗死急性期)

αHBDH α-hydroxybutyric dehydrogenase α羟丁酸脱氢酶(正常参考值:70-190U/L;HBDH 主要存在于心肌,相当于 LDH 同工酶的 1 和 2,在心肌炎和心肌梗死时活性升高,在肝细胞内含量较少,可帮助鉴别肝脏病与心脏病)

HBE His bundle electrogram 希斯束(心)电图

HbE hemoglobin electrophoresis 血红蛋白电泳

HBeAb hepatitis B e antibody 乙型肝炎 e 抗体(正常:阴性)

HBeAg hepatitis B e antigen 乙型肝炎 e 抗原(正常:阴性)

HBF hemispheric blood flow 半球血流量
hepatic blood flow 肝血流量

HbF hemoglobin F 血红蛋白 F
fetal hemoglobin 胎儿血红蛋白

HBGF1 heparin binding growth factor 1 肝素结合生长因子 1

HbH hemoglobin H 血红蛋白 H

HBID hereditary benign intraepithelial dyskeratosis 遗传性良性上皮内角化不良

HBIG hepatitis B immunoglobulin 乙型肝炎免疫球蛋白

HbM hemoglobin M 血红蛋白 M

HBO hyperbaric oxygen 高压氧

HbO_2 oxyhemoglobin 氧合血红蛋白

HBP Health Benefits Program 保健福利计划
hepatic binding protein 肝结合蛋白
high blood pressure 高血压
hospital benefits payments 医疗福利费用
human brain protein 人脑蛋白

HbP primitive [fetal] hemoglobin 原始[胎儿]血红蛋白

HbS Hank's balanced salt solution 汉克平衡盐溶液(=HBSS)
Hemoglobin S 血红蛋白 S

Hepato-biliary scan 肝胆管扫描
homologous blood syndrome 同种血液综合征
HBSA human B cell specific antigen 人B细胞特异抗原
HBsAb hepatitis B surface antibody 乙型肝炎表面抗体(正常:阴性)
HBsAg hepatitis B surface antigen 乙型肝炎表面抗原(正常:阴性)
HBsAg-IC HBsAg immunocomplex 乙型肝炎病毒表面抗原免疫复合物
HBSS haemoglobin genotype SS 血红蛋白基因型SS
Hank's balanced salt solution 汉克平衡盐溶液(=HbS)
HBT hydrogen breath test 氢呼气试验
HBV hepatitis B virus 乙型肝炎病毒
hyperemic blood volume [肌肉]充血时血量
HBV-GN hepatitis B virus associated glomerulonephritis 乙型肝炎病毒相关性肾小球肾炎
HBV DNA hepatitis B virus DNA 乙型肝炎病毒脱氧核糖核酸(正常:阴性)
HbP primitive hemoglobin 原始血红蛋白
HC hair canal 毛管
hair cell 毛细胞
hard collar 硬颈围
head circumference 头围
head compression 头压法
heavy chain 重链
hepatic catalase 肝过氧化氢酶
hepatocellular carcinoma 肝细胞癌(=HCC)
hereditary coproporphyria 遗传性粪卟啉症
hexachloroethane 六氯乙烷
high calorie 高热量
home care 家庭护理
homologous chromosome 同源染色体
horizontal canal 水平管
horizontal cell 水平细胞
hospital center 医院中心
hospital corps 医务队,医疗队
house call 出诊
Huntington's chorea 亨廷顿舞蹈病,遗传性慢性舞蹈病
hyaline casts 透明管型
hydrocarbon 烃,碳氢化合物
hydrocephalus 脑积水
hydrocortisone 氢化可的松
hydroxycorticoid 羟皮质激素
hypercalciuria 高钙尿
hypercholesterolemia [with xanthomatosis] 高胆固醇血症[伴黄瘤病]
hypertrophic cardiomyopathy 肥大性心肌病
4HC 4-hydroperoxycyclophosphamide 4-氢过氧化环磷酰胺
HCA hereditary cerebellar ataxia 遗传性小脑共济失调
hexachloroacetone 六氯丙酮
homocysteic acid 高半胱氨酸,同型半胱氨酸
hydrocortisone acetate 醋酸氢化可的松
HCB hexachlorobenzene 六氯苯(灭黑穗药、低毒,中毒可影响中枢神经系统和血管系统)
HCC hepatic cellular cancer 肝细胞癌(=HC)
heritable colon cancer 遗传性

结肠癌

25-hydroxycholecalciferol 25-羟胆钙化醇,25-羟维生素 D_3(有助钙吸收作用)

hypothermic crystalloid cardioplegia 低温类晶体液心脏停搏[术]

HCD handcarried 手提的,手提式

heavy-chain disease 重链病

hepatocellular disease 肝细胞病

hepatocerebral disease 肝脑疾患

high carbohydrate diet 高碳水化合物膳食(糖类食物)

homologous canine distemper antiserum 同种犬瘟热抗血清

hypertensive and cerebrovascular disease 高血压和脑血管病

αHCD α heavy chain disease α重链病

γHCD γ heavy chain disease γ重链病

μHCD μ heavy chain disease μ重链病

micro heavy chain disease 微重链病

HCG human chorionic gonadotropin 人绒毛膜促性腺激素(正常参考值:血清 < 10g/L;尿液 < 30g/L。升高见于:妊娠、恶性葡萄胎、绒癌等恶性肿瘤及一些良性肿瘤。> 25ng/ml 为诊断早期妊娠及与妊娠有关疾病的指标)

hypersecretory chronic gastritis 高分泌性慢性胃炎

βHCG β-human chorionic gonadotropin β绒毛膜促性腺激素(血浓度非孕时 < 3.1μg/L 定性为阴性,同绒毛膜促性腺激素,β亚单位具有特异性。

H chain heavy chain 重链,H链

HCL hairy cell leukemia 毛细胞性白血病

hard contact lens 硬性接触镜

HCM human cervical mucus 人宫颈黏液

hypertrophic cardiomyopathy 肥大性心肌病, 肥厚性心肌病

HCMV human cytomegalovirus 人类巨细胞病毒(正常:阴性)

17HCS 17 hydroxycorticosteroids (尿)17羟类固醇(正常参考值:成人男性:4-12mg/24h;女性:平均值3-9mg/24h。升高见于:皮质醇增多症、血脑垂体功能紊乱引起的双侧肾上腺皮质增生或肾上腺皮质腺瘤、甲状腺功能亢进;明显升高见于:肾上腺皮质癌等;减低见于:原发性或继发性肾上腺皮质功能减退,甲状腺功能减低或肝硬化患者)

HCSS hydrocortisone sodium succinate 氢化可的松琥珀酸钠

HCT haematocrit 血细胞比容,红细胞压积(= HAE)

health care technology 卫生护理技术,卫生保健技术

homozygous cell typing 纯合细胞分型,同型细胞分型

human calcitonin 人降钙素

human chorionic thyrotropin 人绒毛膜促甲状腺激素

hydrochlorothiazide 氢氯噻嗪,双氢克尿塞(dihydrochlorothiazide 双氢氯噻嗪)

HCTU home cervical traction unit 家庭颈椎牵引装置

HCV hepatitis C virus 丙型肝炎病毒

human coronavirus 人冠状病毒

HD Hansen's disease 汉森病

hearing distance 听距

heart disease 心脏病

heloma durum (hard corn) 硬鸡眼
hematopoietic dysplasia 造血功能不良
hemodialysis 血液透析
hemodilution 血液稀释
hepatocyte dysfunction 肝细胞功能异常
hexadecane 十六烷
high density 高密度
high dose 高剂量
hip disarticulation 髋关节断离术
Hirschsprung's disease 希施斯普龙病,(先天性巨结肠)
histidine decarboxylase 组氨酸脱羧酶
histopathologic diagnosis 组织病理学诊断
Hodgkin's disease 霍奇金病(淋巴瘤的一种)
home delivery 在家分娩
horror drug 惊恐药
house dust 居室扬尘,室内灰尘
Huntington's disease 亨廷顿病,遗传性进行性舞蹈病
hydatid disease 棘球蚴病
hydralazine 肼苯哒嗪,肼酞嗪(降压药)
hypernatremic dehydration 高血钠性脱水
hypotonic duodenography 低张性十二指肠造影

HDC human diploid cell 人二倍体细胞

HDF hemodiafiltration 血液滤过
host defense factor 宿主防御因子

HDL high-density lipoprotein 高密度脂蛋白

HDL-C high density lipoprotein-cholesterol 高密度脂蛋白-胆固醇(血清正常参考值:0.78-2.08 mmol/L。认为是一种抗动脉硬化的球蛋白,HDL减低易患缺血性心脏病 。脂蛋白根据其比重不同可分为:极低密度(或前脂蛋白)、低密度脂蛋白及高密度脂蛋白。其比重分别为:< 1.006, 1.006-1.063, 1.063-1.125)

HDN haemorrhagic disease of the newborn 新生儿出血病
hemolytic disease of the newborn 新生儿溶血病
human diabetic neuropathy 人糖尿病性神经疾病

HDP hexose diphosphate 二磷酸己糖
hydroxy-dimethyl-pyrimidine 羟基二甲基嘧啶
hyperkeratotic dermatitis of the palms 掌角化过度性皮炎
hypertension disorders of pregnancy 妊娠性高血压病

HDPC human dental pulp cells 人牙髓细胞

HDS Hamilton depression scale 汉密尔顿忧郁量表
head-drop syndrome 垂头综合征
herniated disk syndrome 椎间盘脱出综合征
hospital discharge survey 出院调查

HDV hepatitis D virus 丁型肝炎病毒

H-DWI high-diffusion-weight imaging 重度扩散加权像

HE hard exudate 硬性渗出物
health 健康
heat exchanger 热量交换器,冷却器,散热器

hemangioendothelioma 血管内皮瘤
hematoxylin and eosin 苏木精和伊红染剂
hemerythrin 蚯蚓血红蛋白
hemoglobin electrophoresis 血红蛋白电泳
hepatic encephalopathy 肝性脑病
hereditary elliptocytosis 遗传性椭圆形红细胞增多症(特征为红细胞破坏增多和贫血)
high efficiency 高效率
His bundle electrogram 希斯束电描记图
hospital epidemiologist 医院流行病学家,医院流行病医师
human enteric 人肠道的[病毒]
hypertensive encephalopathy 高血压性脑病

H&E hematoxylin and eosin stain 苏木精-伊红染色(组织标本染色法)(= H-ES)
hemorrhage and exudate 出血与渗出液

He helium 氦(2 号元素)
hypophysectomy 脑垂体切除术

HEB hematoencephalic barrier 血脑屏障

HED helium detector 氦检测器
hidrotic ectodermal dysplasia 出汗性外胚层发育不良

HEH high efficiency hemodialysis 高效血液透析

HEHF high efficiency hemofiltration 高效血液滤过

HEK human embryo kidney 人胎儿肾

HEL hen's egg white lysozyme 鸡蛋清溶菌酶
human embryonic lung 人胚肺
human erythroleukemia line 人红白血病细胞系
hyoepiglottic ligament 会厌韧带

HeLa Helen Lake(human cervical carcinoma cells) 海伦-莱克(人子宫颈癌细胞)

HELLP hemolytic anemia, elevated liver enzyme, and low platelet count syndrome 溶血性贫血、肝酶升高及血小板减少综合征

HEM hemorrhage 出血

HEMA hemophilia A 血友病 A

Hematol hematology 血液学

Hemi hemiplegia 偏瘫,半身不遂

Hemo hemorrhoid 痔核

HEPA high efficiency particular air [filter] 高效率特殊空气[滤过装置]

HER high energy ray 高能射线
human epidermal growth receptor 人表皮细胞生长因子受体

hered hereditary 遗传的
heredity 遗传

HERS Hertwig's epithelial root sheath 赫特维希上皮(毛)根鞘

H-ES haematoxylin-eosin stain 苏木精-伊红染色(= H&E)

HES human embryonic skin 人胚胎皮肤

HEV hepatitis E virus 戊型肝炎病毒

HF hafnium 铪(72 号元素)
Hageman factor 哈格曼因子,第Ⅻ凝血因子
haplotype frequency 单倍体频率
hard filled 牢固充填的
hay fever 枯草热
heart failure 心力衰竭

helper factor 辅助因子
hemofiltration 血液过滤
hemorrhage fever 出血热
high flow 高流量
high frequency 高频
hydrofluoric acid 氢氟酸
hydrogen fluoride 氟化氢

HFC hard filled caries 硬充填龋齿

HFD high flux dialyzer 高流量透析器

HFEC human foreskin epithelial cell 人包皮上皮细胞

HFFI high frequency flow interruption 高频气流间断

HFHDF high flux hemodiafiltration 高流量血液透析滤过

HFI hereditary fructose intolerance 遗传性果糖不耐受
human fibroblast interferon 人成纤维细胞干扰素

HFJV high frequency jet ventilation 高频喷射通气

HFMD hand-foot-and-mouth disease 手足口病

HFOV high frequency oscillatory ventilation 高频振荡通气

HFPPV high frequency positive pressure ventilation 高频正压通气

HFRS hemorrhage fever with renal syndrome 出血热肾病综合征

HFS hemifacial spasm 半侧颜面痉挛
hydrocele funiculi spermatici 精索水囊肿

HFU heat flow unit 热流单位
herpetiform ulceration 疱疹样溃疡[形成]
hollow fiber ultrafiltration 空心纤维超滤

HFV high frequency ventilation 高频通气

HG hectogram 百克
hemoglobin 血红蛋白(=Hgb)
hepatogram 肝搏动描记波
herpes genitalis 生殖器疱疹
herpes gestationis 妊娠疱疹
hydrargyrism 汞中毒,水银中毒

Hg hydrargyrum 汞,水银(原子序数为80,原子量为200.61。一般情况下为液状金属)(=Hygdrag)

βHG β-hydroxyglutamic acid β羟谷氨酸

HGAAS hydrogeneation atomic absorption spectrometry 氢发生原子吸光分析

Hgb hemoglobin 血红蛋白(=HG)

HGC hypoglycemic coma 低血糖性昏迷

HGF hematopoietic growth factors 造血生长因子
heparin binding growth factor 肝素结合生长因子
hepatocyte growth factor 肝细胞生长因子
herpes gestationis factor 妊娠疱疹因子
hybridoma growth factor 杂交瘤生长因子
hyperglycemic factor 高血糖因子
hyperglycemic-glycogenolytic factor 糖原分解血糖升高因子(由胰岛分泌的因子可分解肝糖原使血糖上升)

HGG herpetic geniculate ganglionitis 疱疹性膝状神经节炎
human gamma globulin 人丙种球蛋白

hGH human growth hormone 人

生长激素

HGPRT hypoxanthine guanine phosphoribosyl transferase 次黄嘌呤鸟嘌呤转磷酸核糖[基]酶

HGV hepatitis G virus 庚型肝炎病毒

HH heavy hydrogen 重氢(=D)
hereditary hyperglycemia 遗传性高血糖症
hiatus hernia 食管裂孔疝

h/h hard of hearing 重听,耳聋

HHA hereditary hemolytic anemia 遗传性溶血性贫血

HHb reduced hemoglobin 还原血红蛋白

HHDF hypertonic hemodiafiltration 高张血液透析滤过

HHM humoral hypercalcemia of malignancy 恶性肿瘤体液性高钙血症

H + Hm compound hypermetropic astigmatism 复性远视散光

HHT hereditary hemorrhagic telangiectasia 遗传性出血性毛细血管扩张症

HHV heat humidification ventilation 加热湿化通气
high heat value 高热值

HHV6 human herpesvirus 6 人疱疹6型病毒

HHV7 human herpesvirus 7 人疱疹7型病毒

HI habituation index 习惯指数,适应指数
hazard index 危害指数
head injury 颅脑损伤
heart infusion 心脏浸液(作培养基用)
hemagglutination inhibition 血细胞凝集抑制反应,凝集抑制反应
Hemophilus influenza 流感嗜血杆菌
high-intensity 高强度
hospital insurance 医院保险
humidity index 湿度指数
hydriodic acid 氢碘酸
hydroxyindole 羟基吲哚
hyponoia index 精神迟钝指数

5HIAA 5-hydroxyindole acetic acid 5-羟吲哚乙酸(5-羟色胺的主要降解产物)

HIB Hemophilus influenza B 流感嗜血杆菌B

HIBD hypoxic-ischemic brain damage 缺氧缺血性脑损伤

HIC head injury criterion 头损伤标准
heart information center 心脏情报中心
hydrophobic interaction chromatography 疏水作用色层法

HID hallucination, illusions and delusions 幻觉,错觉,妄想
headache, insomnia, depression [syndrome] 头痛、失眠、抑郁[综合征]
humoral immunodeficiency 体液性免疫缺陷

HIE hypoxic-ischemic encephalopathy 缺血缺氧性脑病
hyperimmunoglobulin E [syndrome] 高免疫球蛋白E[综合征]

HIF high incidence families 高发家族
histoplasma tissue inhibitory factor 组织胞浆菌属组织抑制因子
history information form 病史资料表
hypothalamic inhibiting factor

下丘脑抑制因子

HIFC human intrinsic factor concentrate 人内因子浓缩

HIFU high intensity focused ultrasound 高强度焦点超声波

HILIC hydrophilic interaction chromatography 亲水作用色层分析法

H inf hypodermoclysis infusion 皮下输液

Hint Hinton test 欣顿试验(检测梅毒)

hio hypoiodite 次碘酸盐

HIOMT hydroxyindole-o-methyltransferase 羟基吲哚-O-甲基转移酶

HIP health insurance plan 健康保险计划
hippocampus 海马

HIPP Hippocrates 希波克拉底(希腊医圣)

HIS health care information system 健康监护情报系统
health interview survey 健康访问调查
histidine 组氨酸
hospital information system 医院信息系统

histo histoplasmosis 组织胞浆菌病

histol histology 组织学

HIT heparin-induced thrombocytopenia 肝素诱导的血小板减少症
histamine ion transfer 组胺离子转换

HITT heparin-induced thrombosis and thrombocytopenia 肝素诱导的血栓形成和血小板减少症

HIV human immunodeficiency virus 人类免疫缺陷病毒

HIV Ab human immunodeficiency virus antibody 人免疫缺陷病毒抗体(艾滋病病毒抗体,正常:阴性)

HIVAN HIV-associated nephropathy 人免疫缺陷病毒相关肾病

HIV PCR human immunodeficiency virus PCR 人类免疫缺陷病毒 PCR (PCR 法检测,正常阴性)

HK heat-killed 加热灭活的
hexokinase 己糖激酶
homoserine kinase 同型丝氨酸激酶
human kidney 人肾
hyperkeratosis 角化过度症
hyperkinesis 运动过度, 运动功能亢进

HKAFO hip-knee-ankle-foot orthosis 髋、膝、踝、足关节支具

HKC human kidney cell 人肾细胞

HL half life 半衰期
hearing level 听力级, 听觉级
hearing loss 听力损失, 聋
heat labile 不耐热
hectoliter 百升
hemolysis 溶血
hepatic lipase 肝脂酶
histiocytic lymphoma 组织细胞性淋巴瘤
histocompatibility antigen 组织相容抗原
histocompatibility locus 组织相容性位点
hyperlipemia 高脂血症
hyperlipoproteinemia 高脂蛋白血症
hypertrichosis lanuginosa 胎毛过多, 毳毛过多症
hypoplastic leukemia 再生不良

性白血病
latent hypermetropia 隐性远视，潜伏远视

HLA histocompatibility leukocyte antigen 组织相容性白细胞抗原
histocompatibility locus antigen 组织相容性位点抗原
homologous leucocytic antibody 同种白细胞抗体
homologous leucocytic antigen 同种白细胞抗原
human leucocyte antigen 人类白细胞抗原

HLAA human leukocyte group A antigens 人类白细胞A组抗原

HLA-B27 human leucocyte antigen B27 人类白细胞抗原B27（正常：阴性；90%-95%强直性脊柱炎（AS）阳性，60%-80%反应性关节炎（RcA）阳性）

HLB hydrophile lipophile balance 亲水性-亲脂性平衡（构成界面活性剂）

HLBI human lymphoblastoid interferon 人类成淋巴细胞干扰素

HLD half lethal dose 半数致死量
hepatolenticular degeneration 肝豆状核变性
hyperkinesis learning disability 多动症性学习困难

hlg halogen 卤素

HLHS hypoplastic left heart syndrome 左心发育不全综合征

HLP human laryngeal papillomatosis 人喉乳头（状）瘤病
hyperlipidemia 高血脂
hyperlipoproteinemia 高脂蛋白血症

HLT heat-labile toxin 不耐热毒素
human lymphocyte transformation 人类淋巴细胞转化

HLV herpes like virus 疱疹样病毒

HM hand movements, hand motion 手动（对重度视力不良者的检查法）
heat, metabolic production 代谢热生成量
hectometer 100米
heloma molle（soft corn） 软性鸡眼
high mobility 高泳动度
Holter monitor 霍尔特监测仪，动态心电图监测仪
horizontal meridian （眼球）水平子午线
human milk 人乳
hyaloid membrane 玻璃样膜，透明膜
hydatidiform mole 葡萄胎
hypermetropia, manifest 显性远视

HMA hexamethylenamine 六甲撑胺，乌洛托品
human macrophage assay 人类巨噬细胞测定
3-hydroxymethylantipyrine 3-羟基甲基安替比林

HMAT hematology 血液学（=Hematol）

HMCE hereditary multiple cartilaginous exostosis 遗传性多发性软骨性外生骨疣

HMD hyaline membrane disease 透明膜病（肺）

HME hereditary multiple exostoses 遗传性多发性外生骨疣

HMG horizontal mirror galvanometer 卧式反射镜检流计
human menopausal gonadotropin 人绝经期促性腺激素（含有FSH

和 LH，促卵泡成熟）

HMG-CoA hydroxy methylglutaryl coenzyme A 羟甲戊二酰辅酶 A

HMM heavy meromyosin 重酶解肌球蛋白
hexamethylmelamine 六甲三聚氰胺，六甲蜜胺（抗肿瘤药）
human malignant mesothelioma 人恶性间皮瘤

HMO heart minute output 心脏每分钟排血量（正常参考值：安静时 3.6-5.8L）

HMP hemolysis maximum point 最大溶血点
hexose monophosphate pathway 一磷酸己糖途径
hot moist pack 热湿裹法

HMPAO hexamethyl propyleneamine oxime 六甲基丙烯胺肟（局部脑血流显像剂）

HMS Harvard Medical School 哈佛医学院
hour，minute，second 时，分，秒

HMSN hereditary motor sensory neuropathy 遗传性运动感觉神经疾病

HMU hydroxymethyl uracil 羟甲基尿嘧啶

HMV(I) heart minute volume (index) 每分钟心排血量(指数)

HN head nurse 护士长
hemorrhagic nephroso-nephritis 出血性肾病肾炎（流行性出血热）（= HNN）
hereditary nephritis 遗传性肾炎
hilar node 肺门淋巴结
hypertensive nephropathy 高血压性肾病
hypertrophic neuropathy 肥大性神经病
hypoglossal nerve 舌下神经

HNC hyperosmotic non-ketotic coma 高渗性非酮症性昏迷
hypothalamic neurohypophysial complex 下视丘神经垂体复合体

HNCM hypertrophic nonobstructive cardiomyopathy 肥厚型非梗阻性心肌病

HNLT He-Ne laser therapy 氦-氖激光治疗

HNN hemorrhagic nephroso-nephritis 出血性肾病肾炎（= HN）

HNP herniated nucleus pulposus 髓核脱出

HNPCC hereditary non-polyposis colorectal cancer 遗传性非息肉病性结肠直肠癌

HNS hypothalamus neurohypophysial system 下视丘神经下垂体系统

HO hand orthosis 手矫正法
heme oxygenase 血红素加氧酶
hip orthosis 髋矫正法
hydrophilic ointment 亲水性软膏
hyperbaric oxygen 高压氧
hypertrophic osteoarthropathy 肥大性骨关节病

H/O history of 病史

Ho holmium 钬（67 号元素）

°ho honeycomb lung 蜂房肺

HO-1 heme oxygenase-1 血红素加氧酶-1

HOA hemoglobin-oxygen affinity 血红蛋白氧亲和力
hip osteoarthritis 髋骨关节炎
hypertrophic osteoarthropathy 肥大性骨关节病

HOCM hypertrophic obstructive

cardiomyopathy 肥大型阻塞性心肌病

Hoff Hoffmann reflex 霍夫曼反射（检椎体束受损）

H of sp hybrid of species 杂种

homo homosexual 同性的
homosexuality 同性恋

homolat homolateral 同侧的

hor horizontal 水平的

hosp hospital 医院

HOT home oxygen therapy 家庭氧气疗法

Ho:YAG Holmium: Yttrium-Aluminum-Garnet 钬：钇-铝-石榴石

HP hard palate 硬腭
heater probe 加热器探针
Heidenhain's pouch 海登海因小胃（用于胃生理学的实验研究）
Helicobacter pylori 幽门螺杆菌
hemangiopericytoma 血管外皮细胞瘤
hemipelvectomy 半侧骨盆切除术，偏侧骨盆切除术
hemodynamic profile 血流动力学侧面图
hemoglobinopathy 血红蛋白病
hemoperfusion 血液灌流
heparin 肝素
hepatoglobulin 肝球蛋白
high paraplegia 高位截瘫
high parasitemia 高寄生物血症
high performance 高性能
high potency 高效能
high pressure 高压
high protein 高蛋白
highly purified 高纯度的，高度精制的
histopathology 组织病理学
horizontal parallax 水平性视差
horizontal polarization 水平极化
hormone product 激素分解产物
horse power 马力
hospitalized patient 住院病人
hot pack 热裹法（局部温热疗法之一）
human pituitary 人脑垂体
hydrogen exponent 氢离子指数
hydrostatic pressure 流体静压
hydroxy propanoic acid 羟基丙酸
hydroxyproline 羟脯氨酸
hyperphoria 上隐斜视
hyperpolarization 超极化
hypersensitivity pneumonitis 过敏性肺炎（超敏性肺炎）
hypertension and proteinuria 高血压和蛋白尿
hypophosphatemia 低磷酸盐血症

HPA human platelet antigen 人血小板抗原
hypersomnia with periodic apnea 过度睡眠症周期性呼吸暂停

HPCA human plasma cell antigen 人浆细胞抗原

HPCC high performance computing & communications 高性能计算与通信

HPCF high performance chromatofocusing 高效色层析聚焦

HPD haloperidol 氟哌啶醇，氟哌丁苯强安定药
hematoporphyrin derivative 血卟啉衍生物
hepatopancreatoduodenectomy 肝胰十二指肠切除术
hereditary progressive dystonia 遗传性进行性肌张力不全
histrionic personality disorder

表演样人格障碍
hypothalamic pituitary dysfunction 下丘脑垂体功能障碍

HPF heparin-precipitable fraction 肝素可沉淀部分
high-pass filter 高通滤波器
high power field 高倍视野（显微镜）
hypothalamic pituitary failure 下丘脑垂体衰竭

HPFA high performance frontal analysis 高速前流层析分析法

HPG human pituitary gonadotropin 人垂体促性腺激素

HPH hypertensive putamenal hemorrhage 高血压壳核出血

HPHIC high performance hydrophobic interaction chromatography 高效疏水相互作用层析法

Hp IgG serum IgG of *Helicobacter pylori* 血清幽门螺杆菌抗体IgG

HPL human parotid lysozyme 人腮腺溶菌酶
human placental lactogen 人胎盘催乳素（血清正常参考值：男性及未妊娠女性 RIA 法不能测得，妊娠 21-22 周 1.8 ± 0.4 mg/L，37-38 周 10 mg/L，由合体细胞储存及释放，可作为胎盘功能测定的指标）

HPLC high performance liquid chromatography 高效液相色谱法
high pressure liquid chromatography 高压液相色谱法

HPLE hereditary polymorphic light eruption 遗传性多形日光疹

HPM high performance membrane 高性能膜
human placental culture medium 人胎盘培养基

HPN home parenteral nutrition 家中肠外营养

HPNME human peripheral nerve myelin extract 人末梢神经髓磷质提取物

HPNS high pressure nervous syndrome 高压神经综合征

HPO high pressure oxygen 高压氧
hydrogen peroxide 过氧化氢
hydrogenated palm oi1 氢化棕榈油
hypertrophic pulmonary osteoarthropathy 肥大性肺性骨关节病
hypothalamus-preoptic area 下丘脑视前区

HPOU hypothalamus-pituitary-ovary-uterus 下丘脑-垂体-卵巢-子宫

HPP hereditary pyropoikilocytosis 遗传性热异形性红细胞增多症
human pancreatic polypeptide 人胰腺多肽
hydroxy-pyrazole-pyrimidine 羟基吡唑嘧啶

HPRL Hyperprolactinemia 高催乳素血症

HPS Hall-Pallister syndrome 霍-帕综合征
hemangioperithelial sarcoma 血管外皮瘤
hepatoportal sclerosis 肝门静脉硬化症
hepatopulmonary syndrome 肝肺综合征
hereditary pyloric stenosis 遗传性幽门狭窄
Hermansky-Pudlak syndrome 赫-普综合征（白化症，血小板功

能异常)
high protein supplement 补充高蛋白
high-pressure sodium lamp 高压钠灯
hydroxypropyl starch 羟丙基淀粉
hypertrophic pyloric stenosis 肥厚性幽门狭窄

HPSA hepato-portal subtraction angiography 肝门脉减算血管造影法

HPT hexamethyl phosphoric triamide 六甲基磷酸三酰胺
hyperparathyroidism 甲状旁腺功能亢进

hpt haptoglobin 结合珠蛋白

HPT hepatic pulse tracing 肝搏动图

HPTLC high performance thin layer chromatography 高效薄层色层分析法

HPV hemophilus pertussis vaccine 百日咳嗜血杆菌疫苗
hepatic portal vein 肝门静脉
high pressure ventilation 高压换气
human papilloma virus 人乳头[状]瘤病毒
human parrot virus 人鹦鹉热病毒
hypoxic pulmonary vasoconstriction 缺氧性肺血管收缩

HPV 16,18 PCR human papillomavirus 16,18 polymerase chain reaction 人乳头瘤病毒 16、18 两型的 DNA 扩增实验(正常:阴性,检测人乳头瘤病毒,与子宫癌关系密切)

H. pylori Helicobacter pylori 幽门螺杆菌

HR hazard ratio 危害率
heart rate 心(搏)率
heat resisting 耐热
high resolution 高分辨率
high risk 高危
histamine receptor 组胺受体

hr hour 小时

HRA heart reactive antibody 心反应性抗体
high right atrial 高右房
histamine releasing activity 组胺释放活力

HRCT high resolution CT 高分辨计算机体层扫描

HRCV human respiratory coronavirus 人呼吸冠状病毒

HRE high resolution electrocardiography 高分辨心电图检查

HREM high resolution electron microscopy 高分辨电子显微镜检查

HRF heart reactive factor 心脏反应因子
histamine releasing factor 组胺释放因子
homologous restriction factor 同种限制因子
hypothalamic releasing factor 下丘脑释放因子

HRIG human rabied immunoglobulin 人狂犬病免疫球蛋白

HRP horseradish peroxidase 辣根过氧化物酶(生化测定试剂)
hypothalamic regulatory peptide 下丘脑调节肽

HRPs histidine-rich-polypeptides 富含组氨酸多肽

HRS hepatorenal syndrome 肝肾综合征

HRT hormone replacement therapy 激素替代治疗（绝经后骨丢失及心血管疾病增加，故采用小剂量雌孕激素替代治疗以提高生活质量）

HRTEM high resolution transmission electron microscope 高分辨透射电子显微镜

HRV heart rate variability 心率变异性

HS Haber's syndrome 哈伯综合征（面部酒渣鼻样，躯体疣状角化综合征）
hearing span 听域
heart sounds 心音
heat-stable 耐热的
heme synthetase 血红素合成酶
hemisplenectomy 半脾切除术
hemorrhagic shock 出血性休克
heparitin sulfate 硫酸乙酰肝素
hepatic scintigram 肝闪烁图
hepatic scintigraphy 肝闪烁照相术
hereditary spherocytosis 遗传性球形红细胞症
herpes simplex 单纯性疱疹
hidradenitis suppurativa 化脓性汗腺炎
high sensitivity 高灵敏度
high speed 高速度
homologous serum 同种血清
hopeless scale 悲观的量表
Horner's syndrome 霍纳综合征，颈交感神经麻痹（上睑下垂，瞳孔缩小）
hours of sleep 睡眠时间
human serum 人血清
human surfactant 人表面活性剂
humidity, saturated 湿度饱和
Hurler's syndrome 胡尔勒综合征，脂肪软骨营养不良，黏多糖病Ⅰ型
hypersensitivity 超敏反应
hypersplenism 脾功能亢进
hypothalamic stimulation 下丘脑刺激

hs hora somni 睡前（处方用语）

HSA human serum albumin 人血清白蛋白

HSAN hereditary sensory and autonomineuropathy 遗传性感觉自律神经病

HSAP heat stable alkaline phosphatase 耐热性碱性磷酸酶

HSC hearing speech clinic 聋哑门诊
hematopoietic stem cell 造血干细胞
human skin collagenase 人皮肤胶原酶

HSCC hematopoietic stem cell count 干细胞计数（确定分离干细胞总数，了解骨髓再生情况）

HSCCC high speed countercurrent chromatography 高速逆流分析

HSD Hallervorden-Spatz disease 哈-施病（苍白球色素性退变综合征）
heavy snorer's disease 重症打鼾病
hematological systemic disorder 血液系统病
human serum defibrinated 人去纤维蛋白血清
hydroxysteroid dehydrogenase 羟基甾醇脱氢酶

11βHSD 11-beta-hydroxysteroid dehydrogenase 11-β-羟基甾醇脱氢酶

HSE hemorrhagic shock and encephalopathy 出血性休克脑病
herpes simplex encephalitis 单

纯疱疹性脑炎
hypertonic saline epinephrine 高渗盐水肾上腺素

HSF hepatocyte stimulating factor 肝细胞刺激因子
histamine-inducing suppressor factor 组胺诱发抑制因子
histamine sensitizing factor 组胺致敏因子
human skin fibroblast 人皮肤成纤维细胞

HSG Health and Safety Guide 健康及安全指南
hepatic scintigraphy 肝闪烁扫描法
hysterosalpingogram 子宫输卵管造影图
hysterosalpingography 子宫输卵管造影术

HSL hepatic sinusoidal lymphocytosis 肝血窦淋巴细胞增多症
hormone-sensitive lipase 激素敏感性脂肪酶
herpes simplex labialis 口唇单纯疱疹

HSM hepatosplenomegaly 肝脾肿大
holosystolic murmur 全收缩期杂音

HSN hereditary sensory neuropathy 遗传性感觉性神经疾患

HSP heat shock protein 热休克蛋白
Henoch Schönlein purpura 亨-舍紫癜（是类过敏性（anaphylaxis）紫癜病，也称变态反应性紫癜病等。是根据 E.H.Henoch（1820-1910）和 J. L. Schönlein（1793-1864）二位德国小儿科医生的名字命名的）（= HSS_1 SHS）
hereditary spastic paraplegia 遗传性痉挛性截瘫
hypertension syndrome in pregnancy 妊娠性高血压综合征

HSS Hallervorden-Spatz syndrome 哈-斯综合征（淡苍球和黑质网状部的进行性变性）
Henoch-Schönlein syndrome 亨-舍综合征（过敏性紫癜）（= HSP，SHS）

HSTF human serum thymus factor 人血清胸腺因子

HSV herpes simplex virus 单纯疱疹病毒
highly selective vagotomy 高选择性迷走神经切断术
human syncytial virus 人合胞体病毒

HSV-I herpes simplex virus I 单纯疱疹病毒 I 型

HSV-II herpes simplex virus II 单纯疱疹病毒 II 型

HSVIA herpes simplex viral-induced antigens 单纯疱疹病毒诱发抗原

HT half-thickness 半厚度
hand tremor 手震颤
Hashimoto's thyroiditis 桥本甲状腺炎，慢性甲状腺炎
heart 心脏
heart transplantation 心脏移植
heat 热
height 高度
high temperature 高温
high tension 高张力，高压
high threshold 高阈
histamine 组胺
home treatment 家庭治疗
hormone therapy 激素疗法
hospitalization and treatment 住院治疗
Hubbard tank 哈伯德水池（供

患者作水下运动的水池）
hydrotherapy 水疗法
hypertension 高血压
hypodermic tablet 皮下片剂
hypothalamus 丘脑下部，下丘脑
hypothermia 低体温，体温过低
5HT 5-hydroxytryptamine 5-羟色胺
HTA heteroduplex tracking assay 异源双链示踪分析
homocytotropic antibody 亲同种细胞抗体
hydroxy-tryptamine 羟色胺
HTBD high turnover bone disease 高转换率骨病（更新）
HTC hepatoma tissue culture 肝细胞瘤组织培养
homozygous typing cells 纯合分型细胞
hypertriglyceridemia 高甘油三酯血症
HTD high temperature decomposition 高温分解
hospital for tropical disease 热带病医院
human tracer dose 人示踪剂量
^{3}HTdR tritiated thymidine 氚标记胸腺嘧啶
HTF house tube feeding 家中管饲营养
HTL hearing threshold level 听阈级
hemodialysis induced transient leukopenia 血液透析诱发一过性白细胞减少症
human T lymphocyte 人T淋巴细胞
human tear lysozyme 人泪液溶菌酶
HTLA human T lymphocyte antigen 人T淋巴细胞抗原
human T lymphocyte specific antigen 人T淋巴细胞特异性抗原
human T lymphocyte surface antigen 人T淋巴细胞表面抗原
HTLV human T cell leukemia-lymphoma-virus 人T细胞白血病-淋巴瘤病毒
human T cell leukemia virus 人T细胞白血病病毒
human T lymphotropic virus 人T淋巴病毒
HTML hyper text markup language 超文本标记语言（计算机用语）
HTO high tibial osteotomy 胫骨高位截骨术
HTP house tree person ［test］ 房屋、树木、人物描画［试验］心理学用语
HTPN home total parenteral nutrition 家中完全胃肠外营养
HTS human thyroid stimulator 人甲状腺刺激物质
HTSA human T cell specific antigen 人T细胞特异抗原
HTSCA human tumor stem cell assay 人肿瘤干细胞效力检定
HTV herpes-type virus 疱疹型病毒
HTVD hypertensive vascular disease 高血压性血管疾患
HU Hounsfield unit 豪恩斯菲尔德单位（X线衰减单位，用于CT扫描）
hydroxyurea 羟基脲（抗肿瘤药）
hyperemia unit 充血单位
HUCVG human umbilical cord vein graft 人脐带静脉移植物

HUGA human genome analyzer 人类基因组分析装置

Hung Hungary, Hungarian 匈牙利，匈牙利人

HUS hemolytic uremic syndrome 溶血性尿毒症综合征
hyaluronidase unit for semen 精液透明质酸酶单位

HV hallux valgus 外翻
healthy volunteer 健康志愿受试者
hepatic vein 肝静脉
herpes virus 疱疹病毒
herpesvirus ateles 蛛猴疱疹病毒
high vacuum 高真空
high voltage 高[电]压
homovanillic acid 高香草酸（多巴胺的主要代谢产物）
hospital visit 医院探视
hydroa vacciniforme 牛痘样水疱
hypersensitivity vasculitis 过敏性血管炎，白细胞碎裂性血管炎
hyperventilation 过度换气
hyperviscosity 黏稠度过高

HVAC heating, ventilating and air conditioning 加热、换气、空调

HVB hydrocortisone 氢化可的松，氢可的松

HVAC heating, ventilating and cooling 加热、换气、冷却

HVD hypertensive vascular disease 高血压性血管疾患

HVDRR hypocalcemic vitamin D resistant rickets 低血钙抗维生素 D 佝偻病

HVGR host versus graft reaction 宿主抗移植物反应

HVH herpes virus hominis 人疱疹病毒（= HSV）

HVHF high volume hemofiltration 高容量血液滤过

HVHMA herpes virus hominis membrane antigen 人疱疹病毒膜抗原

HV HR TEM high voltage, high resolution, transmission electron microscope 高压高分辨能透射电子显微镜

HVL half value layer 半价层（放射用语）

HVPG hepatic vein pressure gradient 肝静脉压梯度

HVS herpesvirus saimiri 松鼠猴疱疹病毒
herpes virus sensitivity 疱疹病毒敏感性
high voltage slow wave 高电压慢波（异常脑波）
hyperventilation syndrome 过度换气综合征
hyperviscosity syndrome 高黏稠度综合征

HVT half-value thickness 半值厚度（辐射屏蔽）
hepatic venous thrombosis 肝静脉血栓形成

HVV herpes virus varicella 水痘疱疹病毒

HW half-wave 半波
hot water 热水

HWS hot water soluble 溶于热水的
human whole serum 人全血清

HWT histamine wheal test 组胺疹块试验

HWV human wart virus 人疣病毒

HX hemopexin 血红素结合蛋白，血液结合素（一种结合血红素的

血浆糖蛋白）
hereditary xanthinuria 遗传性黄嘌呤尿
hexokinase 己糖激酶
histiocytosis X 组织细胞增生症X（网状内皮细胞疾病）
Hx history 病历
hypoxanthine 次黄嘌呤
Hxs hexose 己糖
Hy hyaluronic acid 透明质酸
hypermetropia 远视
hypertension 高血压
hypophysis 垂体
hysteria 癔病，歇斯底里
Hyd hydralazine 肼苯哒嗪，肼酞嗪，肼屈嗪
hydration 水合（作用）
hydrolysis 水解（作用）
hydrate 含水化合物
Hydr hydraulic 水力的
Hydrarg hydrargyrum 汞，水银（= Hg）
hyg hygiene 卫生
hygienic 卫生的
hygroscopic 吸湿的，吸水的
hyl hydroxylysine 羟赖氨酸
hyp hydroxyproline 羟基脯氨酸，羟脯氨酸
hyperresonance 共振过度，反响过强
hypertrophy 肥大
hypnotic 催眠术的
hypnotism 催眠术
hypophysectomized 切除垂体的
hype hypodermic 皮下的
HZ herpes zoster 带状疱疹
Hz hertz 赫兹（频率单位，周/秒）
HZO herpes zoster ophthalmicus 眼部带状疱疹
HZV herpes zoster virus 带状疱疹病毒

I

I incisal 切的
index 指数
induction 诱导
infant 婴儿
inhibition 抑制
inosine 次黄苷
inseparable 非分割，不可分开的
insoluble 不溶性的
intensity of magnetism 磁力强度
intensity 强度
intermediate 中间
internist 内科医师
iodine 碘（原子序数为53，原子量为126.91，可做X线造影剂的添加剂。其化合物可用做X线造影剂。使用情况仅次于钡。^{131}I放射性半衰期为8.08d，除用于测量甲状腺碘摄取率以及治疗甲状腺功能亢进外，尚可用于标记各种物质，在医学上应用最广。^{125}I碘放射性半衰期为60.0d，因半衰期长，所以便于作试管内标记检查，但γ射线的能量小）
ionic strength 离子强度
isoleucine 异亮氨酸（= Ile）
ι iota Ι（大写），ι（小写），希腊语第9个字母
^{125}I iodine-125 ^{125}碘（放射性核素）
^{125}I radioactive infarct particle 放

射性栓塞粒子

^{131}I radioactive iodine 131 放射性^{131}碘（半衰期8日，利用β线及γ线诊断治疗甲状腺功能亢进）

IA imaging agent 显像剂(为核素显像用的核素或核素标记化合物)

immediate action 直接作用

immune adherence 免疫粘连

immune-associated 免疫相关的

immune response associated gene 免疫反应相关基因

immunoadjuvant 免疫佐剂

immunoadsorbent 免疫吸附剂

immunoassay 免疫测定

immunobiologic activity 免疫生物活性

impedance angle 阻抗角

infected area 受染地区

infusion agar 肉浸液琼脂

innominate artery 无名动脉

intelligence age 智力年龄，智龄

interaction 相互作用

interaural attenuation 耳间衰减

internal auditory 内耳的

intra-amniotic 羊膜内的

intra-aortic 主动脉内的

intra-arterial 动脉内的

intra-articular 关节内的

intrinsic asthma 内因性气喘

iodine affinity 碘亲和力

IAA imidazoleacetic acid 咪唑乙酸

insulin autoantibody 抗胰岛素自身抗体

interrupted aortic arch 主动脉弓离断

iodoacetic acid 碘醋酸

isoascorbic acid 异抗坏血酸

isotonic amino acids 等渗氨基酸

^{131}IAA ^{131}I aggregated albumin ^{131}碘标记凝集蛋白（将^{131}碘标记的人血清白蛋白（RIHSA）加热凝集而产生的物质（^{131}I-MAA），半衰期为8天）

IAAP ileoanal anastomosis and pouch 回肠肛门吻合并囊袋成形

International Association for Analytical Psychology 国际分析心理学协会

International Association of Applied Psychology 国际应用心理学协会

IAB intra-aortic balloon 主动脉内气囊

IABP intra-aortic balloon counter pulsation 主动脉内气囊反搏术

intra-aortic balloon pump 主动脉内气囊泵

IAC immuno-affinity column 免疫亲和柱

intermittent abdominal compression 间歇性腹部按压

internal auditory canal 内耳道

International Academy of Cytology 国际细胞学会

intraarterial chemotherapy 动脉内化学疗法

IAC-CPR interposed abdominal counterpulsation CPR 交替式胸外按压及腹部按压心肺复苏［术］

IADSA intra-arterial digital subtraction angiography 动脉内数字减影血管造影术

IAEA International Atomic Energy Agency 国际原子能机构

IAH idiopathic adrenal hyperplasia 特发性肾上腺增生

immune adherence hemagglutination 免疫黏连红细胞凝集（反应）

IAM Institute of Aviation Medicine 航空医学研究所

internal auditory meatus 内耳道

IAO intermittent aortic occlusion 间歇性动脉闭塞症

IAP immune adherence phenomenon 免疫黏连现象

immunosuppressive acid protein 免疫抑制酸性蛋白

intermittent acute porphyria 间歇性急性血卟啉病

intestinal alkaline phosphatase 肠碱性磷酸酶

intra-abdominal pressure 腹内压

intracellular action potential 细胞内动作电位

intra-amniotic pressure 羊膜内压

intra-thoracic aortic pressure 胸主动脉压

islet-activating protein 胰岛激活蛋白

IAPP islet amyloid polypeptide 胰岛淀粉样多肽

IAR immediate asthmatic response 即时型喘息反应

IARC International Agency for Research on Cancer 国际癌症研究机构

IARR indirect antiglobulin rosetting reaction 间接抗球蛋白玫瑰花形成反应

IAS inactivated serum 灭活血清

interatrial septum 房中隔，房间隔

internal anal sphincter 肛门内括约肌

International Acquired Immunodeficiency Syndrome（AIDS）Society 国际获得性免疫缺陷综合征（艾滋病）学会

intra-amniotic saline infusion 羊膜内盐水灌注

intrauterine adhesion syndrome 子宫内粘连综合征

IASD interatrial septal defect 房中隔缺损症

IAT indirect antiglobulin technique 间接抗球蛋白技术

indirect antiglobulin test 间接抗球蛋白试验

inhibition agglutination test 抑制凝集试验

inside air temperature 室内气温

iodine-azide test 碘-叠氮化物试验

IAV intermittent assisted ventilation 间歇的辅助换气

IAVF internal arteriovenous fistula 动静脉内瘘

IB immune body 免疫体

inclusion body 包涵体（= IncB）

indirect bilirubin 间接胆红素

infectious bronchitis 感染性支气管炎

infrared brazing 红外线焊接

instruction book 说明书

intestinal Behçet 肠管贝赫切特[病]

IBA index bone area 骨皮质指数

indirect radioimmune binding assay 间接放射免疫结合测定

IBC iron binding capacity 铁结合力

IBD inflammatory bowel disease 炎症性肠病

IBG iron binding globulin 铁结合球蛋白

IBI inter-beat intervals 心搏间期

ischemic brain infarction 缺血性脑梗死

ibid ibidem 同上；同期

IBL immunoblastic lymphadenopathy 免疫母细胞性淋巴结病

immunoblastic lymphoma 免疫母细胞性淋巴瘤

IBM inclusion body myositis 包涵体肌炎

International Business Machine 美国国际商用机器公司（电子计算机生产厂家名，IBM 公司）

IBMTR International Bone Marrow Transplantation Registry 国际骨髓移植登记

IBP idiopathic bacterial peritonitis 特发性细菌性腹膜炎

initial boiling point 初期沸点

intraaortic balloon pumping 主动脉内球囊反搏法（辅助循环方法之一，对心肌梗死并发心源性休克有效）

iron-binding protein 铁结合蛋白

IBR infectious bovine rhinotracheitis 感染性牛[型]鼻气管炎

IBS immunoblastic sarcoma 免疫母细胞肉瘤

indirect bilirubin syndrome 间接胆红素综合征

intraoperative blood salvage 术中出血回收

irritable bowel syndrome 肠易激综合征

IBT interstitial branchy-therapy 间隙内近距放疗

IC idiopathic cardiomegaly 特发性心肥大

ileocolitis 回肠结肠炎

immunocomplex 免疫复合物（许多自身免疫疾病循环血免疫复合物增高，正常人检测阴性）

immunocytoma 免疫细胞瘤

impedance cardiography 阻抗心动描记法

impetigo contagiosa 传染性脓疱病

index of corpulence 肥胖指数

indigo carmine 靛胭脂（膀胱镜检查染尿用，正常静注后 2-6 分钟即从膀胱排出）

infraclavicular 锁骨下的

inner canthus 内眦

insoluble compound 不溶性化合物

inspiratory capacity 最大吸气量

inspiratory center 吸气中枢

intercostal 肋间的

intercrestal diameter 髂嵴间径

intermittent catheterization 间歇性导管插入术

intermittent claudication 间歇性跛行

internal carotid 颈内动脉

internal conversion 内倒转术

interstitial cell 间质细胞

intracavitary 腔内的

intracellular 细胞内的

intracerebral 大脑内的

intracoronary 冠脉内的

intracranial 颅内的

intracutaneous 皮内的

intrahepatic cholestasis 肝内胆汁淤滞症

intravascular coagulation 血管内凝血

iodocholesterol 碘化胆固醇

irritable colon 易激性结肠，结肠过敏

ischemic contracture 缺血性（肌）挛缩

ICA internal carotid artery 颈内

动脉
intracranial aneurysm 颅内动脉瘤
islet cell antibody 胰岛细胞抗体
ICAM intercellular adhesion molecule 细胞间黏附分子
ICAO internal carotid artery occlusion 内颈动脉阻塞
ICBP intracellular binding proteins 细胞内结合蛋白
ICBT intercostal-bronchial trunk 肋间动脉支气管动脉干
ICC idiopathic congestive cardiomyopathy 特发性充血性心肌病
immune competent cell 免疫活性细胞
immunocytochemistry 免疫细胞化学
Indian childhood cirrhosis 印度小儿肝硬化（印度 1-3 岁小儿发生的进行性致死性肝硬化）
intensive coronary care 重症冠心病监护
intermittent clean catheterization 间歇性清洁导尿术
ischemic cell change 缺血性细胞变化
ICCA islet cell cytoplasmic antibody 胰岛细胞胞质抗体
ICCE intracapsular cataract extraction 白内障囊内摘出术
ICD immune complex disease 免疫复合体病（由于抗原抗体复合体引起组织损害）
implantable cardioverter-defibrillator 植入式心脏转复除颤器
International Classification of Disease 国际疾病分类
International Committee of Dermatology 国际皮肤病学委员会
intrauterine contraceptive device 宫内节育器
iris chamber depth 虹膜腔深度
ischemic cardiovascular disease 缺血性心血管病
ischemic coronary disease 缺血性冠状动脉疾病
ICDH isocitrate dehydrogenase 异柠檬酸脱氢酶
ICDRG International Contact Dermatitis Research Group 国际接触性皮炎研究组
I cell inclusion cell 包涵体细胞
ICF indirect complement fixation 间接补体结合
intracellular collagen fibrils 细胞内胶原纤维
intracellular fluid 细胞内液
intravascular coagulation with fibrinolysis 纤维蛋白溶解性血管内凝血
ICFV intracellular fluid volume 细胞内液容量
ICG immune complex glomerulonephritis 免疫复合物性肾小球肾炎（= ICGN）
impedance cardiograph 阻抗心动描记器
impedance cephalography 阻抗测颅术
indocyanine green 吲哚青绿（肝功试验用代替 BSP 试验）
ICGN immune complex glomerulonephritis 免疫复合物肾小球肾炎（= ICG）
ICH immuno-compromised host 免疫受损宿主
infection canine hepatitis 犬传染性肝炎
intracerebral hematoma 脑内血

肿
intracranial hemorrhage 颅内出血
intracranial hypertension 头颅内压升高
ICI inflammatory cell infiltrate 炎性细胞浸润
initial chest irradiation 初期胸部照射
intracardiac injection 心内注射
ICIT intensified conventional insulin therapy 强化常规胰岛素疗法
ICLBBB incomplete left bundle branch block 不完全左束支传导阻滞
ICLE intracapsular lens extraction 囊内晶体摘出（白内障手术）
ICM idiopathic cardiomyopathy 特发性心肌病
intravascular contrast media 血管造影剂
ischemic cardiomyopathy 缺血性心肌病
ICMA idiopathic chronic megaloblastic anemia 特发性慢性巨成红细胞性贫血
ICN intensive care nursery 特别护理室（= ICU）
International Council of Nurses 国际护士理事会（1899 年创建，本部在瑞士。1969 年有 63 个成员国）
ICP interdigitation contact position 牙尖交错位，牙位
intracellular potential 细胞内电位
intracellular pressure 细胞内压
intrahepatic cholestasis of pregnancy 妊娠肝内胆汁淤积症
ICR industrial clean room 无尘室
intracardiac repair 心内修补
ICRBBB incomplete right bundle branch block 不完全右束支传导阻滞
ICRC International Committee of Red Cross 红十字会国际委员会
ICS ileocecal sphincter 回盲肠括约肌
immobile cilia syndrome 不动纤毛综合征
immune cattle serum 牛免疫血清
impulse conducting system 冲动传导系统
intercellular space 细胞间隙
intercellular substance 胞间物质
intercostal space 肋间隙
intracerebral stimulation 脑内刺激
iodocholesterol scanning 碘胆固醇扫描
iodocholesterol scintiscan 碘胆固醇闪烁扫描
irritable colon syndrome 大肠易激综合征
ICSA islet cell surface antibody 胰岛细胞表面抗体
ICSD International Classification of Sleep Disorders 睡眠障碍国际分类
ICSI intracytoplasmic sperm injection 胞浆内单精子注射（用于严重少弱精症者，是借助显微操作将精子直接注入卵细胞胞浆内的一种辅助生育技术）
ICT icterus 黄疸
immunoreactive calcitonin 免疫反应性降钙素
immunoreactive cationic trypsinogen 免疫反应性阳离子胰蛋白酶

原
impedance computed tomography 阻抗计算机体层摄影术
indigo carmine test 靛胭脂红试验
indirect Coomb's test 间接库姆斯试验（间接抗人球蛋白试验）
inflammation of connective tissue 结缔组织炎症
insulin coma therapy 胰岛素昏迷疗法
intensified conventional insulin therapy 强化常规胰岛素治疗
intermittent cervical traction 颈椎间歇牵引
interstitial cell tumor 间质细胞瘤
intra-coronary thrombolysis 冠状动脉内血栓溶解
intracranial tumor 颅内肿瘤
intracutaneous test 皮内试验
intro-oral cariogenicity test 口内致龋试验
isometric contraction time 等张性收缩时间
isovolumic contraction time 等容性收缩时间

ICU idiopathic calcareous urolithiasis 特发性石灰质尿石病
intensive care unit 急重症监护病房

ICUS intra-coronary ultrasound 冠状动脉内超声

ICVPCR internally controlled virion PCR 内对照病毒粒子 PCR

ICW intracellular water 细胞内水分

ICWT intact canal wall tympanoplasty 完壁式鼓室成型术

ICZ itraconazole 伊曲康唑，伊他康唑

ID identification 鉴定，识别
idiotype 独特型
idiotypic determinant 个体基因型决定簇
immune defect 免疫缺陷
immunodeficiency disease 免疫缺陷病
immunodiffusion 免疫扩散
immunoglobulin deficiency 免疫球蛋白缺陷
immunological distance 免疫距离
infant death 婴儿死亡
infectious disease 传染病
infective dose 感染剂量
inhibitory dose 抑制剂量
initial dose 初始剂量
injected dose 注射剂量
inner diameter 内径
inside or internal diameter 内径
intercurrent disease 间发病
inter-nipple distance 乳头间距
interstitial disease 间质病
intradermal 真皮内的
intra-duodenal 十二指肠内的
intrinsicoid deflection 非类本位偏转，内偏转或曲折（心电图变化如 QRS 偏转）
iodometry 碘量法
iron deficiency 缺铁症
irritant dermatitis 刺激性皮炎
isosorbide dinitrate 硝酸异山梨醇酯，消心痛
isotope dilution 同位素稀释

I&D incision and drainage 切开引流

IDA image display and analysis 图像显示和分析
iron deficiency anemia 缺铁性贫血

isotopic dilution analysis 同位素稀释分析［法］

IDC infiltrating ductal carcinoma 浸润性导管癌

International Dermatological Committee 国际皮肤病学委员会

intraductal carcinoma 导管内癌

IDDM insulin-dependent diabetes mellitus 胰岛素依赖性糖尿病

IDK internal derangement of the knee 膝关节内紊乱

IDL Intermediate density lipoprotein 中间密度脂蛋白

IDM infant of diabetic mother 糖尿病母亲的婴儿

IDPN intradialytic paraenteral nutrition 透析中肠外营养

IDS immunity deficiency state 免疫缺陷状态

inhibitor of DNA synthesis DNA合成抑制因子

intelligence data system 情报资料系统

interdigital space 指（趾）间隙

Investigative Dermatological Society 皮肤病研究学会

IDT immunosuppressive drug therapy 免疫抑制药物疗法

intradermal test 皮内试验

IDTE immunodeficiency with thrombocytopenia and eczema 血小板减少及湿疹性免疫缺陷病

IDU idoxuridine 碘苷，疱疹净

inject drug user 注射药物乱用者

IDUS intraductal ultrasonograhy 管内超声波检查

IDX index to central literature 中央杂志索引（日本）

intelligent diagnostic X-ray (system) 高效能X线诊断系统

IE idiopathic epilepsy 特发性癫痫

immunoelectrophoresis 免疫电泳（=IEP）

infectious endocarditis 感染性心内膜炎

initial echo 起始波（超声波用语）

inner ear 内耳

irritable esophagus 易激食管

I/E inspiration time, expiration time ratio 吸气相、呼气相时间比

IEA immediate early antigen 前早期抗原

immunoenzymatic assay 免疫酶测定

intravascular erythrocyte aggregation 血管内红细胞凝集

IEC intestinal epithelial cell 肠上皮细胞

intraepithelial carcinoma 原位癌，上皮内癌（=CIS）

ion exchange chromatography 离子交换色谱［法］

ion exclusion chromatography 离子排阻色谱［法］

IED immunoelectro-diffusion 免疫电扩散

individual effective dose 个体有效剂量

IEE inner enamel epithelium 内釉上皮

IEF isoelectric focusing 等电聚焦

IEL intraepithelial lymphocyte 上皮内淋巴细胞

IEM immunoelectron microscope 免疫电子显微镜

ion exchange medium 离子交换

介质
ion exchange membrane 离子交换膜
IEP immunoelectrophoresis 免疫电泳（=IE）
IEX ion exchange 离子交换作用
IF immunofluorescence 免疫荧光法
infrared 红外线的
inhibitory factor 抑制因子
initiation factor 起动因子
interferon 干扰素（=IFN）
intermediate filament 中间丝，胞质细丝
intermediate frequency 中间频度
internal fixation 内固定术
interstitial fluid 组织液
intrinsic factor 内因子
IFA idiopathic fibrosing alveolitis 特发性纤维化肺泡炎
immunofluorescence antibody（assay） 免疫荧光抗体（测定）
immunofluorescence assay 免疫荧光测定法
indirect fluorescent antibody（test） 间接荧光抗体（试验）（=IFAT）
indirect fluorescent assay 间接荧光试验
intrinsic fibrosing alveolitis 内源性纤维化肺泡炎
IFC immunoglobulin-forming cell 免疫球蛋白形成细胞
IFAT immunofluorescent antibody test 免疫荧光抗体试验
indirect fluorescent antibody test 间接荧光抗体试验（=IFA）
IFI inflammatory foci imaging 炎症病灶显像（用于寻找体内感染病灶）
IFN interferon 干扰素（=IF）
IFT immunofluorescent technique 免疫荧光法
immunofluorescence test 免疫荧光试验
IFTT intravenous fat tolerance test 经静脉脂肪耐量试验
IG icterogram 黄疸检查图
idiopathic glomerulonephritis 特发性肾小球肾炎
immunoglobulin 免疫球蛋白
intraglossal 舌内的
intestinal ganglioneuromatosis 肠神经节瘤病
intragastric 胃内的
IgA Immunoglobulin A 免疫球蛋白 A
IGCS International Gynecologic Cancer Society 国际妇科癌学会
IGD infectious granulomatous disease 传染性肉芽肿病
IgD immunoglobulin D 免疫球蛋白 D
IgE immunoglobulin E 免疫球蛋白 E
IGF insulin-like growth factor 胰岛素样生长因子
immunoglobulin F 免疫球蛋白 F
IgG immunoglobulin G 免疫球蛋白 G
IgG-R immunoglobulin G receptor 免疫球蛋白 G 受体
IgG-SC immunoglobulin G secreting cell 免疫球蛋白 G 分泌细胞
IGH idiopathic guttate hypomelanosis 特发性滴状色素减退症
IgM immunoglobulin M 免疫球蛋白 M（=γM）
IgM-SC immunoglobulin M secreting cell 免疫球蛋白 M 分泌细胞

IGS immunogold stain 免疫金染色法

IGSS immunogold silver stain 免疫金银染色法

IGT impaired glucose tolerance 糖耐量低减

IgT immunoglobulin T 免疫球蛋白 T

IGTT intravenous glucose tolerance test 经静脉糖耐量试验

IH idiopathic hemochromatosis 特发性血色素沉着（症），特发性血色病
idiopathic hirsutism 特发性多毛症
idiopathic hypercalciuria 特发性高钙尿
idiopathic hyperphosphatasia 特发性高磷酸酶症
immediate hypersensitivity 速发型超敏反应
impetigo herpetiformis 疱疹样脓疱病
incomplete healing 不完全愈合
infectious hepatitis 传染性肝炎
intermittent heparinization 间歇性肝素化
intima hyperplasia 内膜增生
intracerebral hematoma 大脑内血肿

IHA implantable hearing aid 植入型助听器
indirect hemagglutination 间接血细胞凝集反应
iodinated human albumin 放射性碘标记人白蛋白，碘化人白蛋白

^{131}I-HAS iodinated human serum albumin ^{131}碘标记人血清白蛋白

IHBD intrahepatic biliary duct 肝内胆管

IHC idiopathic hemochromatosis 特发性血色素沉着病
inner hair cell 内毛细胞

IHD ischemic heart disease 缺血性心脏病

IHG immunoreactive human gastrin 人免疫反应性胃泌素

IHH idiopathic hereditary hemochromatosis 特发性遗传性血色素沉着（病）

IHI impact of hypertension information 高血压情报效果

IHLES idiopathic hypertensive LES 特发性下食管括约肌高压

IHM invasive hydatidiform mole 侵蚀性葡萄胎

IHP idiopathic hypoparathyroidism 特发性甲状旁腺功能减退
idiopathic hypopituitarism 特发性垂体功能减退
interstitial hydrostatic pressure 间质静水压

IHR intrinsic heart rate 心脏固有心率

IHSS idiopathic hypertrophic subaortic stenosis 特发性肥厚性主动脉瓣下狭窄

IHTT interhemispheric transfer time 半球间传达时间

II icterus index 黄疸指数（正常参考值：4-6 单位）
image intensifier 图像增强管（X 线透视装置）

IIC ion interaction chromatography 离子相互作用色层分析法

IIDR image intensifier digital radiography 影像增强数字 X 线照相术

IIEF international index of erectile function 勃起功能国际指数

IIF indirect immunofluorescence

间接免疫荧光

IIP idiopathic interstitial pneumonia 特发性间质性肺炎

IIT intensive insulin therapy 强化胰岛素疗法

IIVH intermittent intravenous hyperalimentation 间歇的经静脉高营养

IIVP intensive intravenous pyelography 强化经静脉性肾盂造影法

IJOP idiopathic juvenile osteoporosis 特发性幼年骨质疏松

IJP idiopathic juvenile periodontitis 特发性青少年牙周炎
inhibitory junctional potential 抑制性接合部电位

IJV internal jugular veins 颈内静脉

IK immunoconglutinin 免疫胶固素，免疫粘合素（对已结合的补体成分的自身抗体，细菌病毒感染时升高）

IL illustrate 图示
immunoblastic lymphadenopathy 免疫母细胞性淋巴结病
interleukin 白细胞介素
interlingua 舌间
intestinal lymphangiectasia 肠淋巴管扩张症

IL-1 interleukin 1 白细胞介素 1，白介素 1（到 2001 年被正式命名白介素有 23 种）

ILA insulin like activity 胰岛素样活性

ILAS insulin like activity substance 胰岛素样活性物质

ILBBB incomplete left bundle branch block 不完全左束支传导阻滞

ILC ichthyosis linearis circumflex 迂回线状鱼鳞病
infiltrating lobular carcinoma 浸润性小叶癌

ILCP interstitial laser coagulation prostatectomy 激光凝固前列腺切除术

ILD induced labyrinthine deviation 诱发性迷路性偏斜
interstitial lung disease 间质性肺病
ischemic limb disease 缺血性肢体病

Ile isoleucine 异亮氨酸（=I）

ILGF insulin-like growth factor 胰岛素样生长因子

ILL illusion 幻觉
illustrated, illustration 附有插图，插图
illustrator 插图画家

ILO International Labor Organization 国际劳工组织

ILS increased in life span 延长寿命
inflammatory liposarcoma 炎性脂肉瘤
isotope liver scan 同位素肝扫描

ILV induced leukemia virus 诱发白血病病毒

ILVEN inflammatory linear verrucous epidermal nevus 炎性线形疣状表皮痣

ILVT idiopathic left ventricular tachycardia 特发性左室心动过速

IM Index Medicus 医学图书索引（=MI，Ind Med）
infectious mononucleosis 传染性单核细胞增多症
Institute of Medicine 医学研究所
internal medicine 内科，内科学
intermuscular 肌间的
intestinal metaplasia 肠上皮化生

intramedullary 髓内的
intramuscular 肌肉内
IMA inferior mesenteric artery 肠系膜下动脉
internal mammary artery 乳内动脉
internal maxillary artery 颌内动脉
^{131}I-MAA iodinated macro aggregated albumin ^{131}碘标记巨凝集白蛋白
IMB image memory board 图像存贮板
intermenstrual bleeding 月经间期出血
IMC immunological memory cell 免疫记忆细胞
indomethacin 消炎痛
interdigestive myoelectric complex 消化间期复合肌电
IMCD inner medullary collecting duct 髓质内层集合管
IMD immunizing dose 免疫剂量
ImD_{50} median immunizing dose 中等免疫剂量
Imm immune 免疫
Immat immature 未熟的
Immun immunity 免疫（性）
immunization 免疫法，免疫接种
immunize 使免疫性
immunological 免疫的
immunologist 免疫学者
immunology 免疫学
IMP imipramine 丙咪嗪（抗抑郁药）
incomplete male pseudohermaphroditism 不完全性男性假两性畸形
inosine monophosphate 次黄（嘌呤核）苷酸，肌苷一磷酸
interface message processor 界面信息处理器
intramyocardial pressure 心肌内压
imp impotence 阳痿
improve 改良
improvement 改良
IMPA incisal mandibular plane angle 下颌切牙平面角
IMPO immunoperoxidase 免疫过氧化物酶
IMR infant mortality rate 婴儿死亡率
infectious mononucleosis receptor 传染性单核细胞增多症受体
Institute for Medical Research 医学研究所（美国）
ischemic mitral regurgitation 缺血性二尖瓣反流
IMS immune serum 免疫血清
immunomagnetic separation 免疫磁性分离法
infant muggy syndrome 婴儿闷热综合征
infectious mononucleosis syndrome 传染性单核细胞增多症综合征
intermediate syndrome 中间综合征（有机磷中毒的并发症）
irradiate measuring system 照射测量系统
IMV intermittent mandatory ventilation 间歇性强制通气
intermittent mechanical ventilation 间歇性机械通气
IN impetigo neonatorum 新生儿脓疱疮
intranasal 鼻内
^{111}In indium-111 ^{111}铟（放射性同位素）

^{113m}In Indium 113^{m} 铟 113^{m}（^{113}锡（^{113}Sn）的子系物质。^{113}Sn 的半衰期为 118 日，^{113m}In 的半衰期是 173 小时。以挤奶法（采取放射性核素的方法）自核素发生器取出后用于人体检查）

in inch 英寸（英制度量衡的长度单位。1 inch = 25mm）
insulin 胰岛素

Inc include 包括
incomplete 不完全的，不完善的
incorporated 参入的，混合的，合并的
incorporated, incorporation 股份公司；结合的
increase, increasing 增加，增大
incurable 不能治愈的

IncB inclusion body 包涵体（= IB）

Ind index 索引；指数；食指
India, Indian 印度，印度的
industrial 工业的

in d in die 每日（处方用语）

Ind Med Index Medicus 医学论文索引（= IM，MI）

Inf infection 感染
infectious 感染的
inferior 下的
infirmary 诊所
infusion 注入；输入；注射（= Inj）

inflamm inflammation 炎症
inflammatory 炎症性

info information 情报

ING intense neutron generator 强中子发生器

InGP indolglycerophosphate 吲哚甘油磷酸

INH isoniazid（isonicotinoylhydrazine） 异烟肼（抗结核药）

inh inhalation 吸入

inhib inhibition 抑制

INI intranuclear inclusion 核内包涵体

Inj injection 注射（= Inf）
injure, injury 伤害

inl initial 最初，初期

INN International Nonproprietary Names 国际非专利药名

Ino inosine 肌苷

Inoc inoculated 已接种
inoculation 接种

Inop inoperable 不能手术

Inorg inorganic 无机的

INP index number of prices 物价指数
intracellular negative potential 细胞内负电位

INPRCNS information processing in［central］nervous system［中枢］神经系信息处理

INPV intermittent negative pressure ventilation 间歇性负压换气

INR International Normalized Ratio 国际正常化比率

INS idiopathic nephrotic syndrome 特发性肾病综合征
insulin 胰岛素测定（RIA 法正常参考值：空腹：5-25μIU/ml；试验餐后 1h：30-150μIU/ml；2h：20-96μIU/ml；3h：2-53μIU/ml；口服葡萄糖或馒头餐后峰值为基础值的 5-10 倍，多数在 50-130μIU/ml，并紧随 OGTT 曲线 15min 后出现，3h 降至空腹水平。临床意义：主要用于了解胰岛功能情况。协助糖尿病的分型。正常时血糖上升，伴随胰岛素增加。1 型糖

尿病患者给糖后胰岛无反应，胰岛素不增加。2型糖尿病患者给糖后胰岛素释放可以增高，或接近于正常或减少）
insurance 保险
ion neutralization spectroscopy 离子中和分光法

INS-Ab insulin antibody 胰岛素抗体（RIA法正常参考值：<5%；临床意义：长期使用动物胰岛素治疗的病人可产生胰岛素抗体）

Insol insoluble 不溶性的

InsP inositol phosphate 磷酸肌醇

Inst institute 研究所
instructor 指导者
instrument 器具，手段
instrumental 器具的
instrumentation 器械使用

insuf insufficient 不充分

Int intake 摄取；吸入
internist 内科医师

Intell intelligence 智能

Intl international 国际的

Int Med internal medicine 内科

in vit in vitro 活体外

in viv in vivo 活体内

IO idiopathic osteolysis 特发性骨溶解症
inferior oblique 下斜（肌）

I&O intake and output 摄取及排出

IOC in our clinic 在我们科室

IOD immediate oxygen demand 直接需氧量
integrated optical density 积分光密度

IOFB intraocular foreign body 眼球内异物

IOH idiopathic orthostatic hypotension 特发性起立性低血压

IOHS idiopathic orthostatic hypotension syndrome 特发性起立性低血压综合征

^{131}I-OIH ^{131}I-ortho-I-hippurate ^{131}碘标记邻碘马尿酸盐（为肾图检查的示踪剂）

IOL intraocular lens ［人工］晶体

IOLP intraocular lens power ［人工］晶体强度

IOM Institute of Medicine 医学研究所（美国）
intraocular malignant melanoma 眼内恶性黑色素瘤

ION ischemic optic neuropathy 缺血性视神经病

IOP intraocular pressure 眼内压（正常参考值：11-20mmHg）

IORT intraoperative radiation therapy 术中照射治疗

IOS impulse oscillometry 脉冲振荡法
inferior occipital sulcus 枕下沟
International Organization for Standardization 国际标准化组织
interocclusal space 殆面间的

IP ice point 冰点
idiopathic polyneuritis 特发性多神经炎
image plate 影像板
immunoperoxydase 免疫过氧化物酶
impedance plethysmography 阻抗体积描记法
incubation period 潜伏期；孵育期
index of phagocytosis 吞噬指数
indirect portography 间接门静脉造影术
infection prevention 预防感染，

预防传染
inositol phosphate 磷酸肌醇
instantaneous pressure 瞬时压力
International Pharmacopoeia 国际药典
internus paresis 内直肌麻痹
interphalangeal [joint] 指(趾)间[关节]
interstitial pneumonitis 间质性肺炎
intracellular potentia1 细胞内电位
intraperitoneal 腹膜内的
intravenous pyelography 静脉肾盂造影术
inverted papilloma 内翻性乳头[状]瘤
ionic potential 离子电位
isoelectric point 等电点
isoproterenol 异丙肾上腺素

IP_3 inositol trisphosphate 三磷酸肌醇

IPA including particular average 包括特殊平均
incontinentia pigmenti achromians 无色素性色素失调症
infantile papular acrodermatitis 婴儿丘疹性肢皮炎
intralobar pulmonary artery 肺叶内动脉
isopropyl alcohol 异丙醇
isopropylarterenol 异丙(去甲)肾上腺素，喘息定

IPC intraperitoneal chemotherapy 腹腔内化疗

IPD inflammatory pelvic disease 盆腔炎症性疾病
intermittent peritoneal dialysis 间歇性腹膜透析
interpupillary distance 瞳孔间距离
isotope powered device 同位素动力装置

IPDA inferior pancreaticoduodenal artery 胰十二指肠下动脉

IPDV inferior pancreaticoduodenal vein 胰十二指肠下静脉

IPE interstitial pulmonary emphysema 间质性肺气肿

IPF idiopathic pulmonary fibrosis 特发性肺纤维化
interstitial pulmonary fibrosis 间质性肺纤维化

IPH idiopathic portal hypertension 特发性门静脉高压
idiopathic pulmonary hemosiderosis 特发性肺含铁血黄素沉积[症]
intraparenchyma hemorrhage [脑] 实质出血

IPHP intraperitonial hyperthermic perfusion 腹腔内温热灌注疗法

IPI intraperitoneal injection 腹腔内注射
intraperitoneal insemination 腹腔内注入精子(人工授精)

IPK intractable plantar keratosis 难治的足底角化病
intrastroma photorefractive keratectomy 基质内光性屈光性角膜切除术

IPL idiopathic plasmacytic lympha-denopathy 特发性浆细胞淋巴结病
inter-peak latency 波间潜伏期，峰间潜伏期

IPN infantile periarteritis nodosa 婴儿结节性动脉外膜炎
infantile polyarteritis nodosa 婴儿结节性多动脉炎

interstitial pneumonia 间质性肺炎
isolated pigmented naevus 孤立性色素痣
IPNPB intermittent positive negative pressure breathing 间歇正负压呼吸法
IPNPV intermittent positive negative pressure ventilation 间歇性正负压换气
IPO intrahepatic portal vein obstruction 肝内门静脉闭塞症
IPP intrapericardial pressure 心包内压
intrapleural pressure 胸膜内压
IPPA ^{123}I-iodophenylpentadecanoic acid ^{123}I-碘苯五十碳酸
inspection, palpation, percussion, auscultation 视诊、触诊、叩诊、听诊
IPPV intermittent positive pressure ventilation 间歇正压通气,间歇性正压换气
IPSP inhibitory postsynaptic potential 抑制性突触后电位
I-PSS international prostate symptom score 国际前列腺症状评分
IPT indexed, paged and titled 编索引,标页码及加标题
individual perception threshold 个体感觉阈
inflammatory pseudotumor 炎性假瘤
interpersonal psychotherapy 人际［关系］心理治疗
intraductal papillary tumor 管内乳头肿瘤
IPV immunoreactive polymyositis vaccine 免疫反应性多发肌炎疫苗
inactivated poliovirus vaccine 灭活脊髓灰质炎病毒疫苗
infectious pustular vaginitis 感染性脓疱性阴道炎
infectious pustular vulvovaginitis 感染性脓疱性外阴阴道炎
IPZ insulin, protamine zinc 精蛋白锌,胰岛素
IQ intelligence quotient 智（力）商（IQ = 智力年龄（MA）/实际年龄（CA）× 100,70-55 轻愚,55-35 痴愚,35-0 白痴）
IR immune response 免疫反应
immunoreactive 免疫反应性的
inactive renin 失活肾素
incidence rate 发生率
incomplete response 不完全反应
index of response 反应指数
inferior rectus 下直（肌）
information retrieval 情报检索,信息检索
infrared 红外线;红外（线）的
infrared radiation 红外线辐射
inside radius 内径
inspiratory reserve 吸气储备
insulation resistance 绝缘电阻
insulin receptor 胰岛素受体
insulin resistance 胰岛素拮抗（机体组织对胰岛素对抗,导致胰岛素分泌增加）
interventional radiology 介入性放射学
inverted repeat 反向重复（序列）
IRA ileorectal anastomosis 回肠直肠吻合［术］
immune regulatory alpha-globulin 免疫调节 α-球蛋白
immunoradiometric assay 免疫放射法测定

infarction related artery 梗塞相关血管
infrared A 短波红外线，红外线A
intravenous regional anaesthesia 静脉区域麻醉
intravenous renal arteriography 经静脉肾动脉造影术

IRBBB incomplete right bundle branch block 不完全右束支传导阻滞

IRC infrared C 长波长红外线
International Red Cross 国际红十字会（为红十字国际委员会、红十字社联盟及各国红十字会的总称）

IRCU intensive respiratory care unit 呼吸系统重症监护病房

IRD idiopathic respiratory disease 特发性呼吸系疾病
insulin resistance diabetes 胰岛素拮抗性糖尿病
ischemic renal disease 缺血性肾病

IRDNI idiopathic respiratory distress of the new-born infant 特发性新生儿呼吸窘迫

IRDS idiopathic respiratory distress syndrome 特发性呼吸窘迫综合征
infant respiratory distress syndrome 婴儿呼吸窘迫综合征

IRE immunoreactive esterase 免疫反应性酯酶
inhibitor resistant esterase 抑制物抗酯酶
internal rotation in extension 伸展位内旋

IRF impaired renal function 肾功能受损
internal rotation in flexion 屈曲位内旋

IRF1 interferon regulating factor 1 干扰素调节因子1

IRG immunoreactive gastrin 免疫反应性胃泌素
immunoreactive glucagon 免疫反应性高血糖素

IRI immunological responsible insulin 免疫反应性胰岛素
immunoreactive insulin 免疫反应性胰岛素

IRL infrared lamp 红外线灯
infrared light 红外光，红外线，红外灯

IRM immunoreactive motilin 免疫反应性胃动素

IRMA immunoradiometric analysis 免疫放射分析
immunoradiometric assay 免疫放射分析法
intraretinal microvascular abnormality 视网膜内微血管异常

iRNA immunogenic ribonuclear acid 免疫原性核糖核酸
informational ribonuclear acid 信使核糖核酸

IRP immunoreactive proinsulin 免疫反应性胰岛素原
immunoreactive prolactin 免疫反应性催乳激素
incus replacement prosthesis 砧骨假体置换
isovolumic relaxation period 等容舒张期

IRPF idiopathic retroperitoneal fibrosis 特发性腹膜后纤维化

IRPTC International Registry of Potentially Toxic Chemicals 可能有害物质国际登录制

IRPTH immunoreactive parathyroid hormone 免疫反应性甲状

旁腺激素
IRR intrarenal reflux 肾内反流
Irreg irregular 不规则
Irrig irrigation 灌注
IRS immunoreactive somatostatin 免疫反应性促生长激素抑制激素
IRSA idiopathic refractory sideroblastic anemia 特发性难治性铁粒幼细胞性贫血
IRT immunoreactive trypsin 免疫反应性胰蛋白酶
infrared thermogram 红外温度记录图
infrared thermography 红外热记录法
infrared thermometer 红外线温度计
infrared transillumination 红外线透照法
isovolumic relaxation time 等容舒张时间
IRV inspiratory reserve volume 补吸气容积，吸气储备量（指平静吸气后所能吸入的最大气量）
IS idiopathic scoliosis 特发性脊柱侧凸
immune serum 免疫血清
immune suppression 免疫抑制
immunological surveillance 免疫监视
in situ 原位
infantile spasm 婴儿痉挛
infarct size 梗死面积
influenza syndrome 流感综合征
insertion sequence 插入序列
intercostal space 肋间
interspace 间隙
interspinous diameter 髂前上棘间径（23-26cm，间接推测骨盆上口横径）
intraspinal 脊柱内的
intraventricular septum 室间隔
ISA intrinsic sympathomimetic activity 内在拟交感活性
ionic strength adjustor 离子强度调节器
ISC immunoglobulin-secreting cell 免疫球蛋白分泌细胞
International Society of Cardiology 国际心脏病学会
interstitial cells 间质细胞（=IC）
irreversibled sickle cells 不可逆性镰状红细胞
ISE inhibitor sensitive esterase 抑制物敏感性酯酶
ion selective electrode 离子选择电极
ISG immune serum globulin 免疫血清球蛋白
ISGE International Society of Gastroenterology 国际胃肠病学会
ISH icteric serum hepatitis 黄疸型血清性肝炎
in situ hybridization 原位杂交
International Society of Hematology 国际血液病学会
International Society of Hypertension 国际高血压联盟
isolated systolic hypertension 单纯收缩期高血压
ISHAM International Society for Human and Animal Mycology 国际人类与动物真菌学学会
ISIM International Society of Internal Medicine 国际内科学会
ISIS image selected in vivo spectroscopy 体内影像选择分光法
ISO International Standardization Organization 国际标准化组织
ISP immunoreactive substance P

免疫反应性P物质
infrared spectrophotometer 红外线分光光度计
insulin-specific protease 胰岛素特异性蛋白酶
intrasplenic pressure 脾内压
isolated soybean protein 分离的大豆蛋白
isotope separation power 同位素分离率

ISPTA spatial peak temporal acoustic intensity 空间峰值瞬时声强（超声探头输出功率）

ISR in-stent restenosis 支架内再狭窄
Institute for Sex Research 性研究所

ISRP internal surface reversed phase 内面逆相（表面亲水性，内面疏水性）

ISS injury severity score 创伤严重度评分
International Skeletal Society 国际骨骼学会
International Society of Surgery 国际外科学会
International Sunshine Society 国际日光学会
ion scattering spectroscopy 离子散射分光法

iss issue 集，辑；发行

IST injection sclerotherapy 注射硬化疗法
insulin secretion test 胰岛素分泌试验
insulin sensitivity test 胰岛素敏感试验
insulin shock therapy 胰岛素休克疗法
isometric systolic tension 等长收缩张力

ISTD International Society of Tropical Dermatology 国际热带皮肤病学学会

ISU International Scientific Union 国际科学联合会
International Society of Urology 国际泌尿学会

I sub inhibitor substance 抑制物质

ISVN International System of Virus Nomenclature 国际病毒系统命名法

IT immature teratoma 未成熟性畸胎瘤
immunity test 免疫（性）试验
immunotherapy 免疫治疗
implantation test 植入试验
inferior turbinate 下鼻甲
inhalation test 吸入试验
inhalation therapy 吸入疗法
intertrochanteric diameter 粗隆间径（28-31cm，间接推测中骨盆横径）
intestinal type 肠型
intradermal test 皮内试验
intrathoracic 胸内的，胸廓内的
intratracheal 气管内的
intratracheal tube 气管内插管
intratumoral 瘤内的
isomeric transition 同分异构转变

ITA inferior temporal artery 颞下动脉
International Temperance Association 国际戒酒协会
International Tuberculosis Association 国际结核病学会
internal thoracic artery 胸廓内动脉

ITCVD ischemic thrombotic cerebrovascular disease 缺血性血栓

性脑血管疾患

ITD intralobar terminal duct 小叶内终末管

ITN intratracheal narcosis 气管内麻痹

ITP idiopathic thrombocytopenic purpura 特发性血小板减少性紫癜
immune thrombocytopenia 免疫性血小板减少症
immunologic thrombocytopenic purpura 免疫性血小板减少性紫癜
inosine triphosphate 三磷酸肌苷
intra-thoracic pressure 胸内压
isoimmune thrombocytopenia 同族免疫性血小板减少症
isotachophoresis 等速电泳

ITPA illinois test of psycholinguistic abilities 伊利诺斯心理语言能力测验

^{131}I-T_3RSU test ^{131}I triiodothyronine resin sponge uptake triosorb test 三碘甲状腺原氨酸树脂摄取实验

ITT insulin tolerance test 胰岛素耐量试验
internal tibial torsion 胫骨内扭转
iodine tolerance test 碘耐量试验

ITV infant triggered ventilation 婴儿触发通气
instructional television 教学电视
idoxuridine 碘苷，疱疹净（抗病毒药）

IU immunizing unit 免疫单位
infectious unit 感染单位
international unit 国际单位（测量维生素、激素及抗生素等的量及其效价时，以国际上确定的标准样品作为单位）
intrauterine 子宫内的

IUA intrauterine adhesion 宫腔粘连

IUC idiopathic ulcerative colitis 特发性溃疡性结肠炎
indwelling urethral catheterization 留置尿道导管插入术
International Union of Chemistry 国际化学联合会

IUD intrauterine death 子宫内死亡
Intrauterine device 宫内避孕器
intrauterine diaphragm 子宫内隔膜

IUF isolate ultrafiltration 单纯超滤

IUGR intrauterine growth retardation 宫内发育迟缓

IUI intrauterine infection 子宫内感染
intrauterine insemination 宫内人工授精（用于少精症者）

IUT International Union Against Tuberculosis 国际防痨协会
International Union of Therapeutics 国际治疗学联合会
intraperitoneal transfusion 腹腔内输血
intrauterine transfusion 子宫内输血

IUVDT International Union Against the Venereal Diseases and the Treponematoses 国际性病与密螺旋体病防治联合会

IV ichthyosis vulgaris 寻常鳞癣，普通鳞癣
influenza virus 流感病毒
interventricular （心）室间的
intervertebral 椎（骨）间的
intravenous 静脉内的
iodine value 碘值

i vac in vacuum 真空内的

IVBAT intravascular bronchioloalveolar tumor 血管内细支气管肺泡

癌

IVC inferior vena cava 下腔静脉
inferior vena cavagram 下腔静脉图
inspired vital capacity 吸气肺活量
intravascular compartment 血管内腔隙
intravenous cholangiogram 静脉内胆管造影照片
intravenous cholangiography 静脉内胆管造影术

IVCD intraventricular conduction delay 心室内传导延迟
intraventricular conduction disturbance 心室内传导障碍

IV Drip intravenous drip infusion 静脉点滴注射

IVCS intrapelvic venous congestion syndrome 骨盆内静脉性充血综合征

IVCT isovolumic contraction time 等容量收缩时间

IVDSA intravenous digital subtraction angiography 经静脉数字减影血管造影术

IVDU intravenous drug use(r) 静注药物乱用（者）

IVF intravascular fasciitis 血管内筋膜炎
intravascular fluid 血管内液
in vitro fertilization 体外受精

IVFB intravascular foreign body 血管内异物

IVF ET in vitro fertilization and embryo transfer 体外受精及胚胎移植

IVGTT intravenous glucose tolerance test 静脉内葡萄糖耐量试验

Iv gtt intravenously guttae 静脉滴注

IVH intravascular hemolysis 血管内溶血
intraventricular hemorrhage 脑室内出血
intravenous hyperalimentation 静脉高营养

IVIG intravenous immune globulin 静脉［注射］免疫球蛋白

IVM immediate visual memory 即刻视觉记忆
interventional medicine 介入医学
intravascular mass 血管内物质
in vivo metric system 活体测量系统

IVP idioventricular pacemaker 心室自主起搏点
intravenous push 静脉内冲注
intravenous pyelogram 静脉肾盂造影

IVS intact ventricular septum 完整室间隔
interventricular septum 室间隔

IVU intravenous urography 经静脉尿路造影术

IVUS intravascular ultrasound 血管内超声

IW incised wound 刀伤，割伤
insensible water 不显性水分
isotopic weight 同位素量

IWL insensible water loss 不显性失水

J

J joint 关节
joule 焦耳（热量单位：1kcal = 4.184kJ）

J, Jour journal 杂志，期刊

JAK Janus kinase Janus 激酶

JAMA Journal of American Medical Association 美国医学会杂志

JAMS Japanese Association of Medical Science 日本医学科学会

Jap Japan, Japanese 日本，日本的

jaund jaundice 黄疸

JBE junctional bullous epidermatosis 交界大疱性表皮病

JBL Juxta-clavicular beaded lines 近锁骨串珠线（毛囊性湿疹的一种）

JCA junior chronic arthritis 幼年慢性关节炎

J chain joining chain 联结链，J 链

JCP juvenile chronic polyarthritis 青年性慢性多发性关节炎

JD jejunal diverticulitis 空肠憩室炎
juvenile diabetes 青年型糖尿病

JDDW Japan Digestive Disease Week 日本消化器病周

JDH juvenile dermatitis herpetiformis 青少年疱疹样皮炎

JDM juvenile diabetes mellitus 青年型糖尿病

JDMS juvenile dermatomyositis 青少年皮肌炎

JG juxtaglomerular 近肾小球，球旁的

JGA juxtaglomerular apparatus 肾小球旁器官

JGC juxtaglomerular cell 球旁细胞

JHH John Hopkins Hospital 约翰霍普金斯医院［美］

JHUSM John Hopkins University School of Medical 约翰霍普金斯大学医学院

JL Judkins left coronary catheter Judkins 左冠脉造影导管

JNA juvenile nasopharyngeal angiofibroma 青年期鼻咽血管纤维瘤

JNC Joint National Committee 全国联合委员会

JP juvenile parkinsonism 青年性帕金森病
juvenile periodontitis 青少年牙周炎

J-PCR junction PCR 连接 PCR

JPD juvenile plantar dermatosis 青少年跖皮肤病

JPEG joint photographic expert group 联合图片专家组

JPH juvenile plantar hyperkeratosis 青少年跖角化过度症

JR Judkins right coronary catheter Judkins 右冠脉造影导管

Jr, jr junior 年少的，小（在人名前或后，如 John Smith jr 即小史密斯）

JRA juvenile rheumatoid arthritis 青年类风湿性关节炎

juve para juvenile paralysis 青年性进行麻痹

JVP jugular venous pressure 颈静脉压

JXG juvenile xanthogranuloma 幼年黄色肉芽肿

K

K absolute zero 绝对零
constant 常数
electrostatic capacity 静电容量
(equilibrium) constant (平衡)常数
(ionization) constant (电离)常数
kalium 钾
kappa K(大写),κ(小写)希腊语第10个字母
Kapsel (capsular) antigen 荚膜抗原,K抗原
Kathode 阴极(=Ka)
kerma 比释动能(γ线,中子线的能量单位)
kidney 肾脏
killer 杀伤细胞
lysine 赖氨酸(=Lys)
phagocytic index 吞噬指数

KA keratoacanthoma 角化棘皮瘤

Ka kathode 阴极(=K)

KAF kinase activating factor 激酶活化因子

KAFO knee-ankle-foot orthosis 膝、踝、足关节支具

Kap kappa light chain quantitative in serum and urine 血和尿中的κ轻链(血正常参考值:0.6-1.3mg/L,尿0-20mg/L;升高见于:多发性骨髓瘤、慢性淋巴细胞白血病及肾功能不良)

KB ketobutyric acid 丁酮酸
ketone body 酮体

kb kilobase 千碱基对(核苷酸链所含碱基单位,标示核酸序列长度的单位)

KBR ketone body ratio 酮体比

KC keratinocyte 角质形成细胞
keratoconjunctivitis 角[膜]结膜炎
Kupffer's cell 库普弗细胞(星形细胞)

KCA keratinocyte cytoplasmic antibody 角质细胞胞质抗体

kcal kilocalorie 千卡

K cell killer cell 杀伤细胞

kCi kilo Curie 千居里(放射活性单位,等于1000居里)

KCP knee chest posture 膝胸位

kcps kilocycles per second 每秒千周

KCS keratoconjunctivitis sicca 干燥性角膜结膜炎

KCZ ketoconazole 酮康唑(抗真菌剂)

KD kidney disease 肾脏疾病

KDSM keratinizing desquamative squamous metaplasia 角化脱屑鳞状化生

KE kinetic energy 动能

Ke exchangeable body potassium [kalium] 可交换的体内钾

Keq equilibrium constant 平衡常数

Kerma kinetic energy release in material 开马(放射学能量单位)

KET ketamine 氯胺酮(麻醉药)

Keto ketogenic 生酮的

keton 酮
ketonemia 酮血症
ketonuria 酮尿
ketosis 酮症

KFR Kayser Fleischer's ring 凯泽尔-弗莱舍尔环（角膜边缘部的色素环，呈黄绿色或褐色或金黄色，见于肝豆状核变性）

KFSD keratosis follicularis spinulosa decalvans 脱发性小棘毛囊角化病

kg kilogram 千克

KGF keratinocyte growth factor 角质形成细胞生长因子

KGL kalium gluconate 葡萄糖醛酸钾

kgps kilogramme per second 千克/秒

kgm kilogramme meter 千克/米

17-KGS 17-ketogenic steroids 17-生酮类固醇

KHb potassium hemoglobinate 血红蛋白钾盐

KHF killer helper factor 辅助杀伤细胞
Korean hemorrhagic fever 韩国型出血热

KHM keratoderma hereditaria mutilans 遗传性毁形性皮肤角化病

kHz kilohertz 千赫［兹］（每秒1000 次振动）

KI kernicterus 核黄疸
Krönig's isthmus 克勒尼希峡（锁骨以上肺尖所在区）
potassium iodide 碘化钾

KID keratitis, ichthyosis and deafness 角膜炎，鱼鳞癣与耳聋症

kid kidney 肾

kilo thousand 1千

KJ knee jerk 膝反射（深反射之一，使股四头肌略呈紧张状态，轻叩膝韧带时小腿出现伸展现象。反射中枢有 L2-L4。反射弓损伤时则反射减弱或消失；中枢以上的反射抑制径路损伤时则亢进）

KL killed and living 无活性和活性疫苗

KLH keyhole limpet hemocyanin 钥孔蝛血蓝蛋白，血蓝素（从软体动物钥孔蝛提取的血蓝素，常用作哺乳动物实验性抗原）

Km Michaelis constant 米凯利斯常数（酶反应速度达到其最高速度一半时的底物浓度）

km kilometre 千米

KO knee orthosis 膝关节支具

KOH potassium hydroxide 氢氧化钾

KP keratic precipitate 角膜后沉着物
keratitis punctate 点状角膜炎
ketoprofen 酮基布洛芬（抗炎镇痛药）

kp kilopound 千磅

KPE Kolman phacoemulsification 科尔默晶状体乳化法（摘出术）

KPTT kaolin partial thromboplastin time 白陶土部分凝血活酶时间

krad kilorad 千拉德（射线吸收剂量单位）

KRP Kolmer test with Reiter protein 赖特尔蛋白-科尔默试验（用 R 蛋白实验检查梅毒）

KS Kaposi's sarcoma 卡波西肉瘤（皮肤多发性出血性肉瘤）
Kawasaki syndrome 川畸综合征（婴儿急性热性皮肤黏膜淋巴结综合征）
ketogenic steroids 生酮类固醇
Klinefelter's syndrome 克莱恩费尔特综合征（细精管发育障碍症）

ks Kaposi's sarcoma 卡波西肉瘤，皮肤多发性出血性肉瘤

ks kilosecond 千秒

17-KS 17-ketoseroid 17-酮类固醇（正常参考值：成人男性：8.2-13.6mg/24h，女性：平均值6.0-10mg/24h。升高见于：皮质醇增多症（库欣综合征）、肾上腺皮质癌、睾丸瘤等；减低见于：阿迪森病、肾上腺皮质功能减退症、垂体前叶功能减退症、睾丸功能减退、肝硬化、某些慢性消耗性疾病）

KSM kasugamycin 春雷霉素

KSS K-space segmentation K空间分段采集

KT Kahn test 康氏试验（检测梅毒）
ketamine 氯胺酮（全身麻醉剂）
kinetin 激动素

KUB kidney and upper bladder 肾与膀胱上部
kidney, ureter and bladder（X ray） 肾、输尿管与膀胱（平片）

KV killed vaccine 灭活疫苗

kv kilovolt 千伏

kvo keep vein open 确保静脉开放

kw kilowatt 千瓦

L

L Lactobacillus 乳酸杆菌属
lambda Λ（大写），λ（小写）希腊语第11个字母
latin 拉丁语
leaf （书刊等的）张
lecithin 卵磷脂
left 左
length 长
lepra 麻风
lethal 致死，致命的
leucine 亮氨酸
levo 左旋
levorotatory 左旋性的
licenced to practice 开业执照
light 轻
light sense 光感觉
line 线
lingual 舌的
liter 升
liver 肝脏
location 部位（用于食管静脉曲张部位的描述）
longitudinal 纵轴的
lower 下部的
lues 梅毒
lumbar vertebra 腰椎
lumen 管腔
lymphocyte 淋巴细胞

L0 limes zero 无毒界量（指药量）

L/3 lower third 下（1/3）（长骨）

LA lactic acid 乳酸（正常参考值：<2.2mmol/L。病理性升高见于：缺氧、酸中毒、休克、严重贫血、白血病、肺功能不全、肌肉痉挛、糖尿病、肝功能衰竭等。生理性升高见于：剧烈运动）
lactic acidosis 乳酸酸中毒
laser ablation 激光气化法
latex agglutination test 乳胶凝集试验
left and above 左上（象限）
left angle 左角
left arm 左臂

left atrium 左心房
left auricle 左心耳
leishmanial antigen 利什曼原虫抗原
leucine aminopeptidase 亮氨酸氨肽酶
leucocyte adherence 白细胞粘连
leukocytic agglutination 白细胞凝集反应
lichen amyloidosis 淀粉样苔藓
light accommodation 光调节
linguoaxial 舌轴的
linolenic acid 亚麻酸
linolic acid 亚油酸
local anesthesia 局部麻醉
localized adherence 局限性粘连
long-acting 长效的
lysozyme VitA 溶菌酶维生素 A

La labial 唇的

L&A light and accommodation 对光调节（瞳孔反射）

LAA left atrial appendage 左心耳
leukemia-associated antigen 白血病相关抗原
leukocyte ascorbic acid 白细胞抗坏血酸
long-acting anticoagulant 长效抗凝药

LA/AO ratio left atrium/aortic root ratio 左房/主动脉根部直径比

LAB left anterior fascicular block 左前分支阻滞

Lab label 标记
laboratory 实验室，试验所

LABC lymph adenosis benign cutis 良性皮肤淋巴组织增生

lab proc laboratory procedure 实验法，检查法

LAC La Crosse（virus） 拉克罗斯（病毒）
lactose operon gene 乳糖操纵子基因
left anterior coronary 冠状动脉左前支
long-arm cast 长臂石膏管型

lac laceration 裂伤
lacrimal 泪腺的
lactation 授乳

LAD lactic acid dehydrogenase 乳酸脱氢酶
left anterior descending [coronary artery] [冠状动脉]左前降支
left atrial dimension 左房径
left axis deviation 左轴偏位（心电图用语）
leukocyte adhesion deficiency 白细胞黏附缺陷
lipoamide dehydrogenase 硫辛酰胺脱氢酶
lymphocyte antigenic determinant 淋巴细胞抗原决定簇

LADA latent autoimmune diabetes in adult 成人晚发型自体免疫性糖尿病

LAF laminar air flow 空气流层
laser fluorescence 激光荧光法
leukocyte activating factor 白细胞活化因子
lymphocyte activating factor 淋巴细胞活化因子

LAFB left anterior fascicular block 左前分支传导阻滞

LAG lymphangiogram 淋巴管造影照片
lymphangiography 淋巴管造影术

LaG labiogingival 唇龈的

LAH lactalbumin hydrolysate 乳白蛋白水解产物
left anterior hemiblock 左前束支半阻滞
left atrial hypertrophy 左心房肥厚

LAHV leukocyte-associated herpes virus 白细胞相关疱疹病毒

LAI leukocyte adherence inhibition [test] 白细胞黏着抑制[试验]

LaI labioincisal 唇切缘的

LAIF leukocyte adherence inhibition factor 白细胞黏着抑制因子

LAIR latex agglutination inhibition reaction [植物]胶乳凝集抑制反应

LAK lectin activated killer (cell) 植物凝集激素活杀伤细胞
lymphokine activated killer (cell) 淋巴因子激活杀伤(细胞)

lami laminotomy 椎板切开术

LANC long-arm navicular cast 长臂舟状骨骨折石膏管型

LANS large atypical nevus syndrome 非典型巨痣综合征

LAO left anterior oblique 左前斜位

LAP left atrium pressure 左房压
leucine aminopeptidase 亮氨酸氨肽酶（血清正常参考值：<70 U/L。升高见于：梗阻性黄疸或转移性肝癌）
leukocyte alkaline phosphatase 白细胞碱性磷酸酶
long acting propanolol 长效心得安，长效普萘洛尔

lap laparotomy 开腹术

lapcholy laparoscopic cholecystectomy 腹腔镜胆囊摘出术

LAPCR long and accurate PCR 长片断精确 PCR

LAPW left atrial posterior wall 左心房后壁

LAR late asthmatic response 延迟哮喘反应
left arm recumbent 左侧卧位
ligase amplification PCR 连接酶扩增 PCR

LA rhythm left atrial rhythm 左房节律

larng laryngological 喉科学的
laryngologist 喉科学家
laryngology 喉科学

LAS long-arm splint 长臂夹板(石膏托)
lymphadenopathy syndrome 淋巴结疾患综合征

LASER light amplification by stimulated emission of radiation 激光

LASIK laser in situ keratomileusis 激光原位角膜磨削术

L-ASP L-asparaginase 左旋天冬酰胺酶

LASS labile aggregation stimulating substance 不稳定聚集刺激物质

lat men lateral meniscectomy 外侧半月板切除术

Lat lateral 侧位

LAT latex agglutination test 乳胶凝集试验
learning ability test 学习能力测验
leukocyte agglutination test 白细胞凝集试验

LATS long-acting thyroid stimulator 长效甲状腺刺激素

LATSP long acting thyroid stimulator protector 持续性甲状腺刺激保护因子

LAV lymphadenopathy associated virus 淋巴结疾病相关病毒
LAVC left atrial volume change 左心房容积变化
LAVH laparoscopy vaginal hysterectomy 腹腔镜下阴道子宫切除术
LB large bowel 大肠
lateral band 侧索
left and below 左下（象限）
leiomyoblastoma 成平滑肌瘤
live birth 活（胎）产
liver biopsy 肝活组织检查
low back 背下部
lung biopsy 肺活组织检查
lb libra 磅（1lb = 453.59g）
LBA laser balloon angioplasty 激光球囊血管成形术
LBB left bundle branch 左束支
LBBB left bundle branch block 左束支传导阻滞
LBF Lactobacillus bulgaricus factor 保加利亚乳杆菌因子
LBH length，breadth，height 长，宽，高
LBM lean body mass 瘦体重，无脂肪体重
LBP low back pain 腰痛
low blood pressure 低血压
LBT lupus band test 狼疮带试验
LBW low birth weight 低出生体重
LC Langerhans cell 朗格汉斯细胞（= L cell）
laparoscopic cholecystectomy 腹腔镜胆囊切除术
left circumflex 左回旋支
lethal concentration 致死浓度
leukemia cell 白血病细胞
leukocyte common [antigen] 白细胞共同［抗原］
light chain 轻链（= L-chain）
light coagulation 光凝固（治疗特发性视网膜剥离症）
light cone 光锥
liquid chromatography 液相色谱法
lithocholic acid 石胆酸（= LCA）
liver cirrhosis 肝硬化
low calorie 低热量
low carbohydrate 低碳水化物
lung cancer 肺癌
lymphoma cutis 皮肤淋巴瘤
LC_{100} absolute lethal concentration 绝对致死浓度
LC_{50} medium lethal concentration 半数致死浓度
LCA large cell acanthoma 巨细胞棘皮瘤
left carotid artery 左颈动脉
left coronary artery 左冠状动脉
lithocholic acid 石胆酸（= LC）
lymphocytotoxic activity 淋巴细胞毒活性
lymphocytotoxic antibody 淋巴细胞毒抗体
LCAS lipoprotein and coronary atherosclerosis study 脂蛋白与冠状动脉硬化的研究
LCAT lecithin cholesterol acyltransferase 卵磷脂胆固醇酰基转移酶
LCBF left coronary blood flow 左冠状动脉
local cerebral blood flow 局部脑血流
LCC left common carotid 左颈总动脉
luxation coxae congenital 先天

性髋脱位

LCCA late cortical cerebellar atrophy 迟发性小脑皮层萎缩

LCCD late cortical cerebellar degeneration 晚发性皮质性小脑变性

LCCS low cervical cesarean section 子宫下段剖宫产术

LCD light chain disease 轻链病
liquid crystal display 液晶显示(器)
liver cell dysplasia 肝细胞异型增生
low carbohydrate diet 低碳水化合物膳食

LCDD light chain deposition disease 轻链沉积病

L cell Langerhans cell 朗格汉斯细胞（= LC）

LCF leukocyte chemotactic factor 白细胞趋化因子
lipidemia clearing factor 脂肪血症净化因子
lymphocyte chemotactic factor 淋巴细胞趋化因子

LCFU leukemic colony forming unit 白血病集落形成单位（白血病性干细胞）

LCG Langerhan's cell granule 朗格汉斯细胞颗粒

LCGU local cerebral glucose utilization 脑局部葡萄糖利用

L-chain light chain 轻链（= LC）

LCL large-cell lymphoma 大细胞淋巴瘤
lateral collateral ligament 外侧副韧带
lymphocytic lymphosarcoma 淋巴细胞性淋巴肉瘤
lymphosarcoma cell leukemia 淋巴肉瘤细胞性白血病

LCM latent cardiomyopathy 潜伏性心肌病
least common multiple 最小公倍数
left costal margin 左肋缘
lincomycin 林可霉素
long chain molecule 长链分子
lymphocyte conditioned medium 淋巴细胞条件培养基
lymphocytic choriomeningitis 淋巴细胞性脉络丛脑膜炎

LCMV lymphocytic choriomeningitis virus 淋巴细胞性脉络丛髓膜炎病毒

LCP Legg-Calvé-Perthes disease 莱-卡-佩病（股骨头骨骺的骨软骨病）
long chain polymer 长链聚合物
lymphocytophoresis 淋巴细胞透入
lysosome cationic protein 溶酶体阳离子蛋白

LCPuFA long-chain polyunsatuated fatty acid 长链多不饱和脂肪酸

LCR late cutaneous reaction 迟发皮肤反应
leurocristine 长春新碱（= VCR）
ligase chain reaction 连接酶链式反应

LCRA lung cancer related antigen 肺癌相关抗原［检测］

LCT least concentration time 最短浓缩时间
liquid crystal thermogram 液晶热象图
liquid crystal thermography 液晶热象摄影术
long chain triglyceride 长链甘油三酯

lymphocyte conversion test 淋巴细胞转化试验
lymphocyte cytotoxicity test 淋巴细胞细胞毒性试验
lymphocyte toxin 淋巴细胞毒素
LCTA lymphocytotoxic assay 淋巴细胞毒检验
LCX left circumflex 左回旋支
LD labor (delivery) 分娩
laboratory diagnosis 实验室诊断
labyrinthine defect 迷路缺损
lactate dehydrogenase 乳酸脱氢酶
late deceleration 晚期减速
learning disorder 学习障碍
left deltoid 左三角肌
left diagonal [coronary artery] (冠状动脉) 左对角支
legionnaires' disease 军团病
Leishman-Donovan body 利-杜体 (黑热病小体)
lethal damage 致死损伤
lethal dose 致死量
leucocyte dialysate 白细胞透析液
leukodystrophy 脑白质营养不良
levodopa 左旋多巴
light difference 光差
limited discectomy 局限性椎间盘切除术
limited disease 限局疾患
living donor 活供体
lobular disorganization 小叶组织崩坏
low density 低密度
low dose 低剂量，小剂量
Lyme disease 莱姆病（蜱传播的全身性疾病，常在夏季发生，1975 美国 Lyme 报告）
lymphocyte depletion 淋巴细胞耗竭型（霍奇金病分类）
maximum tolerance limit 最大耐受量
L/D length-diameter ratio 长度直径比
lift-over-drag ratio 升阻比（上升/下拉比）
light/dark ratio 明/暗比例
LD_{50} median lethal dose 半数致死量
LDA leucocyte-dependent cytotoxic antibody 白细胞依赖性细胞毒性抗体
low density area 低吸收（密度）区（CT 用语）
lymphocyte dependent antibody 淋巴细胞依赖性抗体
LDF laser Doppler flowmetry 激光多普勒血流测量法
lateral duodenal fistula 外侧十二指肠瘘
LDH lactic dehydrogenase 乳酸脱氢酶
LDH ISO lactic acid dehydrogenase isoenzymes 乳酸脱氢酶同工酶（正常参考值：LDH1 28.49 ± 3.04%；LDH2 36.88 ± 4.81%；LDH3 21.23 ± 2.4%；LDH4 7.9 ± 1.95%；LDH5 4.5 ± 1.62%。①肝脏病：LDH5 升高；②溶血性疾病：LDH1 和 LDH2 升高；③心脏病：LDH1 和 LDH2 升高；④恶性肿瘤：LDH 总活力升高，LDH 同工酶的升高情况则因肿瘤部位不同而有所不同）
LDI low density lipoprotein distribution index 低密度脂蛋白分布指数
LDL loudness discomfort level 不适响度级
low-density lipoprotein 低密度脂蛋白（比重 1.006-1.063）
LDL-C low density lipoprotein-C

低密度脂蛋白胆固醇（=LDL-ch）
LDL-ch low density lipoprotein-cholesterol 低密度脂蛋白-胆固醇（血清正常参考值：140mmol/L；升高见于：脂质代谢障碍、动脉硬化及肾病综合征）
LDLE localized disseminated lupus erythematosus 局限性播散性红斑狼疮
LDLP low density lipoprotein 低密度脂蛋白
LDMC lectin dependent macrophage mediated cytotoxicity ［植物］凝集素依赖巨噬细胞介导的细胞毒性（杀肿瘤细胞作用）
LDMS laser desorption mass spectrometry 激光解吸质谱术
LDPE low density polyethylene 低密度聚乙烯
LDR labor-delivery-recovery 围产期
ligase detection reaction 连接酶检测反应
light-dependent resistor 光敏电阻
LDS lumbar disk syndrome 腰椎间盘综合征
LDV laser Doppler velocimeter 激光多普勒速度计
laser Doppler velocimetry 激光多普勒速度测定法
LE laboratory evaluation 实验室评价，实验室鉴定
left eye 左眼
local excision 局部切除术
lower extremity 下肢
lupus erythematous 红斑狼疮
lymphoepithelioma 淋巴上皮瘤，淋巴上皮癌
lysosomal enzymes 溶酶体酶
LEAFS laser excited atomic fluorescence spectrometry 激光激发原子荧光分析
LEB lupus erythematosus body 红斑狼疮（小）体
LEC lupus erythematosus cell 红斑狼疮细胞（多见于系统性红斑狼疮病人，正常人阴性）
LED light emitted diode 发光二极管
lupus erythematosus disseminatus 播散性红斑狼疮
LEED low energy electron diffraction 低能量电子绕射
LEEM low energy electron microscope 低能量电子显微镜
LEEP loop electrosurgical excision procedure 肠袢电外科切除操作
LEF lupus erythematosus factor 红斑狼疮因子
LEI laparoscopic ethanol injection 腹腔镜下酒精注入（疗法）
LEIS low energy ion scattering 低能量离子散射
LEMS Lambert-Eaton myasthenic syndrome 兰-伊肌无力综合征
LEP lupus erythematosus profundus 深部红斑狼疮
LEPD low energy positron diffraction 低能量阳电子衍射
Lept Leptospira 钩端螺旋体属（Weil病的病原体）
LES local excitatory state 局部兴奋状态
lower esophageal sphincter 食管下端括约肌
Les lesbianism 女性同性恋
LESL lower esophageal sphincter length 下食管括约肌长度
LESP lower esophageal sphincter

pressure 下食管括约肌压力

LESRR lower esophageal sphincter relaxation rate 下食管括约肌松弛率

LEU urine leukocyte 尿白细胞（正常参考值：尿沉渣＜5个/高倍视野，尿中白细胞增多见于尿路感染、过敏性间质性肾炎等）

LEVT left ventricular emptying time 左心室排空时间（为心功能指标）

lex lexicon 辞典（专门词汇）

Lf lactoferrin 乳铁蛋白

laryngofiberscope 纤维喉镜

laryngofissure 喉正中切开术

Lassa fever 拉沙热（病毒性急性热性传染病，由拉沙病毒引起，流行于非洲。主要表现为发热、肌痛、咽痛，结膜及面部、颈部、胸部皮肤充血可有充血性斑丘疹及出血性皮疹等，拉沙为尼日利亚一城市名）

limit flocculation［unit］ 絮凝限度［絮凝单位］（用以表示毒素、类毒素和抗毒素的强度）

low frequency 低波（20-300kHz，波长1-10km）

lower fornix 下穹窿

lymphocyte factor 淋巴［细胞］因子

LFA learned food aversion 特殊食物厌食

left femoral artery 左股动脉

left frontoanterior 额左前位（胎位）

leucocyte function-associated antigen 白细胞功能相关抗原

low frequency amplifier 低频放大器

low friction arthroplasty 低摩擦关节成形术

lymphocyte［leukocyte］function associated antigen 淋巴细胞［白细胞］功能相关抗原

LFA-1 leukocyte function associated antigen-1 白细胞功能相关抗原-1

lymphocyte function-associated antigen-1 淋巴细胞功能性抗原-1

LFD large for date［infant］ 过重儿，高体重儿

light for date［infant］ 低体重儿

low-fat diet 低脂膳食

low forceps delivery 低位产钳分娩

LFL leukocyte feeder layer 白细胞饲养层

LFMF low frequency medium frequency 低频率中频率

LFT latex fixation test 胶乳结合试验

latex flocculation test 胶乳絮凝试验

left frontotransverse 额左横位（胎位）

liver function test 肝功能试验

low frequency of transduction 低频率转换

LG laryngectomy 喉切除术

left gluteal 左臀的（胎位）

linguogingival 舌龈的

lipogranuloma 脂肪肉芽肿

lipoid granuloma 类脂性肉芽肿

liquid gas 液化气体

lymphomatoid granulomatosis 淋巴瘤样肉芽肿病

LGA large for gestational age 超体重儿

light for gestational age［infant］ 低体重儿

localized granuloma annulare 局灶性环形肉芽肿
low grade astrocytoma 低分化星形细胞瘤

LGF liver growth factor 肝生长因子

LGH lactogenic hormone 促乳激素

LGL large granular lymphocyte 大颗粒淋巴细胞
Lown-Ganong-Levinl syndrome 朗-甘-莱综合征,短 P-R 综合征(一种变异型预激综合征)

LGV large granular vesicle 大颗粒水疱
lymphogranuloma venereum 性病性淋巴肉芽肿,腹股沟淋巴肉芽肿

LH lactalbumin hydrolysate 乳白蛋白水解产物
left hand 左手
lobular hepatitis 小叶性肝炎
lues hereditaria 先天梅毒
luteinizing hormone 促黄体[生成]激素

LH_2 liquid hydrogen 液体氢

LHBT lactulose hydrogen breath test 乳果糖氢呼气试验

LHD left-hemisphere damage 左半球损伤
luetic heart disease 梅毒性心脏病
lyophilized human dura 冻干人硬脑膜

LHF left heart failure 左心衰竭

LHRH luteinizing hormone releasing hormone 促黄体[生成]激素释放激素

LI labeling index 标记指数
lactose intolerance 不耐乳糖,乳糖不耐性
lamellar ichthyosis 板层样鱼鳞病
large intestine 大肠
linguoincisal 舌切缘的
location inferior [食管]下三分之一[静脉曲张](用于纤维食管镜检查食管静脉曲张描述)
lymphoma imaging 淋巴瘤显像

Li lithium 锂(3 号元素)

LIA laser immunoassay 激光免疫测定法
law of independent assortment 自由组合定律
leukemia associated inhibitory activity 白血病相关抑制活动
liver infusion agar 肝浸液琼脂
luminescent immunoassay 发光免疫测定

lib cat library catalogue 图书馆目录

LICC lectin induced cell mediated cytotoxicity [植物]凝集素诱导细胞介导的细胞毒性

LIC-PCR ligation-independent cloning PCR 不依赖连接作用的克隆 PCR

Lidoc lidocaine 利多卡因

LIF laser-induced fluorescence 激光诱导的荧光
left iliac fossa 左髂窝
leukocyte inhibition factor 白细胞抑制因子(=LMIF)
leukocyte interferon 白细胞干扰素(白细胞产生的干扰素之一)

lig ligament 韧带
ligation 结扎
ligature 结扎

LIH left inguinal hernia 左腹股沟疝

LIMA left internal mammary artery 左乳内动脉

lin linimentum 擦剂;软膏

linear 线状的
Linac linear accelerator 直线加速器(一种发生高能射线的设备,使电子在直线排列的磁场作用下加速,以产生β射线或γ射线)
Linn linnaean 林内分类系统的(生物分类法)
Linnaeus 林内(瑞典植物学家)
LIP Lipovnik virus 利波夫尼克病毒
lymphoid interstitial pneumonia 淋巴样间质性肺炎
liq liquor 流体
Lit liter 升
literal 字面的,文字(上)的
literature 文献,著作
LIV left innominate vein 左无名静脉
liver 肝
LIVC left inferior vena cava 左下腔静脉
LIXIscope low intensity X-ray imaging scope 低强度X线成像镜
Li-s serum Lithium 血清锂(正常参考值: 8-27μg/L,体内微量元素含量测定)
LJP limited juvenile periodontitis 局限型青少年牙周炎
LK lichenoid keratosis 苔藓样角化病
lymphokine 淋巴因子,淋巴激活素
LKM liver kidney microsomes 肝肾微粒体
LKS liver, kidney and spleen 肝、肾、脾
LL language laboratory 语言实验室
large lymphocyte 大淋巴细胞
left lateral 左侧的
left leg 左腿
left limb 左肢
left lower 左下
left lung 左肺
Lewandowski-Lutz disease 莱-卢病(疣样表皮发育不良)
lower lid 下眼睑
lower limit 下限
lues latens 潜伏梅毒
lymphoblastic lymphoma 淋巴母细胞性淋巴瘤
lymphocytic lymphoma 淋巴细胞性淋巴瘤
lymphoid leukosis 淋巴样白细胞增生
lysolecithin 溶血卵磷脂
LLB long-leg brace 长腿支具
lung liver border 肺肝界
LLBCD left lower border of cardiac dullness 左下心浊音界
LLC long-leg cast 长腿石膏管型
LLD leg length discrepancy 下肢不等长
lipid-lowering diet 降脂膳食
liquid-liquid distribution 液-液分布
LLE left lower extremity 左下肢
LLL left lower lid 左下眼睑
left lower limb 左下肢
left lower lobe 左下叶(肺)
LLLL left lower lung lobe 左下肺叶
LLLT low reactive level laser therapy 低反应水平激光治疗(颜面神经麻痹治疗法)
LLN lower limits of normal 正常下限
LLQ left lower quadrant 左下象限,左下腹部
LLR late local reaction 迁延性

局部反应
left lateral rectus 左外直肌
LLRE lower lid right eye 右眼下眼睑
LLS long-leg splint 长腿夹板(石膏托)
LLSB left limits of sternal border 胸骨左缘
LLV lymphatic leukemia virus 淋巴性白血病病毒
LLWC long-leg walking cast 长腿行走石膏管型
LM lactose malabsorption 乳糖吸收障碍,乳糖吸收不良
laryngeal muscle 喉肌
left main(coronary artery) (冠状动脉)左总干
lentigo malignant 恶性雀斑样痣
lichen myxedematous 黏液水肿性苔藓
light microscopy 光学显微镜检查,光镜术
lincomycin 洁霉素,林可霉素
linguomesial 舌侧近中的
lipid microspheres 脂肪微粒子球
location middle [食管]中三分之一[静脉曲张](用于食管静脉曲张描述)
LMA late metabolic acidosis 晚期代谢性酸中毒
left mentum anterior 颏左前位
liver cell membrane antibody 肝细胞膜抗体
liver cell membrane autoantibody 肝细胞膜自身抗体
LMAF leucocyte migration activating factor 白细胞游走促进因子
LMC left main coronary artery 左冠状动脉主干部(=LMCA)
laparoscopic microwave coagulation 腹腔镜下微波凝固疗法
large motile cells 大运动细胞
LMCA left main coronary artery 左主冠状动脉(=LMC)
LMD left main disease 左主干病变
LMDF lupus miliaris disseminatus faciei 面部播散性粟粒性狼疮
LMF leukocyte mitogenic factor 白细胞有丝分裂因子
lipid mobilizing factor 脂质动员因子
LMG labial minor salivary gland 唇的小唾液腺
LMH lipid mobilizing hormone 脂质动员激素
LMIF leukocyte migration inhibitory factor 白细胞游走抑制因子(=LIF)
LMIT leukocyte migration inhibition test 白细胞游走抑制试验
LMM lentigo maligna melanoma 恶性雀斑样黑素瘤,小痣恶性黑色素瘤
LMMRGlu local myocardial metabolism rate of glucose 局部心肌葡萄糖代谢率(用于心肌能量代谢研究)
LMN lower motor neuron 下位运动神经元
LMP last menstrual period 末次月经期
left mentoposterior 颏左后位胎位
low melting point 低熔点
low molecular polymer 低分子聚合物
lumbar puncture 腰椎穿刺
LMPCR ligation mediated PCR 连接反应介导的 PCR

LMR linguomandibular reflex 舌下颚反射
lymphocytic meningo-radiculitis 淋巴细胞性脑(脊)膜神经根炎
LMT left main trunk 左冠动脉主干
left mentotransverse 颏左横位(胎位)
leukocyte migration test 白细胞游走试验
LMV lateral mesencephalic vein 侧中脑静脉
LMWD low molecular weight dextran 低分子葡聚糖(分子量40000,血浆代用品)
LMWH low molecular weight heparin 低分子肝素
LMWP low molecular weight protein 低分子量蛋白质
LMWK low molecular weight kininogen 低分子激肽原(降压作用强)
LM-Ag liver membrane antigen 肝细胞膜抗原
LN laminin 层粘连蛋白,层粘素
latent nystagmus 隐性眼球震颤
lipoid nephrosis 脂性肾变病,脂性肾病
liquid nitrogen 液(态)氮
lupus nephritis 狼疮性肾炎
lymph node 淋巴结
LNC lymph node cell 淋巴结细胞
LNG liquefied natural gas 液化天然气
LNM lymph node melanoma metastasis 淋巴结黑素瘤转移
LNP level, noise pollution 噪声污染水平
LNPF lymph node permeability factor 淋巴结通透因子
LNU last name unknown 姓不明(不知其姓)
LO left ovary 左侧卵巢
limited operation 局限性手术
lingual-occlusion 舌-殆面
lorazepam 氯羟安定,劳拉西泮(抗焦虑,安眠药)
lo local 局部的
low 低的
LOA Leber's optic atrophy 利伯视神经萎缩
left anterior oblique 左前斜(显像的体位)
left occipito-anterior (fetal position) 左枕前位(胎位)
lobo lobotomy 脑叶切开术;叶切断术
LOC laxative of choice 可供选择的缓泻剂
level of consciousness 意识程度,神志清醒程度
loss of consciousness 意识丧失
LoCa low calcium 低钙
LOD late-onset diabetes 晚发性糖尿病
loss on drying 干燥减量
log logarithm 对数
LOH local osteolytic hypercalcemia 局部骨溶性高钙血症
loss of heterozygosity 杂合性丢失
LOHF late on set hepatic failure 迟发性肝功能衰竭
LOK oral leukoplakia 口腔白斑
LoK low potassium 低钾
LOM limitation of motion 活动限制(关节活动不达正常范围)
LoNa low sodium 低钠
Longl longitudinal 径线的,纵的

LOP left oblique posterior 左后斜位(显像的体位)
left oblique projection 第2斜位方向(X线检查位置)
left occiput posterior 枕左后位
lord lordosis 脊柱前凸
LOS length of stay 住院日数
low output syndrome 低搏出量综合征(收缩期压在85-90mmHg以下)
lower oesophageal sphincter 下端食管括约肌
LOT lateral olfactory tract 侧嗅神经路
left occipitotransverse 枕左横位
Loto tonsillotomy 扁桃体切除术
LOX lipoxygenase 脂加氧酶
liquid oxygen 液体氧
loD low density 低浓度,低密度,低比重
loT low temperature 低温
LP laboratory procedures 实验方法
laryngeal papilloma 喉乳头状瘤
late potentials 迟延电位
latent period 潜伏期
lateral position 侧位,侧卧位
leukocyte-poor 白细胞缺乏的,白细胞减少的
leukocyte pyrogen 白细胞致热原
lichen planus 扁平苔藓
light perception 光觉
lipid peroxidation 脂质过氧化
lipiodol 碘化油,碘油(造影剂)
lipoprotein 脂蛋白(血清 正常参考值<300mg/L;升高见于:脂质代谢障碍、动脉硬化、糖尿病及肾病综合征)
lipotropin 促脂素
litter patient 担架患者
liver perfusate 肝脏灌注液
low paraplegia 低位截瘫
low point 低点
low power 低倍(显微镜)
low pressure 低压
low protein 低蛋白
lumbar puncture 腰椎穿刺
luxury perfusion 过度灌注(为核素血流显像的特殊表现)
lymphocyte predominance 淋巴细胞为主型(霍奇金病分类)
lympho-proliferative 淋巴增生的
lyophilized preparation 冷冻干燥制备
Lp(a) lipoprotein(a) 脂蛋白(a)
LPA left pulmonary artery 左肺动脉
lysophosphatidic acid 溶血磷脂酸
LPAT latex particle agglutination test 乳胶微粒凝集试验
LPC lateral periodental cyst 单侧牙周囊肿
left parasternal cardiogram 胸骨左缘心动图
lysophosphatidyl choline 溶血磷脂胆碱
LPCA leukocyte procoagulant activity 白细胞凝血促进活性
LPD low protein diet 低蛋白饮食
low potassium dextran 低钾葡聚糖
luteal phase defect 黄体功能不足(包括黄体功能不足和卵泡未破裂黄素化综合征)
lympho-proliferative disorder 淋巴细胞增殖疾患
LPF leucopenia factor 白细胞减少症因子
leukocytosis promoting factor 白

细胞增多因子
LPF low power field 低倍视野
LPFB left posterior fascicular block 左后束支传导阻滞
LPG liquefied petroleum gas 液化石油气
LPH left posterior hemiblock 左后束支半阻滞
lipotropic hormone 亲脂肪激素（一种垂体前叶激素，由 91 个氨基酸构成。β-MSH（黑素细胞刺激激素）为 LPH 分子的一部分）
β LPH β lipotropin β促脂素
LPL lichen planus-like lesion 扁平苔藓样皮损
lipoprotein lipase 脂蛋白脂酶
LPLE lichen planus-like eruption 扁平苔藓样疹
LPO left posterior oblique 左后斜位
lipid peroxidation 脂质过氧化作用
lipid peroxide 脂质过氧化物
LPP liver phosphorylase phosphatase 肝磷酸化酶磷酸酶
lymphocyte plasmapheresis 淋巴细胞血浆分离置换法
LPR lymphocyte proliferative response 淋巴细胞增殖反应
lps lichen planus subtropicus 亚热带扁平苔藓
lipopolysaccharide 脂多糖
lipopolysaccharidosis 脂多糖症
liter per second 每秒升
LPT licensed physical therapy 许可的物理疗法
LPV left pulmonary vein 左肺静脉
LPX lipoprotein X 脂蛋白 X
LP-PCR Legionella pneumophila polymerase chain reaction 嗜肺军团菌聚合酶链反应（DNA）扩增（正常：阴性，检测军团菌。临床多见军团菌肺炎）
LP shunt lumbar subarachnoid peritoneal shunt 腰椎蜘蛛膜下腔腹腔分流术
LQ last quarter 最后 1/4
low quadriplegia 低位四肢瘫
lowest quadrant 最下 1/4 象限
lowest quartile 最低四分位数的（统计学）
LQTS long Q-T syndrome 长 Q-T 间期综合征
LR laboratory reagent 实验室试剂
laboratory report 实验室报告
lactated Ringer's solution 乳酸盐林格溶液（= LRS）
lash reflex 睫毛反射
late response 延迟反应
latency relaxation 潜伏时弛缓
lateral rectus 外直肌
leucoregulin 白细胞调节素
lichenoid reaction 苔藓样反应
lid reflex 眼睑反射
light reaction 光反应
light reflex 光反射
lumirubin 光红素
lr lower 下
l/r lower right 右下
LRC Lipid Research Center 脂质研究中心
LRD living related donor 亲属活供体
low residue diet 少渣膳食
LRE leukemic reticuloendotheliosis 白血病性网状内皮组织增殖
LREH low renin essential hypertension 低肾素性原发性高血压症

LRF liver residue factor 肝脏残留因子
luteinizing hormone releasing factor 促黄体（生成）激素释放因子
lysosome release factor 溶酶体释放因子
LRI lower rate interval 低频率间期
lower respiratory infection 下呼吸道感染
LRP late receptor potential 晚感受器电位
lichen ruber planus 扁平红苔藓
LRQ lower right quadrant 右下象限，右下腹部
LRR long range requirements 长期需要量
lower reduced rate 低减率
LRS lactated Ringer's solution 乳酸林格溶液（=LR）
LRT leucine response test 亮氨酸反应试验
lower respiratory tract 下呼吸道
LS lacrimal scintigraphy 泪器闪烁描记术
lactose synthetase 乳糖合成酶
laser scanner 激光扫描器
lateral sulcus 外侧沟
learning strategies 学习方略
left side 左侧
leiomyosarcoma 平滑肌肉瘤
lepromatous serum 麻风血清
Libman-Sacks disease 利-萨病（非典型疣状心内膜炎，见于播散性红斑狼疮）
library searching 图书馆检索
lichen sclerosus 硬化性苔藓
light scattering 光散射［法］
light sense 光觉
light source 光源
liminal sensitivity 敏感性阈值
linear scleroderma 线形硬皮病
localized scleroderma 局灶性硬皮病
location superior ［食管］上三分之一［静脉曲张］（用于食管静脉曲张描述）
loose shoulder 松弛肩
lumbosacral（spine） 腰骶的
lunate sulcus 月状沟（大脑枕叶上）
lymphosarcoma 淋巴肉瘤
L/S lecithin/sphingomyelin 卵磷脂/鞘磷脂（>2 表示胎肺发育成熟度）
LSA left sacroanterior 骶左前位（胎位）
left sacrum anterior 骶左前位
left subclavian artery 左锁骨下动脉
lichen sclerosus and atrophicus 硬化萎缩苔藓
lipid sialic acid 脂类唾液酸
liver specific antigen 肝特异性抗原
lung surfactant activity 肺表面活性剂活性
lymphocyte stimulation assay 淋巴细胞刺激测定法
LSC lateral semicircular canal 外侧半规管（耳解剖）
lichen simplex chronicus 慢性单纯苔藓
liquid scintillation counting 液体闪烁计数
liquid-solid chromatography 液-固相色谱法
lymphoid stem cell 淋巴系干细胞
lymphoscintigraphy 淋巴闪烁照

相术

LScA left scapula anterior 肩左前位

LScP left scapula posterior 肩左后位

LSD least significant difference 最小显著差
low salt diet 低盐饮食
lumpy skin disease 皱皮病，疙瘩皮肤病
lysergic acid diethylamide 麦角乙二胺（致幻觉药）

LSDV lumpy skin disease virus 皱皮病毒，疙瘩皮肤病毒

L sect longitudinal section 纵切

LSF leucocyte-stimulating factor 白细胞刺激因子
long spacing fibril 长间隔原纤维
lymphocytosis stimulating factor 淋巴细胞增多刺激因子

LSH lutein stimulating hormone 促黄体激素
lymphocyte stimulating hormone 淋巴细胞刺激激素

LSI life satisfaction index 生活满意指数
light scattering index 光散射指数
lymphocyte stimulation index 淋巴细胞刺激指数

LSIT least iterative technique 最小（重复）技术

LSM late-systolic murmur 收缩晚期杂音
lymphocyte separation medium 淋巴细胞分层液（培养基）

LSMOC life science medical operation computer 生命科学医学情报计算机

LSO left salpingo-oophorectomy 左侧输卵管卵巢切除术
left superior oblique 左上斜
lumbosacral orthosis 腰骶椎支具

LSP left sacrum posterior 骶左后位
liver specific protein 肝特异蛋白

LS-PCR low-stringency PCR 低严格性 PCR

L-spine lumbar spine 腰椎（棘突）

LSS life saving service 生命救助服务
life saving station 生命救助站
life span study 寿命调查
life support system 生活扶助组织

LST left sacrum transverse 骶左横位
lymphocyte stimulation test 淋巴细胞刺激试验

LSTL laparoscopic tubal ligation 腹腔镜下输卵管结扎

LSU lactose, saccharose, urea agar medium 乳糖、蔗糖、尿素琼脂培养基

LSVC left superior vena cava 左上腔静脉

LT labial tumescence 唇肿胀
laser therapy 激光疗法
leukotoxin 白细胞毒素
leukotriene 白三烯
levothyroxine 左旋甲状腺素
limulus test 鲎（溶解物）试验（测细菌内毒素）
long tube 长管（小肠诊断用语）
low temperature 低温
low tension 低张力，低压
lower tarsus 下睑板
lues test 梅毒试验

lymphocyte transformation 淋巴细胞转化
lymphotoxin 淋巴毒素

LT_{50} mean lethal temperature 半数致死温度

LTA leukotriene A 白细胞三烯 A
lipotechoic acid 脂磷壁酸

LTB laryngo-tracheo-bronchitis 喉气管支气管炎
leukotriene B 白细胞三烯 B

LTB4 leukotriene B4 白细胞三烯 B4（LT 有 A、B、C、D、E 五种类型，其下标代表分子中的双键数，LTB4 促进白细胞运动）

LTBD low turnover bone disease 低周转率骨病

LTC leukotriene C 白细胞三烯 C
long term care 长期护理
low temperature cooling 低温冷却

LTCF long term care facility 长期护理设施

Ltd limited 有限制的，有限公司

LTD leukotriene D 白细胞三烯 D
long term depression 长期压抑

LTE leukotriene E 白细胞三烯 E
local thermodynamic equilibrium 局部的热平衡

LTEC long-term electrocardiogram 长时间连续记录心电图

LTF lipotropic factor 抗脂（肪）肝因素，抗脂肪代谢的因素，亲脂肪的
lymphocyte transformation factor 淋巴细胞转化因子

LTG low tension glaucoma 低眼压青光眼

LTH luteotropic hormone 促黄体激素

LTM long term memory 长期记录

LTP laser trabeculoplasty 激光虹膜切除
lipid transfer protein 脂质转运蛋白
long-term potential 长时程电位
long term potentiation 长程增强（效应）

LTR laryngotracheal reconstruction 喉气管重建术
long terminal repeat 长末端重复
lymphocyte transformation rate 淋巴细胞转化率

LTS lactose 乳糖

LTT lactose tolerance test 乳糖耐量试验
lymphocyte transformation test 淋巴细胞转化试验（正常参考值：50%-70%，测定 T 细胞免疫功能方法之一。可作为变态反应性疾病和免疫缺陷病的辅助诊断，也可用于自身免疫性疾病和各种肿瘤的病因研究及其预后判断）

LUE left upper extremity 左上肢

Lues Ⅰ primary syphilis 初期梅毒，一期梅毒

Lues Ⅱ secondary syphilis 二期梅毒

Lues Ⅲ tertiary syphilis 三期梅毒

LUF lower useful frequency 低有用频率

LUFS luteinized unruptured follicle syndrome 黄素化未破裂卵泡综合征

LUHF lowest usable high frequency 最低有用高频率

LUL left upper limb 左上肢
left upper lobe（lung） 左上叶（肺）

lum lumbago 腰痛

LUNA laparoscopic uterosacral nerve ablation 腹腔镜下子宫骶骨神经切除

LUQ left upper quadrant 左上1/4象限，左上腹部

LUS laparoscopic ultrasonography 腹腔镜超声波检查法

LV lateral ventricle 心室外侧
left ventricle 左心室
left ventriculogram 左心室造影照片
leukemia virus 白血病病毒
live virus 活病毒
low vision 低视力
low voltage 低电压

L vaccine living vaccine 活疫苗

LVAD left ventricular assist device 左心辅助器（人工左室辅助装置）

LVAW left ventricular anterior wall 左心室前壁

LVCO left ventricular cardiac output 左室心输出量

LVCTI left ventricular contractility index 左室收缩指数

LVD left ventricular dimension 左心径

LVDD left ventricular dimension, end diastolic 左心室舒张末期径

LVDS left ventricular dimension, end systolic 左心室收缩末期径

LVEDP left ventricular end diastolic pressure 左心室舒张末期压力

LVEDV left ventricular end diastolic volume 左室舒张末容量

LVEF left ventricular ejection fraction 左心室射血分数（为心功能指标，正常参考值为>50%）

LVEG left ventricular electrogram 左室心电图

LVEP left ventricular pre-ejection period 左心室射血前期

LVESP left ventricular end systolic pressure 左室收缩末压

LVESV left ventricular end systolic volume 左室收缩末容量

LVET left ventricular ejection time 左心室射血时间
left ventricular emptying time 左心室排空时间

LVF left ventricular failure 左心室衰竭
left ventricular function 左心室功能

LVFB left ventricular fascicular block 左心室束支传导阻滞

LVF-EEG low voltage fast electroencephalogram 低电位速波脑电图

LVH left ventricular hypertrophy 左心室肥大

LVI left ventricular impairment 左心室劳损
low viscosity index 低黏稠度系数

LVM left ventricular myxoma 左心室黏液瘤

LVMI left ventricular mass index 左室质量指数

LVOT left ventricular outflow tract 左心室流出道

LVOTD left ventricular outflow tract dimension 左心室流出道径

LVOTO left ventricular outflow tract obstruction 左心室流出道梗阻

LVOTS left ventricular outflow tract stenosis 左心室流出道狭窄

LVP late ventricular potential 心室晚电位
left ventricular pressure 左室压
LVPW left ventricular posterior wall 左心室后壁
LVS left ventricular strain 左心室劳损
low voltage slow wave 低电压慢波
LVSP left ventricular systolic pressure 左室收缩期压
LVSPI left ventricular stroke power index 左心室搏出力指数
LVSV left ventricular stroke volume 左室搏出量
LVSWL left ventricular stroke work loss 左室脉搏做功丧失
LVV left ventricular volume 左心室容积
live virus vaccine 活病毒疫苗
LX lux 勒（克司）（照明单位）
luxation 脱臼
ly langley 兰勒（太阳辐射单位）
lymphocyte 淋巴细胞（= lym）
LYG lymphogranuloma 淋巴肉芽肿
lymphomatoid granulomatosis 淋巴瘤样肉芽肿病
lym lymphocyte 淋巴细胞（正常参考值：20%-40%。增多见于结核病、淋巴细胞白血病，白血病性淋巴肉瘤）（= ly）
LYN lymph nodes 淋巴结
Lys lysine 赖氨酸
lyz lysozyme 溶菌酶

M

M macroglobulinemia 巨球蛋白血症
Macrophage 巨噬细胞
maintenance 维持量
male 男性，雄性生物，男性的，雄性的
malignant 恶性的
mania 躁狂
married 已婚的
mass 物质，质量
matrix 基质
mature 成熟的
mean 平均（的），中位值
measurable 可测定的
median 中位数
mediator 介质，递质
medical 医学的，医疗的，内科的
medicine 医学，内科学
melanocyte 黑素细胞
meliorated 已恢复的
membrane 膜，隔膜
memory 记忆
mesial 近中的
metabolite 代谢物
metal 金属
metastasis 转移
meter 米
methionine 蛋氨酸，甲硫氨酸（= Met）
methotrexate 甲氨蝶呤
metoclopramide 灭吐灵，胃复安（= MET）
micro 小，细，微
micrococcus 小球菌
Microsporum 小孢霉属
minimum 最小值

minute 分
mitochondria 线粒体
mitosis［cell division］ 有丝分裂［细胞分裂］
mixed infection 混合感染
mol 摩尔克分子
molar 磨牙
molecular［weight］ 分子[量]
Moniliformis 念珠棘虫属
monoclonal 单克隆的
monocyte 单核细胞
morphea 硬斑病
morphine 吗啡
motile 能动的
mu M（大写），μ（小写）希腊语第 12 个字母；微
mucoid 黏液样的
Mucor 毛霉菌属，白霉属
Mucosa 黏膜
mucous 黏液的
mucus 黏液
multipara 经产妇
murmur ［心脏］杂音
muscle 肌肉
Mycobacterium 分枝杆菌属
Mycoplasma 支原体属，支原菌属
myelocyte 髓细胞，中幼粒细胞
myelomatosis 骨髓瘤病
myopia 近视
myosin 肌球蛋白

M1 mitral first［sound］ 二尖瓣区第一心音

M2 mitral second［sound］ 二尖瓣区第二心音

m/3 middle third 中 1/3（长骨）

M1，M2，M3 slight，marked and absolute dullness 弱的、显著的和绝对的浊音（叩诊用语）

μ micro 微；10^{-6}；百万分之一

μm micronmeter 微米（10^{-3}mm）

β-M beta-methasone β-氟美松

β2M β2 microglobulin β微球蛋白（组织适合抗原构成轻链）

γM gamma M 丙种球蛋白（=IgM）

mΦ macrophage 巨噬细胞

MA macroangiopathy 大血管病
macrocytic anemia 巨红细胞性贫血
macrophage activation 巨噬细胞活性
macular amyloidosis 斑状淀粉样变性病
malabsorption 吸收不良
maleic anhydride 顺丁烯二（酸）酐
malignant angioendothelioma 恶性血管内皮瘤
malonaldehyde 丙二醛
mandelic acid 扁桃酸，苯基乙醇酸，苦杏仁酸
Martin-Albright［syndrome］马丁-奥尔布赖特［综合征］（假性甲状旁腺功能亢进症）
megaloblastic anemia 巨幼细胞性贫血
megestrol acetate 乙酸甲地孕酮
membrane antigen 膜抗原
mental age 智能年龄
mentum anterior 颏前位（胎位）
mesoxalic acid 中草酸，丙酮二酸
methylaniline 甲基苯胺
microagglutination 微量凝集
microaneurysm 微动脉瘤
microangiopathy 微血管病
Miller-Abbott［tube］ 米-艾［管］（双腔胃肠减压管）

milliangstrom 毫埃
mitral areas 二尖瓣区
mitral atresia 二尖瓣闭锁
mixed agglutination [test] 混合凝集 [试验]
mixed apnea 混合性呼吸暂停
monoamine 单胺
monoclonal antibody 单克隆抗体（=mAb）
motor aphasia 运动性失语症

mA milliampere 毫安 [培]（电流单位）

MAA macroaggregated albumin 大颗粒聚集白蛋白（为肺显像剂标记底物）
maleinamic acid 马来酰胺酸
medical assistance for aged 为老者的医疗帮助
melanoma associated antigen 黑色素瘤相关抗原
monoarticular arthritis 单关节关节炎

mAb monoclonal antibody 单克隆抗体（=MA）

MABP maternal femoral arterial blood pressure 产妇股动脉血压
mean arterial blood pressure 平均动脉压

MAC maximum acceptable（allowable）concentration 最大允许浓度
maximum acid concentration 最高酸度
maximum allowable concentration 最高允许浓度
membrane attack complex 膜攻击复合体
minimal alveolar concentration 最小肺泡浓度
minimum allowance concentration 最小允许浓度
minimum anesthetic concentration 最小麻醉浓度
minimum antibiotic concentration 最小抗生素浓度

MACE major adverse cardiac events 主要心脏的事件

mAChR muscarinic acetylcholine receptor 毒蕈碱类乙酰胆碱受体

MAD Madrid virus 马德里病毒
maximum allowable dose 最大允许剂量
mean absolute deviation 平均绝对偏差
methandriol 甲基雄烯二醇（雄激素，同化激素类药）
methylandrostenediol 甲基雄烯二醇（蛋白同化激素）
minimum average dose 最小平均（有效）量

MADI maximum acceptable daily intake 一日摄取允许量

MADR minimum adult daily requirement 成人每日必要最小量

MADs mind altering drugs 改变精神状态药物

MAE mean absolute error 绝对平均误差（统计用语）
medical air evacuation 医疗排空气
methenolone enanthate 甲雄烯醇酮庚酸
methyl amylether 甲基戊基醚
multilingual aphasia examination 多种语言失语症检查

MAF macrophage activating factor 巨噬细胞激活因子，巨噬细胞活化因子
macrophage aggregation factor 巨噬细胞集合因子
macrophage arming factor 巨噬细胞武装因子

Medical Alert Foundation 医学警戒基金会
metabolic activity factor 代谢活动因子
minimum audible field 最低听域，最小可听域
MAG Maguari virus 马瓜里病毒
myelin-associated glycoprotein 髓鞘相关糖蛋白
mag magazine 杂志
magnesium 镁（= Mg）
magnet 磁体
magnetic 磁性的
magnification 扩大
MAH malignancy associated hypercalcemia 恶性肿瘤相关血钙过多
MAHA medial anterior hypothalamic area 下丘脑中前区
micro-angiopathic hemolytic anemia 微血管病变性溶血性贫血
maj major 大的
majority 大多数
MAKA major karyotypic abnormality 主核型异常
MAL malate 苹果酸盐、酯或根
malfunction 失灵，功能障碍，功能不良
midaxillary line 腋中线
mal malignancy 恶性肿瘤；癌
malig malignant 恶性
MALT mucosa-associated lymphoid tissue 黏膜相关淋巴样组织
MALTL mucosal associated lymphoid tissue lymphoma 黏膜相关性淋巴样组织淋巴瘤
MAM methylazoxymethanol 甲基氧化偶氮甲醇
myopic astigmatism 近视散光
mAm milliampere minute 每分毫安培
mammal mammalogy 哺乳动物学
man manifest 显示出现
mannose 甘露糖
MandP mandibular plane 下颌平面
manifest manifestation 表示，表现
manuf manufacture 制造
manufacturer 制造者
MAO maximal acid output 最大酸分泌量
monoamine oxidase 单胺氧化酶
MAOI monoamine oxidase inhibitor 单胺氧化酶抑制剂（抗抑郁药）
MAP malignant atrophic papulosis 恶性萎缩性丘疹病
M-associated protein M 相关蛋白
mean airway pressure 平均气道内压
mean aortic pressure 平均主动脉压
mean arterial pressure 平均动脉压
medical air post 医学航空邮政
megaloblastic anemia of pregnancy 妊娠期巨幼细胞性贫血
membrane associated particle 膜相关粒子
methyl acceptor protein 甲基受体蛋白
methylacetoxy-progesterone 甲基乙酰氧化孕酮
methyl-amino-purine 甲基-氨基-嘌呤
microlithiasis alveolarum pulmonum 肺泡（微）小结石病
microtubule-associated protein 微管相关蛋白
minimum audible pressure 最小可听音压
mitogen activated protein 丝裂

原激活蛋白
mono-ammonium phosphate 磷酸一铵
monophasic action potential 单相动作电位
muscle action potential 肌动作电位
Musical Aptitude Profile 音乐能力倾向测验（心理学）
MAP2 microtubule associated protein 2 微管相关蛋白 2
MAPCAs major-aorto-pulmonary collateral arteries 主动脉-肺侧支动脉
MAPREC mutant analysis by PCR and restriction enzyme cleavage 以 PCR 和限制性酶切作突变分析
MAR marrow 骨髓
maximal aggregation ratio 最大凝集比例
mixed agglutination reaction 混合凝集反应
mixed antiglobulin reaction 混合抗球蛋白反应
multi-focal atrial rhythm 多灶性心房节律
multiple antibiotic resistance 多抗生素抗性
marg margin 边缘
marginal 边缘的
MAS malabsorption syndrome 吸收不良综合征
Manifest Anxiety Scale 明显焦虑量表
Maternal Attitude Scale 母亲态度量表
maximal audiogenic seizure 最大听源性癫痫发作
meconium aspiration syndrome 胎便吸入综合征
metabolic abnormality screening [test] 代谢异常性[检查]
micro analytical standards 微量分析标准
milk-alkali syndrome 乳-碱综合征
Morgagni-Adams-Stokes [syndrome] 莫-亚-斯综合征（由心脏骤停引起的晕厥综合征）
motion analysis system 运动分析系统
mAs milliampere second 毫安秒
Mass Massachusetts 马萨诸塞州
MAST medical antishock trousers 医用抗休克裤
military antishock trousers 军用抗休克裤
mat material 材料
MAT macroscopic agglutination test 目视凝集试验
manipulative aptitude test 操作能力倾向测验
medication administration team 医药管理组
methionine adenosyltransferase 蛋氨酸腺苷转移酶
metropolitan achievement test 大城市成就测验（心理学）
micro-agglutination test 微凝集试验
Miller analogy test 米勒关系类比测验（心理学）
moderate antigenic tumor 中度抗原肿瘤
motivation analysis test 动机分析测验（心理学）
multifocal atrial tachycardia 多灶性房性心动过速
multiple agent [chemo] therapy 多剂[化]疗
math mathematics 数学

max maxilla 上颚骨
maximal 最大的
maximum 最大值

maxil maxilla 上颌骨
maxillary 上颌骨的

MB Bachelor of Medicine 医学学士
Macrobiotic 长寿的
Mallory's body 马洛里小体
Malpighian bodies 马尔皮吉小体(肾小体)
mamillary body 乳头体(神经)
Marie-Bamberger [syndrome] 马-班[综合征](肥大性骨关节病)
medicated bougie 含药栓剂
mephobarbital 甲苯巴比妥
mesiobuccal 近中颊(侧)的(牙科)
methyl bromide 甲基溴化物
methylene blue 亚甲蓝(=MeB)
multivesicular body 多泡体
myoglobin 肌红蛋白

MBA melitensis Brucella antigen 波浪热布鲁菌抗原
methylbenzyl alcohol 甲苯醇
methyl bovine albumin 甲基牛白蛋白
microblood analyzer 微量血液分析仪

mbar millibar 毫巴(气压单位)

MBAS methylene blue active substance 亚甲蓝活性物质

MBC male breast cancer 男性乳癌
maximal breathing capacity 最大肺活量
maximum bladder capacity 最大膀胱容量
methyl thymol blue complex 甲基麝香草酚蓝复合体
microcrystalline bovine collagen 微晶牛胶原蛋白
minimum bactericidal concentration 最小杀菌浓度

MBCC marrow bone cell count 骨髓细胞计数

MB-CK MB isoenzyme of CK 肌酸激酶 MB 同工酶

MBD metabolic bone disease 代谢性骨病
minimal brain damage 轻微脑损害
minimal brain dysfunction 轻微脑功能障碍

MBE medical and biological electronics [engineering] 医学及生物学的电子[工程学]

MbeA methyl-benzylamine 甲苄胺

MBF Marsh-Bendall factor 马-本因子(肌肉内抑制 ATP 酶的因子)
mesenteric blood flow 肠系膜血流
muscle blood flow 肌血流量
myocardial blood flow 心肌血流量
myometrial blood flow 子宫肌血流量

MBI mid-body irradiation 身体中段照射

MBL mechanical basket lithotripsy 机械网篮碎石法(胆石)
Medical Biological Laboratory 医学生物学实验室
menstrual blood loss 月经失血量
minimal bactericidal level 最小杀菌浓度
myeloblast 原粒细胞，成髓细胞

MBN methylbenzyl nitrosoamine 甲苄硝胺

MBO mesiobucco-occlusal 近中颊面殆的

MBP major basic protein 主要碱性蛋白

Mallory body protein 马洛里小体蛋白

maltose binding protein 麦芽糖结合蛋白质

mannose binding protein 甘露糖结合蛋白

mean blood pressure 平均血压

melitensis bovine porcine [antigen] 牛、猪波状热[抗原]

mesiobuccopulpal 近中颊侧牙髓的（牙科）

myelin basic protein 髓磷脂碱性蛋白

MBq million Becquerel 百万贝可（常用放射性活度单位，1mCi = 37MBq）

MBRT methylene blue reduction time 亚甲蓝还原时间

MBS Master of Behavioral Science 行为科学硕士

midbrain syndrome 中脑综合征

MBT mean body temperature 平均体温

mercaptobenzothiazole 巯基苯并噻唑

mild barbiturate therapy 小量巴比土疗法

minimal blistering time 最小起疱时间

mixed bacterial toxin 混合细菌毒素

mouse bladder tumor 小鼠膀胱肿瘤

MC macrocortin 调脂蛋白

masking curve 隐蔽曲线

mast cell 肥大细胞

Meckel cartilage 梅克尔软骨（第一鳃弓软骨）

medical corps 卫生部队

medium-chain [triglycerides] 中-链[甘油三酯]

medullary carcinoma 髓样癌

medullary cystic [disease] [肾]髓质囊性病

mega-characters (per second) 兆字节（/秒）（计算机）

melanocyte 黑素细胞

melanoma cell 黑素瘤细胞

meningeal carcinomatosis 脑（脊）膜癌病

Merkel's cell (meniscus tactus) 默克细胞（触觉半月板）

mesangial cell 肾小球膜细胞

mesenteric collateral 肠系膜侧支（血管或神经）

mesiocervical 近中颈的

mesocaval [shunt] 中间腔静脉[分流]

mesothelial cell 间皮细胞

methylcellulose 甲基纤维素（外用药剂基质）

methylcholanthrene 甲基胆蒽

methyl crotonate 巴豆酸甲酯

microcephaly 小头，头过小

microcirculation 微循环

micrococcus 微球菌

microfibrillar collagen 微纤维胶原

midcapillary 中间毛细血管

mid-ganglionic cell 正中神经节细胞

milk casein 乳酪蛋白

millicurie 毫居里

mineralocorticoid 盐（肾上腺）皮质激素，矿质（肾上腺皮质激素）

Minkowski-Chauffard [syndrome] 明-肖[综合征]（遗传性球形红

细胞增多）
mitomycin-C 丝裂霉素 C，自力霉素
mitral closure［sound］ 二尖瓣关闭［音］
mitral commissurotomy 二尖瓣连合处分离术
molluscum contagiosum 传染性软疣

MC3 3-methylcholanthrene 3-甲基胆蒽（致癌物质（=MCA））

MCA major coronary arteries 主要的冠状动脉
methylcholanthrene 甲基胆蒽（=MC3）
methylcyanoacrylate 甲基氰基丙烯酸酯
microcapillary leukoagglutination 微毛细血管白细胞凝集反应
middle cerebral artery 大脑中动脉
monochloroacetic acid 一氯醋酸（除莠剂，可致胎儿畸形）
monoclonal antibody 单克隆抗体
motorcycle accident 摩托车意外
mucinous carcinoma antigen 黏蛋白样癌相关抗原（血清 EIA 法正常参考值：11kU/L；升高见于乳腺癌、卵巢癌、胃肠道癌、肝病及妊娠等）
multichannel analyzer 多道分析器
multiple congenital abnormality 多种先天异常

MCAb monoclonal antibody 单克隆抗体

MCAF monocyte chemotactic and activating factor 单核细胞趋化与激活因子

MCAO middle cerebral artery occlusion 大脑中动脉阻塞

MCAR mixed cell agglutination reaction 混合细胞凝集反应

MCAT mean corpuscular average thickness 红细胞平均厚度

McB McBurney's［point］ 麦克伯尼［点］，阑尾压痛点

MCB membranous cytoplasmic body 膜性胞质小体

MCC mandibular condylar cartilage 下颌髁状突软骨
maximal cell concentration 最大细胞浓度
maternal cell contamination 母体细胞污染
mean corpuscular constants 平均红细胞常数
mean corpuscular-hemoglobin concentration 红细胞平均血红蛋白浓度（=MCHC）
β-methylcrotonyl CoA carboxylase β-甲基巴豆酰辅酶 A 羧化酶
microcrystalline cellulose 微晶纤维素
microcrystalline collagen 微晶胶原
mitral closing click 二尖瓣关闭卡嗒音
mucociliary clearance 黏膜纤毛清除
mucocutaneous candidiasis 黏膜皮肤念珠菌病

MCCU mobile coronary care unit 移动式冠心病监护病房

MCD margin crease distance 边缘皱褶距离（眼科学）
mast-cell degranulating［peptide］ 肥大细胞脱粒［肽］
mean corpuscular diameter 平均红细胞直径（正常参考值：6-9.5μm）

median control death 半数对照死亡
medullary collecting duct （肾）髓质集合管
medullary cystic disease （肾）髓质囊性病
metabolic coronary dilation 代谢性冠状动脉扩张
metaphyseal chondrodysplasia 干骺端软骨发育不良
millicurie destroyed 毫居里破毁
minimal cerebral dysfunction 轻微大脑功能障碍
minimal change disease 微小病变（肾病）
minimal cytotoxic dose 最小细胞毒素量
multiple carboxylase deficiency 多种羧化酶缺乏症
muscle carnitine deficiency 肌肉肉（毒）碱缺乏症

MCE multiple cartilaginous exostosis 多发性软骨性外生骨疣

MCF macrophage chemotactic factor 巨噬细胞趋化因子
macrophage [monocyte] chemotactic factor 巨噬细胞［单核］趋化因子
malignant catarrhal fever 恶性卡他热，恶性疱疹热
medium corpuscular fragility 平均红细胞脆性
melanocyte contracting factor 黑色素细胞缩短因子
microsomal [fraction] complement fixation [test] 微粒体［部分］补体结合［试验］，支原体［部分］补体结合［试验］
microcomplement fixation 微量补体结合
middle cranial fossa 中颅窝
monoclonal cell factor 单克隆细胞因子
monocyte chemotactic factor 单核细胞趋化因子
monocyte factor 单核细胞因子
mononuclear cell factor 单核细胞因子
musculocutaneous flap 肌皮瓣
myocutaneous flap 肌皮瓣

MCFV malignant catarrhal fever virus 恶性卡他热病毒，恶性疱疹热病毒

MCG magnetocardiogram 心磁［波描记］图
mechanocardiogram 心机图，心机械图
membrane coating granule 膜被覆颗粒，Odland 小体
mesencephalic central gray 中脑中央灰质
microclot generation test 微小凝块生成试验
micturition cystography 排尿膀胱造影法
midbrain central gray 中脑中央灰质
Minkowshi-Chauffard-Gansslen [syndrome] 明-乔-甘［综合征］，遗传性球形细胞增多症

mcg microgram 微克（10^{-6} 克）（mcg 已废，现为 μg）

MCGF master cell growth factor 肥大细胞生长因子（IL3）

MCGN mesangiocapillary glomerulonephritis 系膜毛细血管性肾小球肾炎
minimal change glomerulonephropathy 微小病变型肾小球性肾病
mixed cryoglobulinemia associated with glomerulonephritis 冷球

蛋白血症混合相关的肾小球肾炎

MCH maternal and child health 母子健康

mean cell hemoglobin 平均红细胞血红蛋白量

mean corpuscular hemoglobin 平均红细胞血红蛋白含量（正常参考值：27-31 pg，用于判断贫血的类型和轻重程度）

methacholine 乙酰甲基胆碱

methylcyclohexane 甲基环己烷

microcrystalline collagen hemostat 微晶胶原止血剂

microfibrilla collagen hemostat 微纤维胶原止血剂

mineralocorticoid hormone 盐皮质激素

muscle contraction headache 肌收缩性头痛

MCh methacholine chloride 氯化乙酰甲基胆碱

mch millicurie/hour 每小时毫居里

MCHC maternal and child health care 妇幼保健护理

mean cell hemoglobin concentration 平均红细胞血红蛋白浓度（=MCC）

mean corpuscular hemoglobin concentration 平均红细胞血红蛋白浓度 310-370g/L

microcrystalline calcium hydroxyapatite compound 羟磷灰石微结晶钙复合物

microhematocrit［test］ 微量红细胞比容［试验］

MCI mean cardiac index 平均心脏指数

myocardial infarction 心肌梗死（=MI）

mCi millicurie 毫居里（原常用核射线量的单位为 1/1000 Ci）

MCL maximum containment laboratory 高密闭实验室

medial collateral ligament 内侧副韧带

midclavicular line 锁骨中线

mid-costal line 肋中线

mixed culture leukocyte 白细胞混合培养

modified chest lead 改良的胸导联（心电图）

most comfortable loudness 最（适）响度级

mucocutaneous leishmaniasis 黏膜皮肤利什曼病

myocardial cord length 心肌索长度

MCLS mucocutaneous lymph node syndrome 皮肤黏膜淋巴结综合征（=MLNS）

MCNS minimal change nephrotic syndrome 微小病变肾病综合征

MCommH Master of Community Health 社区卫生学硕士

MCP melanosis circumscripta precancerosa 黑变病局限性癌前改变

melphalan, cyclophosphamide, prednisone 苯丙氨酸氮芥，环磷酰胺，泼尼松（化疗方案）

membrane cofactor protein 膜辅因子蛋白

metacarpophalangeal 掌指(骨)的

metacarpophalangeal［joint］掌指［关节］

methyl-accepting chemotaxis protein 甲基受体趋化性蛋白

metoclopramide 灭吐灵，胃复安

moderate chronic pancreatitis 中度慢性胰腺炎

multi-chain polymer 多链聚合物
muscular contact position 肌接触位，肌位
Mcp McBurney's point 麦克伯尼点，阑尾炎压痛点
MCP-1 monocyte chemoattractant protein-1 单核细胞趋化蛋白-1
MCPA 2-methyl-4-chlorophenoxy-acetic acid 2-甲基-4-氯苯氧乙酸，2甲4氯（除草剂，曾用于战争，有神经毒性）
MCQ multiple choice question 多选择试题
MCR macromomycin 大分子霉素，巨毛霉素
Manchester comparative reagent 曼彻斯特比较试剂
maximal contractile response 最大收缩反应
mean clearance rate 平均清除率
metabolic clearance rate 代谢清除率
micronomicin 小诺米星，沙加霉素
microscopic conjunctivorhinostomy 显微结膜鼻腔吻合术
mitral valve closing rate 二尖瓣关闭速度
monocyte chemotactic responsiveness 单核细胞趋化性应答
mother-child relationship 母子关系
MCRCC multilocular cystic renal cell carcinoma 多房性囊状肾癌
MCSF macrophage colony stimulating factor 巨噬细胞集落刺激因子
MCT manual cervical traction 人工颈部牵引
mean circulation time 平均循环时间
mean corpuscular thickness 红细胞平均厚度
medium-chain triglyceride 中链三酸甘油酯
medullary carcinoma of thyroid 甲状腺髓样癌
medullary collecting tubule 髓质集合小管
microcrystalline cellulose triacetate 小结晶纤维素三醋酸盐
micro-toxicity test 微量毒性试验
minimum contact technology 最小接触技术
mixed connected tissue 混合结缔组织
mucous cystic tumor [of pancreas] [胰腺] 黏液性囊泡性瘤
multiple compressed tablet 重压缩片剂
MCTD mixed connective tissue disease 混合性结缔组织病（一种具有系统性红斑狼疮、多发性肌炎和系统性硬化症等结缔组织病的临床表现，但又不符合其中一种病的诊断，且血清中有高效抗核蛋白抗体的一种自身免疫病）
MCU maximum care unit 最大监护病房
minimal care unit 最小的病房
MCUG micturition cystourethrography 排尿时膀胱尿道造影法
MCV mean cell volume 平均细胞容积
mean clinical value 平均疗效，平均临床值
mean corpuscular volume 红细胞平均体积（正常 80-100 fl。根据红细胞体积大小判断贫血的类型。体积减少常见于：严重缺铁性贫血，遗传性球形细胞增多症。体

积增大常见于：巨幼细胞性贫血）
molluscum contagiosum virus 触染性软疣病毒
motor conduction velocity 运动［神经］传导速度
MCx motor cortex 运动皮质
MCZ miconazole 咪康唑，双氯苯咪唑，达克宁（抗真菌药）
MD macula densa 致密斑（肾单位）
magnesium deficiency 镁缺乏
main duct 总导管
maintenance dose 维持剂量
malate dehydrogenase 苹果酸脱氢酶
male sex determiner 男性决定因子
malic dehydrogenase 苹果酸脱氢酶
malrotation of the duodenum 十二指肠旋转不良
manic depressive 躁狂抑郁的
Mantoux diameter 芒图直径（结核菌素皮内试验反应测量）
maternal deprivation 母爱剥夺，丧失母爱
maximal dose 最大剂量
mean deviation 平均偏差
mean diastolic 平均舒张期的
Meckel's diverticulum 麦克尔憩室
Median 正中线的
mediastinal disease 纵隔病
medical department 内科
medical discharge 医学的排泄物
medical doctor 医学博士，医生
medium dosage 中等剂量
meglumine diatrizoate 泛影葡胺（心血管造影剂）
Meniere's disease 梅尼埃病（耳性眩晕病）
mental deficiency 智能缺陷，心理缺陷
mesiodistal 近中远侧的
methyldichloroarsine 甲基二氯砷（皮肤损伤性毒剂）
methyldigoxin 甲基地高辛
microdensitometer 显微光密度计
microdensitometry 显微光密度测定法
microwave diathermy 微波透热电疗法
mild dysplasia 轻度异型增生
Minamata disease 水俣病（发生于日本水俣湾的慢性烷基汞中毒，影响胎儿生后发育）
minimum dosage 最小剂量
minute difference 分差
mitral disease 二尖瓣疾患
moderate dysplasia 中等度异型增生
muscular dystrophy 肌肉营养不良症，肌萎缩
myeloproliferative disease 骨髓增殖性疾患
myocardial damage 心肌损伤
myocardial disease 心肌病
myotonic dystrophy 强直性肌营养不良
MDA malondialdehyde 丙二醛（是脂质过氧化链式反应的主要分解产物，它在肿瘤、衰老、冠心病、糖尿病等疾病的进程中明显增高，可以反应机体脂质氧化物的代谢水平）
manual dilation of the anus 人工扩张肛门
mentodextra anterior 右颏前位（胎位）
methylenedioxyamphetamine 甲撑二氧苯丙胺

minimum detectable activity 最低可测放射性强度
moderately differentiated adenocarcinoma 中度分化腺癌
motor discriminative acuity 运动识别敏度

MDAC multiple-dose activated charcoal 多剂量活性炭吸附口服的毒物

MDC maximal diffusing capacity 最大扩散能力

MDD Doctor of Dental Medicine 牙科医师，牙科学博士
major depressive disorder 重症抑郁病
manic-depressive disorder 躁郁症
mean daily dose 平均每日剂量
mean day of death 平均死亡日，平均死亡天数
microdouble diffusion [test] 微量双向扩散[试验]

MDE major depressive episode 严重抑郁发作
Modern Drug Encyclopedia 新药百科

MDF macrophage disappearance factor 巨噬细胞消失因子
myocardial depressant factor 心肌抑制因子

MDGF macrophage derived growth factor 巨噬细胞衍生的生长因子

MDH malate dehydrogenase 苹果酸脱氢酶
marginal deciduous hematoma 边缘蜕膜血肿
medullary dorsal horn 脊髓背侧角

MDHV Marek's disease herpes virus 马雷克病疱疹病毒

MDI manic-depressive illness 躁狂抑郁病
Meckel's diverticulum imaging 美克尔憩室显像
mental deterioration index 精神衰退指数
mental development index 精神发育指数
metered dose inhaler 定量吸入器
methylene diisocyanate 亚甲基二异氰酸

MDL method detection limit 测定限界方法

MDM maridomycin 麦里多霉素
midecamycin 美地霉素，麦迪霉素
mid-diastolic murmur 舒张中期杂音
mitral diastolic murmur 二尖瓣舒张期杂音

MDP mandibular dysostosis and peromelia 下颌骨发育不全及四肢畸形
manic-depressive psychosis 躁狂抑郁性精神病
maximal diastolic potential 最大舒张期电位
maximum deliverable pressure 最大分娩压
maximum detrusor pressure 最大逼尿肌压
methyl diphosphonate 甲基二膦酸酯
methylene diphosphonate 亚甲基二膦酸
muramyl dipeptide 胞壁酰二肽(增强免疫力)

MDR macrophage disappearance reaction 巨噬细胞消失反应
mesonephric duct remnant 中肾管残余

minimum daily requirement 每日最少需要量
multidrug resistance 多药耐药

MDR-PA multi drug resistant Pseudomonas aeruginosa 多药耐药性绿脓杆菌

MDR-TB multidrug resistant Mycobacterium tuberculosis 多药耐药性结核病

MDS mean dissolution time 平均溶解时间
medical dextran sulfate 医用硫酸葡聚糖
medical diagnosis system 医学诊断系统
microvascular defence system 微小循环防御体系
milk drinker syndrome 饮乳者综合征
multiple deficiency syndrome 多种缺乏综合征
myelodysplastic syndrome 骨髓增生异常综合征

ME macular edema 黄斑水肿
malic enzyme 苹果酸酶
maximum effort 最大努力
measles encephalitis 麻疹脑炎
medial eminence 内侧隆突
median eminence [of hypothalamus] [下丘脑]正中隆突
medical engineering 医用工程学
medical examiner 医学检验者，医学主考
mefenamic acid 甲灭酸（消炎镇痛药）
meningoencephalitis 脑膜脑炎
mercaptoethanol 巯基乙醇
metabolic energy 代谢能
metamyelocyte 晚幼粒细胞
methazolamide 美舍唑咪，醋甲唑胺（碳酸酐酶抑制剂）
methenolone enanthate 甲基雄烯醇酮庚酯，蛋白同化类固醇
metoprolol 美托洛尔，美多心安（β-阻滞剂）
microbiological examination 微生物学检查
microembolization 微血栓形成
middle ear 中耳
midline echo 中线回声（超声波诊断用语）
Moessbauer effect 莫埃斯鲍尔效应
most excellent 最优秀的
motor ending 运动（神经）末梢
multiple exostosis 多发性外生骨疣
muscle examination 肌肉检查
music effect 音乐效果
myoelectric 肌电的
myoepithelial [cell] 肌上皮[细胞]

M/E myeloid erythroid ratio 髓细胞与红细胞系的比率

2ME 2mercaptoethanol 2巯基乙醇（抗氧化剂）

MEA mercaptoethylamine 巯乙胺（螯合剂，金属中毒解毒药，防止放射病药）
methoxyethylmercury acetate 醋酸甲氧乙汞
monoethanolamine [surfactant] 单氨基乙醇[表面活性剂]
multiple endocrine adenomas 多发性内分泌腺瘤
multiple endocrine adenomatosis 多发性内分泌腺瘤病
music electroacupuncture 音乐电针灸

βMEA β-mercaptoethylamine β-巯基乙胺（半胱胺巯基乙胺-扑热息痛中毒的解毒剂）
MEAS monoethanolamine sulphite 亚硫酸单乙醇胺酯
meas measure 测定
measurement 测定
measuring 测定
MeB methylene blue 亚甲蓝，美蓝（=MB）
ME&BE medical electronics and biological electronics 医用电子学与生物电子学
MeBSA methylated bovine serum albumin 甲基化牛血清白蛋白
MEC middle ear canal 中耳道
middle ear cavity 中耳腔
minimal effective concentration 最低有效浓度
mucoepidermoid carcinoma 黏液表皮样癌
multinucleate epidermal cell 多核表皮细胞
mech mechanical 机械的
mechanics 力学，机械学
mechano mechanotherapy 机械疗法
MED medial 内侧的
median erythrocyte diameter 平均红细胞直径
medicus 医师，尤指内科医师
Meederen-Ehlers-Danlos [syndrome] 米-埃-丹[综合征]
minimal erythema dose 最小红斑量
minimum effective dosage 最低有效剂量
minimum effective dose 最低有效剂量
multiple epiphyseal dysplasia 多发性骨骺发育不良
med medical 医学的
medicine 医学，内科学；药物（=medic）
medium 培养基
med lab medical laboratory 医学研究室
med men medial meniscectomy 内侧半月板切除术
med ray medullary ray 髓线
Med Sch medical school 医科大学，医学部
Med Tech medical technician 临床检查技师
MedScD Doctor of Medical Science 医学科学博士
MEDAC multiple endocrine deficiency Addison's disease and candidiasis [syndrome] 多种性内分泌缺陷，阿狄森病和念珠菌病[综合征]
medex medical expert 医学专家
medic medical care 医护
medical doctor 医学博士
medical student 医学生
medical technology 医学技术学
medication 药疗法
medicinal 药剂的，治疗的
medicine 医学（=med）
MEDINFO medical information 医学情报
MEDLARS Medical Literature Analysis and Retrieval System 医学文献分析检索系统
MEDLINE MEDLARS on-line 联机医学文献检索系统，计算机化的文献目次检索系统
MEDS myocardial energy deficiency state 心肌能量缺乏状态
MEDSAC Medical Service Activity 医疗服务活动

MEDScD Doctor of Medical Science 医学博士

MEE methylethyl ether, methoxyethane 甲基乙基醚，甲氧基乙烷
middle ear effusion 中耳渗液

MEF maximal expiratory flow 最大呼气流量
migration enhancement factor 游走促进因子

MEFR maximal expiratory flow rate 最大呼气速度

MEFV maximal expiratory flow volume curve 最大呼气流量曲线

MEG magnetoencephalogram 脑磁图

Meg megakaryocyte 巨核细胞

megc megacycles 兆周，10^6 周

Meg-CFU megakaryocyte colony forming unit 巨核细胞集落形成单位

MEGX monoethylglycinexylidine 单乙基甘氨酸二甲苯胺

MEH melanophore expanding hormone 黑素细胞扩张激素

MEIS medium energy ion scattering spectroscopy 中速离子散射分光法

MEK methyl ethyl ketone 甲基乙基酮，丁酮

MEKC micellar electrokinetic chromatography 微胶粒电动色层分析

MELA mitochondrial encephalomyopathy with lactic acidosis 乳酸中毒性线粒体性脑肌病综合征

MEM macrophage electrophoretic mobility [test] 巨噬细胞电泳迁移率［试验］
maximum entropy method 最大熵法（热力学函数）
middle ear mucosa 中耳黏膜
middle ear muscle 中耳肌
modified Eagle's medium 改良伊格尔培养基

mem member 组员，成员

memb membrane 膜

MEN multiple endocrine neoplasms 多发性内分泌肿瘤

men meningioma 脑［脊］膜瘤

meno menopausal 更年期的
menopause 更年期，更年期障碍
menorrhea 月经

mensur mensuration 计量，测量，测定法

ment mental 精神的

MEP maximal expiratory pressure 最大呼气压力
mean effective pressure 平均有效压
meperidine 哌替啶，度冷丁（镇痛药）
middle ear pressure 中耳压
motor end plate 运动终板
mucous extravasation phenomenon 黏液外渗现象
multiple-exposure photography 多次曝光照相术

MePr methylprednisolone 甲基泼尼松龙

mEq milliequivalent 毫(克)当量

MER methanol extraction residue 甲醇提取残渣

MERDL Medical Equipment Research and Development Laboratory 医疗设备研究开发研究所

MERI Medical Relief International 国际医疗救援

MES maintenance electrolyte solution 维持电解质溶液
Master of Environmental Studies 环境学硕士
maximal electoshock 最大电休克
maximal electroshock seizure 最大电休克癫痫发作
maximal eye speed 最大眼球速度
multiple endocrine syndrome 多发性内分泌综合征
multistage evaluation scale 多级评价量表

MESA microscopic epididymal sperm aspiration 显微附睾精子抽吸术

MET massive emergency transfusion 大量紧急输注
mean epidermal thickness 平均表皮厚度
metabolic equivalent task 代谢当量工作
metharbital 美沙比妥，甲巴比妥，1-甲基-5,5-二乙基巴比土酸（抗癫痫药）
methicillin 甲氧苯青霉素，新青霉素I
metoclopramide 甲氧氯普胺，灭吐灵，胃复安（=M）
metoprolol 美多心安，美托洛尔β-阻滞剂
metronidazole 甲硝唑，灭滴灵
minimal electroshock threshold 电击休克阈值
music electrotherapy 音乐电疗法

Met methionine 蛋氨酸

meta metatarsal 跖骨头；跖骨

metab metabolism 新陈代谢

Metas metastasis 转移（肿瘤）

METE metabolic equivalent 代谢当量

meteor meteorology 气象学

meth methyl 甲基

MetHb methemoglobin 正铁血红蛋白，高铁血红蛋白

metho methodology 方法学
methyl alcohol 甲醇，木精

meths methylated spirits（denatured alcohol）甲醇化酒精

metMb metmyoglobin 正铁肌红蛋白，高铁肌红蛋白

METS metabolic equivalents 代谢当量（运动时全代谢量/安静时代谢量）

METT maximum exercise tolerance test 最大运动负荷试验法

MEUC minimum effective urinary concentration 最小有效尿浓度

MeV measles virus 麻疹病毒
megavolt 百万伏特，兆瓦

MF macrophage function 巨噬细胞功能
male to female［ratio］男女比率，男女［比例］
mass fragmentography 碎片质谱法
medium frequency 中波（300-3000Hz 波长 1km-100m 范围的电波）
merthiolate-formaldehyde 硫柳汞-甲醛
microfilm 缩微胶片
microfilament 微丝，微细纤维
microfilaria 微丝蚴
microfiltration 微孔过滤
microflocculation 微絮状反应，微絮凝反应
microscopic factor 显微镜因素
mitomycin，5-fluorouracil 丝裂霉素，5-氟尿嘧啶
mitotic figure 有丝分裂像
modifying factor 修正系数
mossy fiber 苔状纤维

multifactorial [inheritance] 多因子[遗传]
multiplying factor 倍率
muscle feedback 肌反馈
mutation frequency 突变频率
mutton fat 羊脂
mycosis fungoides 蕈样肉芽肿病(阿利贝尔病)
myelinated fiber 有髓鞘神经纤维
myelofibrosis 骨髓纤维化
myocardial fibrosis 心肌纤维化
myocardial flow 心肌血流量

M/F male to female ratio 男女比

MFB metallic foreign body 金属异物

MFD minimum fatal dose 最小致死量

Mfd manufactured 制造

MFGM milk fat globule membrane 乳脂小球膜

MFH malignant fibrous histiocytoma 恶性纤维组织细胞瘤
military field hospital 野战医院

MFM magnetic force microscope 磁力显微镜
microfluorophotometry 显微荧光光度法
millipore filter method 微孔过滤法

MFO mixed function oxidase 混合功能氧化酶

MFP maximum filling pressure 最大充盈压
myofascial pain 肌筋膜痛

MFPE membrane filter plasma exchange 膜滤过法血浆交换

MFR maximum flow rate 最大流率

MFRS microvascular flow regulating system 微循环血流调节系统

MFT muscle function test 肌功能试验

MFV mitral flow velocity 二尖瓣血流速度

MG macroglobulin 巨球蛋白（分子量 40 万以上）
macroglobulinemia 巨球蛋白血症
malachite green 孔雀绿，碱性孔雀绿
margin 缘，边
medial gastrocnemius 内侧腓肠肌
medical gymnastics 医疗体操
Mehlis's gland 梅氏腺，壳腺
melengestrol 美仑孕酮，甲烯雌醇（抗肿瘤药）
membranous glomerulonephritis 膜性肾小球肾炎
methylglucoside 甲基葡萄糖苷
methylguanidine 甲基胍
Meulengracht unit 莫伊伦格赫特单位（黄疸指数）
Millard-Gubler [syndrome] 米-格综合征（偏瘫交叉性面神经麻痹）
milligram 毫克
monoacylglycerol 单酰甘油
monoclonal gammopathy 单克隆丙种球蛋白病
monoglyceride 单酸甘油酯
mucouglycoprotein [唾液] 黏蛋白
mucous granule 黏液颗粒
myasthenia gravis 重症肌无力
myoglobin 肌红蛋白

β_2-MG β_2-microglobulin β_2 微球蛋白（正常参考值：血清 1731 ± 287ng/ml；尿 82 ± 72ng/ml。血浓度增高见于肾小球滤过功能下降、

炎症、肿瘤等；血浓度正常，尿内浓度增高见于近端肾小管重吸收功能下降）

Mg magnesium 镁（原子序号12，原子量24.305。全血中正常值：2.0-3.2mEq/L，血清中正常参考值：1.5-2.1mEq/L）（= mag）

μg microgram 微克

MGD meibomian gland dysfunction 睑板腺功能不全
mixed gonadal dysgenesis 混合型性腺发育不全

mgEH milligram element hour 每小时毫克元素

MGF macrophage growth factor 巨噬细胞生长因子
mesodermal growth factor 中胚层生长因子
Myasthenia Gravis Foundation 重症肌无力基金会

MGH monoglyceride hydrolase 单酸甘油酯水解酶

MGI macrophage and granulocyte inducing［proteins］ 巨噬细胞和粒细胞诱导［蛋白］
major gene index 主要基因指数
mobile gamma irradiator 移动式γ射线辐照器

MGK megakaryocyte 巨核细胞

Mgmt management 管理

MGN medial geniculate nucleus 内侧膝状体核（神经病学）
membranous glomerulonephritis 膜性肾小球肾炎

MGP membranous glomerulopathy 膜性肾小球病
methyl green pyronine 甲基焦宁绿，甲基绿派若宁（组织切片用染料）
mucous glycoprotein 黏液糖蛋白

MGR mature granulocyte reserve 成熟备粒细胞

MGS meter，gram，second 米，克，秒
muco-gingival surgery 膜龈手术

MGSA melanoma growth-stimulating activity 黑素瘤生长刺激活性

MG-A myeloma globulin A 骨髓瘤球蛋白 A

MG-G myeloma globulin G 骨髓瘤球蛋白 G

MH maintenance hemodialysis 持续性血液透析
malignant histiocytosis 恶性组织细胞增生症
malignant hyperpyrexia 恶性高热
mammotrophic hormone［prolactin］ 催乳激素
marital history 婚姻史
medial hypothalamus 内侧下丘脑
melanophore hormone 黑素细胞激素
menstrual history 月经史
mental health 精神卫生，心理保健
mercuryhematoporphyrin 血卟啉汞（抗肿瘤药）
merphyrin 汞卟啉（抗肿瘤药）
migraine headache 偏头痛
military hospital 军医院
Ministry of Health 卫生部
mixed hamartoma 混合性错构瘤

MHA major histocompatibility antigen 主要组织相容抗原
Master of Health Administration 卫生管理硕士
Master of Hospital Administration 医院管理硕士

Mental Health Association 精神卫生协会，心理卫生协会
microangiopathic hemolytic anemia 微血管病性溶血性贫血
microhemagglutination [test for syphilis] 微量血细胞凝集 [用于诊断梅毒的试验]
middle hepatic artery 肝脏中动脉
mixed hemadsorption assay 混合血细胞吸附测定

MHA-TP micro-hemagglutination assay for Treponema pallidum antibodies 梅毒螺旋体抗体微量血细胞凝集试验

MHb methemoglobin 高铁血红蛋白，正铁血红蛋白（= MetHb）
myohemoglobin 肌红蛋白

MHbCN cyan-methemoglobin 氰高铁血红蛋白

MHC major histocompatibility complex 主要组织相容(抗原)复合物
myosin heavy chain 肌凝蛋白重链

β-MHC beta myosin heavy chain β-肌凝蛋白重链

MHCP mean horizontal candle power 平均水平烛光

μHCD micro heavy chain disease μ重链病

MHD magnetohydrodynamics 磁流体动力学
maintenance hemodialysis 持续性血液透析
minimal hemagglutinating dose 最小红细胞凝集量
minimum hemolytic dose 最小溶血量

MHK master of human kinetics 人体动力学硕士

MHN microhardness number 显微硬度值

MHPG 3-methoxy-4-hydroxy-phenylglycol 3-甲氧基-4-羟基苯乙二醇

MI maturation index 成熟指数
mechanical inflammation 机械性炎症
meconium ileus 胎粪性肠梗阻
medical imager 医学图像显示器
medical insurance 医疗保险
Medicus Index 医学文献索引（= IM）
megathrombocyte index 巨血小板指数
melanophore index 黑素细胞指数
menopausal index 更年期指数
menstrual induction 月经诱导
mental illness 精神病
mesio-incisal 近中切缘的
metabolic index 代谢指数
migration index 迁移指数
mild irritant 轻型刺激剂
mitotic index 有丝分裂指数
mitral incompetence 二尖瓣关闭不全
moisture indicator 湿度指示器
mononucleosis infectious 传染性单核细胞增多症
morphological index 形态指数
motility index 运动指数，松动度
myocardial infarct 心肌梗死（= MCI）
myocardial ischemia 心肌缺血

mi mitral 二尖瓣的

MIA monoiodo acetate 单碘醋酸

MIAA microaggregated albumin

微小聚集白蛋白
MIAU minor aphthous ulcer 小口疮性溃疡
MIBG metaiodobenzyl guanidine 间位碘苄基胍（为肾上腺髓质显像剂底物）
MIBI methoxyisobutyl isonitrile 甲氧基异丁基异腈（心肌显像剂标记底物）
MIBK methylisobutyl ketone 甲基异丁基酮
MIC major immunogen complex 主要免疫原复合体
maternal and infant care 母婴保健
Medical Information Center 医学情报中心
medical intensive care 重病特别监护
methacholine inhalation challenge［response］ 乙酰甲胆碱吸入激发［反应］
microaneurysm 微动脉瘤
minimal inhibitory concentration 最小抑制浓度
minimal isohydric concentration 最低等氢离子浓度
model immune complex 模式免疫复合体
mic microscopy 显微镜检查法（= Micr）
MICA Maternity and Infant Care Association 妇婴保健协会
microinvasive carcinoma 微侵袭性癌
MICAB minimally invasive coronary artery bypass surgery 微创型冠状动脉搭桥外科
MICC mitogen-induced cell-mediated cytotoxicity 有丝分裂原诱发细胞介导性细胞毒性
Micr microscope 显微镜
microscopy 显微镜检查法（= Mic）
Microbiol microbiology 微生物学
Microt microtome 切片机
MID mid-diastole 舒张中期
minimal infecting dose 最小感染剂量
multi-infarct dementia 多发性脑梗死性痴呆
mid middle 中央，中点
MIDCAB minimally invasive direct coronary artery bypass 微创型直接冠状动脉搭桥
MIF macrophage inhibition factor 巨噬细胞抑制因子
melanocyte inhibitory factor 黑素细胞抑制因子
membrane immunofluorescence［test］ 膜免疫荧光［试验］
merthiolate, iodine, formaldehyde［stain］ 硫柳汞，碘，福尔马林［染剂］
migration inhibition factor 迁移抑制因子
mixed immunofluorescence 混合免疫荧光（法）
Müllerian［duct］inhibiting factor 米勒［管］抑制因子
MIG monoclonal immunoglobulin 单克隆免疫球蛋白（血清醋酸纤维膜电泳单克隆抗体升高见于：多发性骨髓瘤、巨球蛋白血症、重链病、自发性冷球蛋白血症、白血病及淋巴瘤等；减少见于：免疫缺陷病、肾病综合征及恶性肿瘤晚期）
mumps immunoglobulin 流行性腮腺炎免疫球蛋白
MIHPPA 3,5-monoiodo-4-hy-

droxyl phenylpyruvic acid 3,5 单碘-4-羟基苯丙酮酸
MIIT multiple insulin injection therapy 胰岛素多次注射疗法
Mike microphone 扩音器
MILS minimally invasive laparoscopic surgery 微创腹腔镜手术
Min mineral 矿质
minimum 最小（量）
minor 小
minute 分（时间单位）
min wt minimum weight 最小重量
MIO minimal identifiable odor 最低可嗅度
MIP maximal inspiratory pressure 最大吸气压
maximum intensity projection 最大强度投影
microwave induced plasma 微波诱导血浆
middle interphalangeal [joint] 近侧指（趾）间[关节]
MIPM micro-prolactinoma 微小催乳素瘤
MIR main immunogenic region 主要免疫原性部位
MIRD medical internal radiation dose 医用内照射剂量
medium internal radiation dose 中间内照射剂量
MIS minimally invasive surgery 微创手术（如腹腔镜胆囊摘出术）
Misc miscellaneous 混杂的；其他的
mist mistura 水剂合剂（处方用语，亦缩写成 mixt，mixtura）
MIT monoiodotyrosine 一碘酪氨酸
Mit mitochondria 线粒体
MitoC mitomycin C 丝裂霉素 C
MIVD mononuclear inflammatory vascular disease 单个核细胞炎症血管疾病
Mix mixture 混合，混合物
MJ megajoule 兆焦耳
MKB megakaryoblast 原巨核细胞
MKDGF megakaryocyte derived growth factor 巨核细胞源生长因子
MK-CSF megakaryocyte colony stimulating factor 巨核细胞集落刺激因子
MK-POT megakaryocyte potentiator 巨核细胞增幅效剂
ML macula lutea 黄斑
malignant lymphoma 恶性淋巴瘤
Master of Laws 法学硕士
mean level 平均水平
metachromatic leukodystrophy 异染色质脑白质营养不良（=MLD）
midline 正中线
mucolipidosis 黏脂（贮积）病
muzzle-loading 前装栓的，前膛的；动物带口套的
ml milliliter 毫升，10^{-3}升
mL milli lambert 毫朗伯亮度单位
MLBT monoaural loudness balance test 单耳响度平衡试验
MLC minimum lethal concentration 最小致死量
mixed leukocyte culture 混合白细胞培养
mixed lymphocyte culture 混合淋巴细胞培养
myosin light chain 肌凝蛋白轻

链

MLCI marginal line calculus index 龈缘牙石指数

MLCK myosin light-chain kinase 肌球蛋白轻链激酶

MLCN multilocular cystic nephroma 多房性囊性肾瘤

MLD masking level difference (双耳)掩蔽级差

median lethal dose 半致死量

medicinal lymph-node dissection 药物淋巴清扫术

metachromatic leukodystrophy 异染性脑白质营养不良(由于芳基硫酸酯酶 A 缺乏引起的疾病)(= ML)

microsurgical lumbar discectomy 微创外科腰椎间盘切除术

minimum lumenal diameter 最小内腔直径

MLI mesiolinguoincisal 近中舌侧切的

MLK microlamellar keratomileusis 显微板层角膜磨镶术

MLL mixed lymphocyte lymphoma 混合淋巴细胞性淋巴瘤

MLN membranous lupus erythematosus nephritis 膜型红斑狼疮肾炎

MLNS mucocutaneous lymph node syndrome 皮肤黏膜淋巴结综合征,川崎病(= MCLS)

MLO mesiolinguo-occlusal 近中舌侧殆面的

MLP mesiolinguopulpal 近中舌侧髓的

MLR middle latency responses 中潜伏期反应

mixed lymphocyte reaction 混合淋巴细胞反应

MLS median life span 中位生存期

ML-SC mitral leaflet-septal contact 二尖瓣叶-间隔接触

MLT meaningful life therapy 生命意义疗法(一种心理疗法)

median lethal time 半致死时间

MLTC mixed lymphocyte tumor culture 淋巴细胞肿瘤细胞混合培养(肿瘤抗原组织相容性检查)

MLV multilamellar vesicles 多层泡囊

MM malignant melanoma 恶性黑色瘤

meningococcal meningitis 脑膜炎球菌性脑膜炎

morbidity and mortality 罹患率与死亡率

mucous membrane 黏膜

multiple myeloma 多发性骨髓瘤

muscularis mucosa 黏膜肌层

mm millimeter 毫米

mm^3 cubic millimetre 立方毫米

MMA methyl malonic acidemia 甲基丙二酸血症

MMC meningomyelocele 脑脊膜脊髓膨出

Mitomycin C 丝裂霉素 C

mucosal mast cell 黏膜肥大细胞

MMD minimal melanogenesis dose 最小黑素生成量

MME M-mode echocardiography M-式超声心动描记术

MMed Master of Medicine 医学硕士

MMEF maximal mid-expiratory flow [curve] 最大呼气中段流量[曲线](由 FVC 曲线计算得出,正常男性约为 3.369L/s,女性约 2.887L/s,该指标比 FEV 1%

能更好地反映小气道阻塞情况）
mean maximum expiratory flow 平均最大呼气流量

MMF maximum mid-expiratory flow 最大呼气中期流速
mean maximum flow 平均最大流量

MMG mammography 乳房 X 线照像术

mmHg millimeter of mercury 毫米汞柱（压力单位）

mμm millimicron, nanometer 毫微米（10^{-9}米）

mmol millimole 毫克分子（毫摩尔）

MMP matrix metalloproteinase 基质金属蛋白酶

mm pp millimeter partial pressure 毫米［汞柱］分压

MMR measles, mumps, rubella 麻疹、腮腺炎、风疹

MMS middle molecular substance 中分子物质
myeloma morphology score 骨髓瘤形态评分

MMSE mini mental state examination 简易智力状态检查

MMT manual muscle testing 徒手肌力试验

MMV mandatory minute ventilation 强迫瞬间换气

MMWR morbidity and mortality weekly report 疾病率和死亡率周报

MN malignant nephrosclerosis 恶性肾硬化症
membranous nephropathy 膜性肾病
metanephrine 甲氧基肾上腺素

MN Master of Nursing 护理学硕士

Mn manganese 锰
midnight 半夜

mN millinormal 毫当量，1/1000 当量

MnBK methyl-n-butyl ketone 甲基正丁基甲酮（有机溶剂，周围神经毒）

MNC mononuclear cell 单核细胞

MNCV maximum nerve conduction velocity 最大神经传导速度
mixed nerve conduction velocity 混合神经传导速度

MND minimum necrosis dose 最小坏死量
motor neuron disease 运动神经元疾病

MNGF motor neuron growth factor 运动神经生长因子

MNNG N-methyl-N-nitrosoguanidine N-甲基-N 亚硝基胍

MNSER mean normalized systolic ejection rate 平均标准化收缩射血率

MNSF monoclonal nonspecific suppressor factor 单克隆非特异性抑制因子

Mn-u manganese in urine 尿锰（正常参考值：0.008mg/L，锰接触指标）

MO mesio-occlusal 近中𬌗面的
method of operation 手术方法
micro Ouchterlony method 微细奥氏法（二维双相扩散）
mitral opening 二尖瓣开放
molecular orbital 分子轨道

Mo molybdenum 钼（原子序数为 42，原子量为 95.95。^{99}Mo 放射性半衰期为 67 小时，衰变后形成^{99m}Tc）

mo month 月

MO_2 oxymyoglobin 氧合肌红蛋

白
MoAb monoclonal antibody 单克隆抗体
mob mobilization 关节松动[术]
mobil mobility 可动性
MOC maximum oxygen consumption 最大氧消耗量
myocardial oxygen consumption 心肌氧消耗量
MOD magneto-optical disk 磁光盘
maturity onset [type] diabetes 成人型糖尿病
mesio-occlusodistal 近中殆面远侧的
mod modern 现代的
modification 改变，修饰
modify 改变
MODS multiple organ dysfunction syndrome 多器官功能不全综合征
MODY maturity onset diabetes of the young 年轻人成年时发病型糖尿病
MOF multiple organ failure 多脏器衰竭
MOI multiplicity of infection 感染多样性
mole molecular 分子的
molecule 分子
mol wt molecular weight 分子量
MOM milk of magnesia 镁乳剂
MONALISA most obesity known are low in sympathetic activity 大多数肥胖者交感神经活动减低（肥胖假说）
Mongo mongolism 先天愚型
monog monograph 专论
Mono monocyte 单核细胞
mononucleosis 单核增多症
MOP methoxypsoralene 甲氧基补骨脂素
myositis ossificans progressiva 进行性骨化性肌炎
8-MOP 8-methoxypsoralen，pigmentation agent 8-甲氧补骨脂，色素沉着因子
MOPP mustargen hydrochloride，oncovin，procarbazine，prednisone 盐酸氮芥、长春新碱、丙卡巴肼、泼尼松（化疗方案）
MOPP-Bleo MOPP，bleomycin MOPP＋博来霉素（化疗方案）
morph morphology 形态学
mort mortal 致死的
mortal mortality 死亡率
mOsm milliosmol 毫渗透压（渗透压的千分之一）
MOT motilin 胃动素
MOTSA multiple overlapping thin slab angiography 多重叠薄层块血管成像
MP malaria parasite 疟原虫
melting point 熔点
membrane potential （跨）膜电位
mesiopulpal 近中髓的
methylprednisolone 甲泼尼龙
middle phalanx 中节趾骨
mitogenic protein 促有丝核分裂蛋白
monopolar lead 单极诱导
mucoprotein 黏蛋白
muscle potential 肌电位
6-MP 6-mercaptopurine 6-巯基嘌呤（抗肿瘤药）
mp multipolar 多极的
MPA main pulmonary artery 主肺动脉
male pattern alopecia 男子型脱发

maximal pepsin activity 最高胃蛋白酶活性
medroxyprogesterone acetate 甲羟孕酮醋酸酯
MPB male pattern baldness 男子型秃发
MPBB maximum permissible body burden 最大容许体力负荷
MPBFV mean pulmonary blood flow velocity 平均肺血流速度
MPC maximum permissible concentration 最大容许浓度
mean plasma concentration 平均血浆浓度
melanin-producing cell 黑素生成细胞
MPCU maximum permissible concentration of unidentified [radionuclide] 未知[放射性]核素最大容许浓度
MPD main pancreatic duct 主胰管
maximum permissible dose 最大允许量
minimal phototoxic dose 最小光毒性量
minimum perceptible difference 最小可辨差（异）
muscle phosphorylase deficiency 肌磷酸化酶缺乏
myeloproliferative disorder 骨髓增生性疾病
myofacial paindysfunction 面肌痛性功能障碍
MPE massive pulmonary embolism 肺动脉大块栓塞
maximum permissible exposure 照射最大允许量
MPEG moving picture expert group 运动图像专家组
MPF maturation promoting factor 成熟促进因子
musculo-peritoneal flap 肌腹膜瓣
MPG magneto-pneumogram 肺磁图
mean pressure gradient 平均压力梯度
MPGN membrane proliferative glomerulonephritis 膜增生性肾小球肾炎
mesangial proliferative glomerulonephritis 系膜增生性肾小球肾炎
MPH Master of Public Health 公众卫生学硕士
MPharm Master of Pharmacy 药学硕士
MPHD multiple pituitary hormone deficiency 多种垂体激素缺乏症
MPHE Master of Public Health Engineering 公众卫生工程学硕士
MPI mannose phosphate isomerase 甘露糖磷酸异构酶
maximum permissible intake 最大容许摄取量
minimum pass index 最低合格指数
Multiphasic Personality Inventory 多项人格调查表
Multivariate Personality Inventory 多变量人格调查表
myocardial perfusion imaging 心肌灌注显像
MPL mesiopulpolingual 近中髓舌侧的
minimum pass level 最低合格水平
MPLa mesiopulpolabial 近中髓唇侧的
MPM movements per minute 每分钟运动量
multiple peak monitor 多峰监视

器

multiple primary malignancy 多发性原发癌

MPMs mortality prediction models 死亡率预测模式

MPN most probable number 最可能数

MPn mycoplasma pneumonia 支原体肺炎

MPO maximal pepsin output 最大胃蛋白酶分泌量

maximum power output 最大功率输出

myeloperoxidase 髓过氧化物酶

MPP massive periretinal proliferation 大量网膜周围增殖

MPPT methylprednisolone pulse therapy 甲泼尼龙冲击疗法

MPPV malignant persistent positional vertigo 恶性持续性位置性眩晕

MPR multi-plane reconstruction 多平面的重建

myocardial perfusion reserve 心肌灌注储备

MPRGEI magnetization prepared rapid gradient echo imaging 磁化准备快速梯度回波成像

M protein monoclonal protein 单克隆蛋白

myeloma protein 骨髓瘤蛋白

MPS mononuclear phagocyte system 单核噬细胞系

movement produced stimuli 运动产生刺激

mucopolysaccharide 黏多糖

mucopolysaccharidosis 黏多糖（贮积）病

mucoproteinase 黏蛋白酶（水解酶）

myeloma progression score 骨髓瘤进展评分

MPs Master of Psychology 心理学硕士

MPT massive pulmonary thromboembolism 广泛性肺血栓栓塞

maximum phonation time 最长发声时间

MPTP 1-methyl-4-phenyl-1,2,3,6-tetrahydropyridine 1-甲基,4-酚基-1,2,3,6-四氢吡啶（伤害脑黑质细胞，减少多巴胺分泌，能引起动物帕金森病及胃十二指肠溃疡，可用于动物溃疡造模）

MPV maximal peak velocity 最大峰速度

mean platelet volume 平均血小板体积（正常参考值：6.8-11.8 fl）

metatarsus primus varus 第一跖骨内翻

MPVR multi-projection volume reconstruction 多层投影体积重建

mpx multiplex 多样的

MR magnetic resistant 磁阻

magnetic resonance 磁共振

medial rectus 内直肌

medical rehabilitation 康复医疗（对患有残疾病者使其在身体及精神上充分恢复所采取的措施。包括理疗、工作疗法、语言疗法、心理疗法以及社会医疗等）

mental retardation 精神发育迟缓

mentally retardate 精神迟钝

metabolic rate 代谢率

methyl red 甲基红

microradiogram 显微放射照片

miscellaneous report 其他报告

mitral reflux 二尖瓣反流

mitral regurgitation 二尖瓣反流

mitral ring 二尖瓣环

MRad Master of Radiology 放射学硕士

mr/hr milliroentgen per hour 每小时毫伦琴（量）

MRA magnetic resonance angiography 磁共振动脉造影

malignant rheumatoid arthritis 恶性类风湿性关节炎

melody, rhythm, accent 音调，节律，重音

mitral regurgitant area 二尖瓣反流面积

MRAP mean right atrial pressure 平均右房压

MRBF mean renal blood flow 平均肾血流量

MRC magnetic resonance cholangiography 磁共振胆道成像术

Medical Research Center 医学研究中心

Medical Research Corps 医学研究部队

Medical Research Council 医学研究理事会

MRCOG Member of Royal College of Obstetricians and Gynecologists 皇家妇产科学会会员

MRCP magnetic resonance cholangiopancreatography 磁共振胆管胰管成像术

Member of Royal College of Physicians 皇家内科学会会员

MRCS Member of Royal College of Surgeons 皇家外科学会会员

MRCU Medical Research Council Unit 医学研究委员会单位

MRCUK Medical Research Council of United Kingdom 英国医学研究委员会

MRD margin reflex distance 边缘反射距离

maxillofacial radiological diagnostics 颌面放射诊断学

Microbiological Research Department 微生物学研究部

minimal residual disease 微量残留病，微小残留病

minimum reacting dose 最小反应剂量

MRDM mal-nutritional related diabetes mellitus 营养不良有关的糖尿病

MRE maximal respiratory effectiveness 最大换气有效率

metal responsive element 金属感应成分

MREM milliroentgen equivalent mean 平均毫伦琴当量

MREP milliroentgen equivalent physical 物理学的毫伦琴当量

MRF melanocyte [stimulating hormone] releasing factor [促]黑素细胞激素释放因子

mitral regurgitant flow 二尖瓣反流量

monoclonal rheumatoid factor 单克隆类风湿因子

mrg margin 边缘

MRH melanocyte stimulating hormone releasing hormone 促黑素细胞激素释放激素

MRHM milliroentgen per hour at one meter 1米距离每1小时毫伦琴（量）

MRI magnetic resonance imaging 核磁共振成像

mitral regurgitation index 二尖瓣反流指数

MRIF melanocyte stimulating hormone releasing inhibiting factor 促黑素细胞激素释放抑制因子

MRIH melanocyte [stimulating hormone] release inhibiting hormone [促] 黑素细胞激素释放抑制激素

MRL medical record library 病案室，医疗档案室

MRM magnetic resonance mammography 磁共振乳腺成像术
magnetic resonance myelography 磁共振脊髓造影
measles, rubella, mumps 麻疹，风疹，流行性腮腺炎
metabolic rate monitor 代谢率监测仪

MRN macro-regenerative nodule 再生大结节（见于肝细胞再生）

mRNA messenger ribonucleic acid 信使核糖核酸

MRP magnetic resonance portography 磁共振门静脉造影术

MRPA magnetic resonance pulmonary angiography 磁共振肺血管造影术

MRS magnetic resonance sialography 磁共振涎腺造影术
magnetic resonance spectroscopy 核磁共振光谱术

MRSH Member of Royal Society of Health 皇家健康协会会员

MRSM Member of Royal Society of Medicine 皇家医学协会会员

MRT mean radiant temperature 平均辐射温度
milk ring test 乳汁环状试验（检测牛流产杆菌）

MRU magnetic resonance urography 磁共振尿路造影术
minimal reproductive units 最小繁殖单位

MRV mixed respiratory vaccine 混合呼吸道疫苗
mixed respiratory virus 混合呼吸道病毒

MRVC magnetic resonance virtual colonoscopy 磁共振仿真结肠镜检查术

MRVE magnetic resonance virtual endoscopy 磁共振仿真内镜术

MRWI magnetic resonance water imaging 磁共振水成像

MS manuscript 原稿
margin of safety 安全域
mass spectrometry 质谱测定法
maximum stress 最大应激
maxillac sinvs 上颌窦
medical student 医学生
medical survey 医学的调查
Meniere's syndrome 梅尼埃综合征（耳性眩晕病）
mitral stenosis 二尖瓣狭窄
mol solution 摩尔液
morning stiffness 晨僵（指关节）
morphine sulfate 硫酸吗啡
motion sensitivity 运动敏感性
multiple sclerosis 多发性硬化症
muscle strength 肌力
mutants streptococcus 突变型链球菌

m/s meters per second 米/每秒

MS Master of Surgery 外科学硕士
muscle strength 肌力

MSA major serologic antigen 主要血清学抗原
male specific antigen 雄性特异性抗原
membrane stabilizing activity 膜稳定化作用
membranous septal aneurysm

膜性中隔动脉瘤
multiple system atrophy 多系统萎缩症
multiplication stimulating activity 多样刺激活性
MSAP mean systemic artery pressure 平均全身动脉压
MSAFP maternal serum alpha fetoprotein 母血清甲胎蛋白
MSc Master of Science 理学硕士
mscp mean spherical candle power 平均球面烛光
MSD mean survival days 平均生存日数
multiple sulfatase deficiency 多种硫酸酯酶缺乏症
MSDent Master of Science in Dentistry 口腔医学硕士
MSDerm Master of Science in Dermatology 皮肤病医学硕士
MSE mean square error 均方差（统计学用语）
msec millisecond 毫秒（10^{-3}秒）
MSER mean systolic ejection rate 平均收缩期射血率
MSF mean systolic force 平均收缩力
melanocyte stimulating factor 促黑素细胞因子
muscle shock factor 肌休克因子
MSFA maximum shunt flow area 最大短路血流面积
MSFAI maximum shunt flow area index 最大短路血流面积指数
MSH melanocyte stimulating hormone 黑素细胞刺激激素
α-MSH α-melanocyte stimulating hormone α-黑素细胞刺激激素
MSHIF melanocyte stimulating hormone inhibiting factor 促黑素细胞激素抑制因子
MSHRF melanocyte stimulating hormone releasing factor 促黑素细胞激素释放因子
MSHRH melanocyte stimulating hormone release hormone 促黑素细胞激素释放激素
MSI mitral stenosis insufficiency 二尖瓣狭窄关闭不全
MSK medullary sponge kidney 髓质海绵肾
MSL mid-sternal line 胸骨中线
MSLR mixed skin cell lymphocyte culture reaction 混合皮肤细胞淋巴细胞培养反应
MSLT multiple sleep latency test 多重睡眠潜伏期试验
MSM mid-systolic murmur 收缩中期杂音
multiple slice mode 多层扫描
MSN main sensory nucleus 主要感觉核
MSOF multiple system organ failure 多器官功能衰竭
MSOrtho Master of Orthopedic Surgery 整形外科学硕士
MSP melanoma-specific protein 黑色素瘤特异性蛋白
multiple signal processor 多信号处理器
MSP Master of Science in Pharmacy 药学硕士
MSPH Master of Science in Public Health 公众卫生学硕士
MSPHE Master of Science in Public Health Education 公共卫生教育学硕士
MSPHE Master of Science in Public Health Engineering 公共卫生工程学硕士

MSR mitral stenosis and mitral regurgitation 二尖瓣狭窄及反流
MSRd Master of Science in Radiology 放射学硕士
MSS muscular subaortic stenosis 肌性主动脉瓣下狭窄
MST maximal stimulation test 最大刺激试验
mean skin temperature 平均皮肤温度
mean survival time 生存平均期间
median survival time 中位生存期间
mst measurement 测定
MSTA melanoma specific transplantation antigen 黑素瘤特异性移植抗原
MSU mid-stream urine 中段尿
MSUD maple syrup urine disease 枫糖尿病
MSV measles virus 麻疹病毒
MSW medical social worker 医学社会工作者
MSWD married, single, widowed, divorced 已婚、未婚、丧偶、离婚
MS-Ag membrane soluble antigen 膜可溶性抗原
MT magnetic tape 磁带
magnetization transfer 磁化传递
membrane tympani 鼓膜
metallothionein 金属硫蛋白
minor tremor 微细颤动
mitochondria 线粒体
mixed sex cell tumor 混合型生殖细胞瘤
3MT 3-methoxytyramine 3-甲氧酪胺
MTA metatarsus adductus 内收跖
MTAg mite antigen 螨抗原
MTBA maximum total bile acids 最高总胆汁酸
MTBFL mean time between function loss 功能丧失平均时间
MTBM mean time between maintenance 维持平均时间
MTB-Ab Mycobacterium tuberculosis antibody 结核分枝杆菌抗体
MTB-PCR Mycobacterium tuberculosis polymerase chain reaction 结核分枝杆菌聚合酶链式反应
MTC magnetization transfer contrast 磁化传递对比
microwave tissue coagulation 微波组织凝血
MT-C mitomycin C 丝裂霉素 C
MTD maximum tolerated dose 最大耐受量
mtDNA mitochondria deoxy-ribonucleic acid 线粒体脱氧核糖核酸
MTF modulation transfer function 调制传递函数
MTFase methyltransferase 甲基转移酶
MTI mammary tumor inciter 乳腺瘤刺激物
6MTI 6-methylthioinsine 6-甲巯基苷
MTLP metabolic toxemia of late pregnancy 晚期妊娠代谢性中毒症
MTP metatarsophalangeal [joint] 跖趾（关节）
MTR magnetization transfer ratio 磁化传递率
MTS microtubular system 微小管系
MTT mean tidal time 平均呼吸时间

mean transit time 平均经过时间
Mtuberc Mycobacterium tuberculosis 结核菌
MTV mammary tumor virus 乳腺瘤病毒
metatarsus varus 内翻跖
MTX methotrexate 甲氨蝶呤抗肿瘤药
MU Mache unit 马谢单位（放射能放出量单位）
mouse unit 小白鼠单位雌激素的生物鉴定单位
mycoplasmal urethritis 支原体性尿道炎
mU milli unit 毫单位（1/1000单位）
0-mu anuclear mutation 无核突变
MUD morphologically unexplained death 形态所见无法解释死因
MUF maximum usable frequency 最大可能使用频率数
MUGA multiple gated acquisition 多门电路控制采集法（为测定心脏功能用的）一种方法
mult multiplication 增加，繁殖
MUO mixed uremic osteodystrophy 混合性尿毒症性骨营养障碍
MUP motor unit potential 运动单位电位
MV maturation value 成熟值
mean variation 平均的变异
meat and vegetable 肉与蔬菜
megavolt 兆伏，百万伏
microvesicle 微囊泡（电子显微镜用语）
microvilli 微绒毛（电子显微镜用语）
minute ventilation 分钟换气量
minute volume 分钟搏出量
mitral valve 二尖瓣
monochromatic vision 单色视
mV millivolt 毫伏（10^{-3}伏特）
MVA mevalonic acid 火落酸
mitral valve area 二尖瓣口面积
MVD Marburg virus disease 马堡病毒病
microvascular decompression 微血管减压（术）
mitral valve disease 二尖瓣病
multivessel [coronary artery] disease 多血管[冠状动脉]病
MVO mitral valve opening 二尖瓣开放
mitral valve orifice 二尖瓣口
MVO_2 mean venous oxygen content 平均静脉血氧量
MVP mitral valve plasty 二尖瓣成形术
mitral valve prolapse 二尖瓣脱垂
MVPS mitral valve prolapse syndrome 二尖瓣脱垂综合征
MVR mitral valve replacement 二尖瓣置换
MVS membranous ventricular septum 室间隔膜部
Mvsat mixed vein oxygen saturation 混合静脉氧饱和度
MVT mesenteric venous thrombosis 肠系膜静脉血栓形成
MVV maximal voluntary ventilation 最大自主通气量
MW mean weight 平均体重
mediastinal width 纵隔宽度
medical waste 医疗废弃物
micro wave 微波
molecular weight 分子量
multiple wounds 多处伤

MWCO molecular weight cutoff 分子量截留值

MWFT microwave Fourier transform spectroscopy (or spectrometer) 富氏变换型微波分光法(分光器)

M-W syndrome Mallory-Weiss syndrome 马-韦综合征(因剧烈呕吐引起的食管贲门黏膜撕裂出血)

MY myopia 近视

My-Ag myeloid antigen 骨髓细胞抗原

Mycol mycology 真菌学

Myel myeloid 骨髓的，髓细胞样的

Myelo myelography 脊髓造影法

myol myology 肌学

MyoR myotonic reaction 肌强直反应

MZ monozygotic twin 单卵双生

MZL marginal zone lymphocyte 边缘区淋巴细胞

N

N asparagine 天冬酰胺(=Asn)

nano-纳(诺)，毫微 10^{-9}(十进制数量词头)

negative 阴性的

nerve 神经

neurology 神经学

neurosis 神经症

neutral 中性

neutron 中子(构成原子核的粒子之一，其质量与质子大致相同，但为电中性。)

neutrophil leukocyte 嗜中性白细胞(正常杆状核3%-6%，分叶核45%-55%)

newton 牛顿(力学单位)

niche 龛影(胃溃疡X线像所见)

nitrogen 氮

normal 当量浓度(浓度单位，当量。1L的溶液中含有1g当量溶质的液体称1当量液。以1N表示)

north 北方

nu N(大写)，ν(小写)希腊语的第13个字母

nuclear 核的

nucleus 核

n number 样本大小

2n diploid 二倍体

hyperdiploid 超二倍体

hypodiploid 亚二倍体

3n triploid 三倍体

NA necrotizing angiitis 坏死性脉管炎

negative attitude 否定的态度

nicotinic acid 烟酸

noradrenalin 去甲肾上腺素(=NAd，NAdr)

nucleic acid 核酸

Na natrium 钠(英文 sodium。原子序数为11，原子量为22.99。^{22}Na放射性同位素半衰期2.6年。^{24}Na半衰期15小时)

NAA natural anti-tumor antibody 抗肿瘤自然抗体

neutral amino acid 中性氨基酸

neutron activation analysis 中子活化分析法(为一种微量元素测定方法)

nicotinic acid amide [nicotinamide］ 烟酰胺

NAC accessory nucleus 副（神经）核

non adherent cell 非黏附性细胞

N-acetylcysteine 乙酰半胱氨酸

NAChR nicotinic acetylcholine receptor 烟酰乙酰胆碱受体

NAD nadolol 纳多洛尔（β受体阻滞剂）

new antigenic determinant 新抗原决定簇

nicotinamide adenine dinucleotide 烟酰胺腺嘌呤二核苷酸

nicotinic acid dehydrogenase 烟酸脱氢酶

no abnormality demonstrable 无异常可见

no active disease 无活动性病变

no acute distress 无急性痛苦，无急性病痛

no additional diagnosis 无追加诊断

no apparent distress 无明显病痛

no appreciable disease 无明显疾病

noradrenalin 去甲肾上腺素（＝NA，NAdr）

normal axis deviation 心电轴正常，正常电轴偏移

nothing abnormal detected 检查无异常，未见异常

NADase nicotinamide adenine dinucleotidase 烟酰胺腺嘌呤二核苷酸酶

19-NADC 19-norandrosterone decanoate 19-癸酸去甲睾酮

NADH reduced form of nicotinamide adenine dinucleotide 还原型烟酰胺腺嘌呤二核苷酸

$NADH_2$ dihydronicotinamide adenine dinucleotide 还原型烟酰胺腺嘌呤二核苷酸（还原型辅酶Ⅰ）

NADP nicotinamide adenosine dinucleotide phosphate 烟酰胺腺嘌呤二核苷酸磷酸（辅酶Ⅱ）

NADPH reduced form of nicotinamide adenine dinucleotide phosphate 还原型烟酰胺腺嘌呤二核苷磷酸（还原型辅酶Ⅱ）

NAdr noradrenaline 去甲肾上腺素（＝NA，NAD）

NAE neoplastic angioendotheliomatosis 瘤性血管内皮瘤病

non-amblyopic eye 非弱视眼

αNAE alpha naphtha acetate esterase α醋酸萘酯酶染色（正常单核细胞阳性，被NaF（氟化钠）抑制的粒细胞阴性或阳性，不被NaF抑制的淋巴细胞阴性。用以鉴别白血病类型）

NaE exchangeable body sodium 可交换体钠

NAG N-acetyl-D-glucosaminidase N-乙酰-D-氨基葡萄糖苷酶

narrow angle glaucoma 狭角性青光眼

nonagglutinable［vibrio］ 非凝集的［弧菌］

NAGS N-acetylglutamate synthetase N-乙酰谷氨酸合成酶

NAICP non-alcohol induced chronic pancreatitis 非酒精性慢性胰腺炎

NAIP neuronal apoptosis inhibitory protein 神经元凋亡抑制蛋白

NAIT neonatal alloimmune thrombocytopenia 新生儿同种免疫性血小板减少症

NANA N-acetyl neuraminic acid N-乙酰基神经氨酸

NANB non A non B hepatitis 非A非B型肝炎（或非甲非乙型肝炎，现已不用）

NANBV non A non B hepatitis virus 非A非B型肝炎病毒

NANC nonadrenergic noncholinergic 非肾上腺素非胆碱能的

NAP nerve action potential 神经动作电位

neutrophil alkaline phosphatase 嗜中性粒细胞碱性磷酸酶（正常参考值：0-100分，慢性粒细胞白血病积分减低；病毒性或寄生虫感染时无明显变化；化脓性感染、再障、急淋白血病、淋巴瘤、骨髓纤维化时积分升高）

NAPA N-acetyl-p-aminophenol 扑热息痛，N-乙酰对氨基苯酚（退热镇痛药）

N-acetylprocainamide N-乙酰普鲁卡因胺，乙酰卡因胺（抗心律不齐药）

Network Against Psychiatric Assault 精神病防治网

nuclear acidic protein antigen （胞）核酸性蛋白抗原

narc narcotic 麻药

narcotic［officer］ 麻药［管理者］

narcotics［agent］ 麻醉［剂］

nas nasal 鼻的

nasalis 鼻的

NAT N-acetyltransferase N-乙酰基转移酶

National Tuberculosis Association 全国结核病协会，全国防痨协会

neutralizing antibody titer 中和抗体效价，中和抗体滴度

non-accidental trauma 非意外创伤

noradrenaline theophylline 去甲肾上腺素茶碱

Nat natal 分娩的，生产的

national 国家的，国民的 Native 本国的；出生地；土著的；先天的

natural 自然的

Na-s serum sodium 血钠（正常参考值：135-145mmol/L。高钠血症见于：高渗性脱水、尿崩症性、糖尿病、急性肾衰多尿期、失水多于失钠及醛固酮增多症，多汗、放腹水、利尿、呕吐、腹泻等。低钠血症（< 35mmol/L）抗利尿激素分泌过多和肾排尿困难、慢性消耗性疾病、长期低盐或钠过多丢失）

NA test noradrenaline test 去甲肾上腺素耐量试验

NB nephroblastoma 肾母细胞瘤

neuroblastoma 神经母细胞瘤

new born 新生儿

Ne neon 氖（10号元素）

^{95}Nb radioactive niobium 放射性铌

sodium bicarbonate 碳酸氢钠，苏打

NBAS neonatal behavioral assessment scale 新生儿行为评分表

NBB normal buffer base 正常缓冲碱基

NBC nasobiliary catheterization 鼻胆管插管术

natural birth control 自然节育

Newborn Center 新生儿中心

nocturnal bladder capacity 夜间膀胱容量

nonbacterial conjunctivitis 非细菌性结膜炎

NBCA N-butyl-2-cyanoacrylate 正丁基-2-氰丙烯酸盐（介入放射常用栓塞物之一）

NBCC nevoid basal cell carcinoma 痣样基底细胞癌

NBCCS nevoid basal cell carcinoma syndrome 痣样基底细胞癌综合征

NBCE nevus basal cell epithelioma 基底细胞痣上皮瘤

NBD neurological bladder dysfunction 神经性膀胱功能障碍(外伤性脊椎损伤，脑血管障碍引起)

no brain damage 非脑损伤，无脑损伤

NBM normal bone marrow 正常骨髓

nothing by mouth 绝食

NBN narrow band noise 窄带噪音

newborn nursery 新生儿病房

NBNA neonatal behavioral neurological assessment 新生儿行为神经病学评估

NBP national blood policy 国家血液政策，国家献血政策

needle biopsy of prostate 前列腺针吸活检

nitrobenzylpyridine 硝基苄基吡啶

nonbacterial pharyngitis 非细菌性咽炎

normal boiling point 正常沸点

NBS National Bureau of Standards 国家标准局

Neri-Barre syndrome 内里-巴雷综合征

neurobehavioral scale 神经行为量表

neutral buffered saline 中性缓冲盐水

no bacteria seen 无细菌可见

normal blood serum 正常血清

normal bowel sounds 正常肠鸣音

normal brain stem 正常脑干

NBT nitrobenzene thiocyanate 硫氰酸硝基苯酯

nitroblue tetrazolium 四唑氮蓝，氮蓝四唑

normal breast tissue 正常乳房组织

NBTE nonbacterial thrombotic endocarditis 非细菌性血栓性心内膜炎

NBTT nitroblue tetrazolium test 氮蓝四唑试验

NBW normal birth weight 正常出生体重

NC nevus comedonicus 粉刺样痣

no change 无变化

nucleocapsid 壳包核酸

N/C nucleus-cytoplasm ratio 核浆比

NCA neurocirculatory asthenia 神经性循环衰弱症

neutrophil chemotactic activity 中性粒细胞趋化活性

nodulocystic acne 结节囊肿型痤疮

nonspecific cross-reacting antigen 非特异性交叉反应抗原

NCC nuclear cell count 有核细胞数

NCE negative contrast echocardiography 负差超声心动图，负性对比超声心动图

noncardiogenic edema 非心源性水肿

nonconvulsive epilepsy 非惊厥性癫痫

normal chick embryo 正常小鸡胚胎

Ncell null cell 裸细胞

NCEP National Cholesterol Education Program 国家胆固醇教育计划

NCF National Cancer Foundation 全国癌症基金会
neutrophil chemotactic factor 中性粒细胞趋化因子
no cold fluid 非寒冷液，不冷（冻）液
normal colposcopic findings 正常阴道镜所见

NCH noncirrhotic hepatocellular carcinoma 非（肝）硬化性肝细胞癌
normal childhood disease 正常儿童期疾病

NCHS National Center for Health Statistics （美国）国家卫生统计中心

NCPF Non cirrhotic portal fibrosis 非（肝）硬化性门静脉纤维化

NCP nitro-chlorophenol 硝基氯苯酚
non-cellulosic polysaccharide 非纤维素多糖类
nonclonogenic proliferating (cells) 非克隆性增生(细胞)
noncollagen protein 非胶原蛋白

NCT neural crest tumor 神经脊肿瘤
non-contact tonometer 不接触式眼压计
number connection test 数字连接试验

NCU nitrogen control unit 氮控制单位

NCV nerve conduction velocity 神经传导速度
non cholera vibrio 非霍乱弧菌

NCWVI noncondylomatous cervical wart virus infection 非湿疣性宫颈疣病毒感染

ND nasal deformation 鼻变形
nasal drain 鼻腔引流
nasolacrimal duct 鼻泪管
natural death 自然死亡，非病理死亡
neonatal death 新生儿死亡
neoplastic disease 肿瘤性疾病；瘤形成疾病
nerve deafness 神经性聋
nervous debility 神经虚弱
neurological disability 神经病学的残疾
neurotic depression 抑郁性官能症，神经症性抑郁
neutral density 中性浓度
new drug 新药
next day 翌日，次日
nifedipine 硝苯吡啶，硝苯地平，心痛定
no data 无资料
no delay 不迟延
nondiabetic 非糖尿病的；非糖尿病患者
normal delivery 正常分娩
normal diet 正常膳食
normal dose 正常量，标准剂量
not diagnosed 未诊断的

2nd second 第二

2nd digit index 食指，示指

NDF neutral detergent fiber 中性去污纤维

NDI naphthalene diisocyanate 萘二异氰酸酯
nasal deformity index 鼻畸形指数
nephrogenic diabetes insipidus 肾性尿崩症
nerve deficit index 神经缺损指数

nondestructive inspection 非破坏性检验，无损伤性检查

NDIR non dispersive infrared analyzer 非色散型红外线分析计

NDNA native DNA 天然 DNA

NDP nucleoside diphosphate 二磷酸核苷

NDS narrow distal segment 狭窄远端，胆道末端部

new drug submission 新药许可申请

NDT non-destructive testing 无损检验

NDV Newcastle disease virus 新城病病毒（鸡病毒性肺炎及脑脊髓炎，能传染至人，新城为英国城市名）

Nd：YAG Neodymium：Yttrium-Aluminium-Garnet 钕：钇-铝-石榴石（激光的一种）

NE necrotic enteritis 坏死性肠炎

new edition 新版

no effect 无效

norepinephrine 去甲肾上腺素

normal epithelial [cell] 正常上皮[细胞]

nutcracker esophagitis "胡桃夹"食管炎

Ne neon 氖（10 号元素）

ne new edition 新版

NEAA non essential amino acid 非必需氨基酸

NEB nebulization 喷雾（使药液成雾状作用于局部，用于上呼吸道病）

neuroendocrine body 神经内分泌体

neuroepithelial body 神经上皮小体

NEC necrotizing enterocolitis 坏死性小肠结肠炎

necr necrosis 坏死

necrol necrology 死亡统计学，死亡统计

NED no evidence of disease 无有病证据

normal equivalent deviation 标准当量偏差

NEF nephritic factor 肾炎因子

neurite extension factor 神经轴突伸长因子

noise exposure forecast 噪声暴露预测，噪声暴露预报

NEFA non esterified fatty acid 非酯化脂肪酸

Neg negative 阴性的

NEJM New England Journal of Medicine 新英格兰医学杂志

nema nematoda 线虫类

nemat nematology 线虫学

nematode 线虫的

nematoid 丝状的，线虫的

NEMD nonspecific esophageal motor disorder 非特异性食管运动失调

nonspecific esophageal motor dysfunction 非特异性食管运动功能障碍

NEO malignant [necrotizing] external otitis 恶性[坏死性]外耳道炎

NER nitrogen efficiency ratio 氮效比值

no evidence of recurrence 无再发征候

normal estrogen responders 正常雌激素应答者

NES Neurobehavioral Evaluation System 神经行为评价系统

Newborn Emergency Service 新生儿急救科

nuclear export signal 核输出信号

NESP novel erythropoiesis stimulating protein 新红细胞生成刺激蛋白

NESS non endocrine short stature 非内分泌性身材矮小症

NET nerve excitability test 神经兴奋性试验
nerve excitability threshold 神经兴奋阈
neuroendocrine tumour 神经内分泌瘤
newborn emergency transport [service] 新生儿急救转运[机构]
no evidence of tumour 无肿瘤证据

neu neutral 中性的

neur neuralgia 神经痛
neurasthenia 神经衰弱
neuritis 神经炎

neuro neurotic 神经的，神经症的

neurol neurological 神经病学的
neurologist 神经病医师
neurology 神经科学

neuropath neuropathology 神经病理学

neurophys neurophysiological 神经生理学的

neuropsychiat neuropsychiatry 神经精神医学

neurosurg neurosurgeon 神经外科医生
neurosurgery 神经外科
neurosurgical 神经外科的

NEXAFS near edge X-ray absorption fine structure X线吸收端微细构造

NF neurofibromatosis 神经纤维瘤
neurofilament 神经细纤维
neutral fat 中性脂肪
neutral fraction 中性部分
noise factor 音响因子

NFA nerve fiber analyser 神经纤维分析器
non fecal antigen 非粪便抗原
normal fecal antigen 正常粪便抗原

NFD non fat dry 去脂脱水（奶粉）

NFP furyl-propionate nortestosterone 呋喃丙酸去甲睾酮
National Family Planning 国家计划生育
neurofilament protein 神经丝蛋白

NFPT non-functioning pituitary tumor 非功能性垂体瘤

NFR no further requirement 无更多要求

NG Neisseria gonorrhoeae 奈瑟淋球菌
nephrograph 肾造影法
new growth 新生物
nitrosoguanidine 亚硝酸胍（致癌物质）
no good 不好

ng nanogram 纳克，毫微克（10^{-9}克）

NGF nerve growth factor 神经生长因子

NGR narrow gauze roll 细纱布卷

NGRS non glucose reducing substance 非糖还原性物质

NGU nongonococcal urethritis 非淋菌性尿道炎

NGV nongonococcal vulvovaginitis 非淋菌性外阴阴道炎

NGZ no growth zone 非发育区

NH neonatal hepatitis 新生儿肝炎

nodular histiocyte 小结节性组织细胞

NH_3 novembichin 新氮芥（抗肿瘤药）

NHA neonatal hyperammonemia 新生儿高氨血症

NHE normal hydrogen electrode 标准氢电极

NHG non-healing granuloma 难治愈性肉芽肿

normal human globulin 正常人球蛋白

NHI neonatal hypothyroid index 新生儿甲状腺低下指数

NHL non Hodgkin lymphoma 非霍奇金淋巴瘤

NHLBI National Heart, Lung, and Blood Institute 国家心肺血液研究所

NHP non-hemoglobin protein 非血红蛋白蛋白质

non histone protein 非组蛋白蛋白质

NH-PCR heminested PCR 半巢式 PCR

NHS National Health Service 国家医疗事业

normal human serum 标准人血清

NHTS National Heart Transplantation Study 国家心脏移植研究

NI nursing interview 护士面试

Ni nickel 镍（28 号元素）

NICA nicotinic acid 烟酸

NICL neurogenic intermittent claudication 神经源性间歇性跛行

NICU neonatal intensive care unit 新生儿重症监护病房

neurosurgical intensive care unit 神经外科重症监护病房

NIDDM non-insulin-dependent diabetes mellitus 非胰岛素依赖性糖尿病

NIH National Institutes of Health 美国国家卫生研究所（位于马里兰州的世界著名的医学研究所群。由心肺血液研究所、癌研究所等众多的研究所及医院组成）

NIHD noise induced hearing damage 噪声性听力损伤

NIHL noise induced hearing loss 噪声性聋

NIMH National Institute of Mental Health 国家精神卫生研究所

NIMR National Institute for Medical Research 国家医学研究所

National Institute for Mental Research 国家精神卫生研究所

NIOSH National Institute for Occupational Safety and Health 国家职业安全卫生研究所（美）

NIPD nightly intermittent peritoneal dialysis 夜间间歇性腹膜透析

NIPTS noise induced permanent threshold shift 噪声性永久性阈移

NIRMP National Intern and Resident Matching Program 国家实习医师住院医师配合规划

NIRS near infrared reflectance spectroscopy 近红外反射光谱学

NIS near infrared spectroscopy 近红外线光谱学

nonionic surfactant 非离子性表面活性剂

NIT national intelligence test 国民智力测验

nitrosamine 亚硝胺

NITA nuclear inclusion type A 核包涵体 A 型

NITP non-immunologic thrombocytopenic purpura 非免疫性血小板减少性紫癜

Nitro nitrocellulose 硝化纤维素

nitroglycerin 硝酸甘油

NITTS noise induced temporary threshold shift 噪声性暂时性阈移

NIT-u urine nitrosamine 尿亚硝胺（正常：阴性；阳性常见于泌尿系感染）

NK natural killer [cell] 天然杀伤[细胞]（正常参考值：30%-50%，了解机体的细胞免疫功能状况。NK 细胞活性降低见于各种恶性肿瘤、自身免疫病、病毒感染、长期应用免疫抑制剂等）

not known 不知

NKA no known allergy 不明变态反应

NKC non keratinizing carcinoma 非角化性癌

NKDA no known drug allergy 不明药物过敏

NKH nonketotic hyperglycinemia 非酮病性高甘氨酸血症

NLA neuroleptanalgesia 安定镇痛

normal lactase activity 正常乳糖酶活性

NLD necrobiosis lipoidica diabeticorum 糖尿病性脂性渐进性坏死

NLDA nodular low density area 小结节低密度区

NLE neonatal lupus erythematosus 新生儿红斑狼疮

NLM neural larva migrans 神经幼虫移行症

NLP no light perception 无光感

NLR nasolacrimal reflex 鼻泪腺反射

NLTR normal lymphocyte transfer reaction 正常淋巴细胞转移反应

NM Neisseria meningitides 脑膜炎奈瑟菌

neomycin 新霉素

neuromuscular 神经肌的

nitrogen mustard 氮芥

nodular melanoma 结节性黑色素瘤

nomenclature 命名法，学名，术语（= nomen）

non-motile 非运动性的（细菌）

normetanephrine 去甲变肾上腺素（= NMN）

nuclear medicine 核医学（利用放射性核素进行诊断及治疗的医学学科）

NMDA N-methyl-D-aspartate N-甲基-D-天冬氨酸（NMDA 受体是兴奋性递质天冬氨酸的受体）

NME necrolytic migratory erythema 坏死性游走性红斑，表皮坏死剥脱性移行性红斑

NMF natural moisturizing factor 自然保湿因子

NMJ neuromuscular junction 神经肌肉连接

NMMHC non-muscle myosin heavy chain 非肌肌凝蛋白重链

NMN nicotinamide mononucleotide 烟酰胺单核苷酸

normetanephrine 去甲变肾上腺素（= NM）

NMP nuclear matrix protein 核基质蛋白

nucleoside monophosphate 一磷酸核苷酸

NMR neonatal mortality rate 新

生儿死亡率
nuclear magnetic resonance 核磁共振

NMRCT nuclear magnetic resonance computed tomography 核磁共振计算机断层摄影

NMS neurally mediated syncope 神经性晕厥（原因不明失神发作）
neuroleptic malignant syndrome 安定剂诱发的恶性综合征（抗精神失常药恶性综合征，抗精神失常药的一种特异性不良反应，有发热、肌肉痉挛、意识障碍、自主神经功能异常等）

NMU neuromuscular unit 神经肌肉单位

NN necrobiotic nodules 渐进性坏死结节

n/n not to be noted 未标记

NND new and nonofficial drugs 新的非药典药
nicotinamide nucleotide dehydrogenase 烟酰胺核苷酸脱氢酶

NNJ neonatal jaundice 新生儿黄疸

NNR new and nonofficial remedies 新的非药典药物

NNW net national welfare 纯国民福利

NO nasal obstruction 鼻塞（出现于各种鼻疾患或咽部疾患）
nitric oxide 一氧化氮，氧化亚氮

No nobelium 锘（102号元素）
numero 数字（均认为是英语 number 的缩写，实际上来源于拉丁语。德语 nummer 则缩写为 Nr）

NOA no appreciable distance 无感觉距离

NOAEL no observed adverse effect level 无明显副作用剂量

NOALA noise operated automatic level adjustment 音响度自动调节

NOD nodal rhythm 结性节律

NOF non-ossifying fibroma 非骨化性纤维瘤

NOHL non-organic hearing loss 非器质性聋

nom nominal 名义上

nomen nomenclature 命名法；学名，术语（= NM）

NOMI nominate 指名
nominated 被指名
nomination 指名
nonocclusive mesenteric infarction 非闭塞性肠系膜［血管］梗死
nonocclusive mesenteric ischemia 非闭塞性肠系膜［血管］缺血

non std non standard 非标准

no op no operation 非手术

no pl no perception of light 失明

norm normal 正常的
normalize 正常化，标准化

NOS nitric oxide synthase 一氧化氮合酶

no sig no signature 未署名

NP nafenopin 降脂素，萘酚平
nanoparticles 纳米粒子
neuropsychiatric 神经精神医学的
neutropenia 嗜中性白细胞减少症
Niemann-Pick［disease］ 尼曼-皮克病（= NPD）
nifedipine 硝苯地平，心痛定
nitrophenide 硝基苯基金属
normal pressure 正常压
nosocomial pneumonia 医院源肺炎

not particular 无特异
not perceptible 未察觉到的
not published 未出版
nucleoplasmic index 核浆指数
nucleoprotein 核蛋白
nucleoside phosphorylase 核苷磷酸化酶

NPA nasopharyngeal angiofibroma 鼻咽部血管纤维瘤
near point accommodation 调节近点

NPC nasopharyngeal carcinoma 鼻咽癌
near point of convergence 集合近点
necrotic putrefactive cellulitis 腐败坏死性蜂窝织炎

NPCR normalized protein catabolic rate 标准化蛋白分解率

NPD narcissistic personality disorder 自恋性人格障碍
Niemann-Pick disease 尼曼-皮克病（神经鞘磷脂沉积病）（= NP）
nucleus pulposus denaturation 髓核变性

5′-NPD 5′-nucleotide phosphodiesterase 5′-核苷酸磷酸二酯酶（正常参考值 < 5U/L。升高见于：肝、胰、胆管、胃肠癌及肝炎、肝硬化、胆结石等）

NPDL nodular poorly differentiated lymphocytes 结节性低分化淋巴细胞

NPF nasopharyngo-fiberscope 鼻咽部纤维镜

NPH neutral protamine hagedorn 中性鱼精蛋白锌
normal pressure hydrocephalus 正常压力性脑积水

NPH insulin neutral protamine hagedorn insulin 中性鱼精蛋白锌胰岛素

NPJT non-paroxysmal junctional tachycardia 非阵发性交界区心动过速

NPMA neural progressive muscular atrophy 神经性进行性肌萎缩症

NPN non-protein nitrogen 非蛋白氮

NPO non peros 禁食

n/pr noise/power ratio 音/压比

NPRQ non protein respiratory quotient 非蛋白呼吸商

NPT nocturnal penile tumescence 夜间阴茎勃起
normal pressure and temperature 正常血压和体温

NPU National Pharmaceutical Union 全国药学联合会，全国制药联合会
net protein utilization 蛋白质净利用，净蛋白质利用

NP-Y neuropeptide Y 神经肽 Y

4NQO 4nitroquinoline 1 oxide 1 氧 4 萘醌

NR neutral red 中性红（指示剂）
no recurrence 无再发
no refill 不再充填
no response 无应答，无反应
non rebreathing 无再呼吸
normal 正常的，标准的，当量的
normal range 正常范围
normal reaction 正常反应，正常感应
not report 没有报道
nutritive ratio 营养率

n/r no record 无记录

NRA no repair action 无修复作

用
nuclear reaction analysis 核反应分析（表面构造分析法之一）

NRAD no risk after discharge 出院后无危险

NRC normal retinal correspondence 正常视网膜对应

NRDS neonatal respiratory distress syndrome 新生儿呼吸窘迫综合征

NREMsleep non rapid eye movements sleep 非快速眼动睡眠

NRF normal renal function 肾功能正常

NRH nodular regenerative hyperplasia 结节性再生性增生

NRI nutritional surgical risk index 手术营养危险指数

nRNA nuclear ribonucleic acid 核核糖核酸，三种 RNA 的总称

nRNP nuclear ribonucleoprotein （细胞）核核糖核蛋白

NRS nonimmunized rabbit serum 非免疫（家）兔血清
normal rabbit serum 正常家兔血清

NRT neutron radiation therapy 中子辐射治疗，中子放射治疗
nicotine replacement therapy 烟酸补充治疗

NS Neisseria siccative 干燥奈瑟球菌
nephrosclerosis 肾硬化（症）
nephrotic syndrome 肾病综合征
nervous system 神经系
neurosurgery 神经外科学
nodular sclerosis 结节性硬化
nodular syphilid 结节性梅毒疹
normal saline 生理盐水
normal serum 正常血清
no standard 无标准
not significant 无显著性
nuclear sclerosis 核硬化症
nuclear stethoscope 核听诊器（为测定心功能的仪器）

ns nanosecond 纳秒，微毫秒（10^{-9}秒）
new series 新丛刊，新丛书
not specified 不例外

NSAID non-steroidal anti-inflammatory drug 非甾类抗炎症药（非激素类抗炎止痛药）

NSB nonspecific binding 非特异性结合（为放射免疫测质控指标）
normal sinus beat 正常窦性心搏

NSC non service connected 无服务联系

NSCLC non-small cell lung cancer 非小细胞肺癌（= NSLC）

NSD no statistical difference 无统计学差异
noise suppression device 音响抑制装置

NSE neuron specific enolase 神经元特异性烯醇化酶（血 RIA 法正常参考值：0.6-5.4g/L；升高见于：神经母细胞瘤、肺癌及其他肿瘤）
non specific esterase 非特异性酯酶

NSG neurosecretory granules 神经分泌颗粒

NSGI non specific genital infection 非特异生殖器感染

NSH nasal septal hematoma 鼻中隔血肿

NSHA nonspherocytic hemolytic anemia 非球状红细胞溶血性贫血

NSHI nonsyndromic hearing im-

pairment 非综合征性耳聋
NSHPT neonatal severe hyperparathyroidism 新生儿重症甲状旁腺功能亢进症
NSI noise and sound index 噪声音响指数
non standard item 非标准项目
NSLC non-small cell lung cancer 非小细胞肺癌（= NSCLC）
NSM noise source meter 噪声计
NSN nicotine stimulated neurophysin 烟酸刺激的后叶激素运载蛋白
NSP non starch polysaccharide 非淀粉多糖
nsp new species 新种
NSQ neuroticism scale questionnaire 神经过敏症问卷表
NSR normal sinus rhythm 正常窦节律
NSRH nonspecific reactive hepatitis 非特异性反应性肝炎
NSS neurological severity score 神经病学病情评分
normal saline solution 生理盐水
NSSTT non specific ST and T [wave] 非特异性 ST 及 T [波]（心电图变化）
NST non-stress test 无负荷（非应激性）试验
NSTEMI non-ST-segment elevation myocardial infarction 非 ST 段抬高心肌梗死
NSU non-specific urethritis 非特异性尿道炎
N Surg neurosurgery 神经外科学
NSV non-specific vaginitis 非特异性阴道炎
NSVT nonsustained ventricular tachycardia 非持续性室性心动过速
NT neonatal tetanus 新生儿破伤风
neutralization test 中和反应试验
5′NT purine 5′ nucleotidase 嘌呤5′核苷酸酶
NTA natural thymocytotoxic autoantibody 天然抗胸腺细胞毒性自身抗体
NTD neural tube defect 神经管缺陷
NTE neuropathy target esterase 神经病靶酯酶（原名神经毒酯酶）
neurotoxic esterase 神经毒酯酶
NTG normal-tension glaucoma（low tension glaucoma） 正常眼压性青光眼（低眼压性青光眼）
NTGF neural tube growth factor 神经管生长因子
NTI non-thyroidal illness 非甲状腺病
NTP normal temperature and pressure 常温常压
nucleoside triphosphate 三磷酸核苷
19-NTPP 19-nortestosterone phenylpropionate 19-去甲睾丸酮苯丙酸盐
NTR negative therapeutic reaction 阴性治疗反应
neonatally thymectomized rats 新生期切除胸腺大鼠
noise temperature ratio 音/温度比
NTS nystatin 制霉菌素（= Ny）
NT-SMA Nickel-Titan shape memory alloys 镍钛形状记忆合金（医疗器械材料）
NTV nerve tissue vaccine 神经组织疫苗

NU name unknown 姓名不详

Nuc nuclear 核的，原子核的
nucleus 核
nucleated 有核

NUD non ulcer dyspepsia 非溃疡性消化不良

NUL no upper limit 无上限

Num number 数，号数
numbered 有号码
numerical 数的

NV naked vision 裸眼视力
neurovascular 神经血管的
new version 新见解，新版本
nodular vasculitis 结节性血管炎
non-vaccinated 非接种的
Norwalk-like virus 诺瓦克样病毒（美国俄亥俄州一城市，病毒可引起急性胃肠炎）

N&V nausea and vomiting 恶心、呕吐

NVA near visual acuity 近视敏度

NVAF non valvular atrial fibrillation 非瓣膜性心房纤颤

NVC neurovascular compression 神经脉管压迫（颜面神经痉挛原因）

NVD neck vein distention 颈静脉怒张
neurovascular decompression 神经血管减压手术（颜面神经麻痹时）
non-valvular［heart］disease 非瓣膜性［心脏］病

NVE native valve endocarditis 自体瓣膜心内膜炎

NVG neovascular glaucoma 新生血管性青光眼

NVI neovascularization of the iris 虹膜新生血管形成

NVM non volatile matter 非挥发性物质

NVMA National Veterinary Medical Association 国立兽医协会

NVP natural vegetable powder 天然蔬菜粉末
natural ventilating pressure 自然通气压，自然通风压力

NVSS normal variant short stature 正常变异矮小身材（生长激素缺乏）

NWB nonweight-bearing 无负重

NWS neonatal withdrawal syndrome 新生儿撤药综合征

N.Y. New York 纽约

Ny nystagmus 眼震
nystatin 制霉菌素（= NTS）

NYD not yet diagnosed 尚未诊断

NYHAFC New York Heart Association Functional Class 纽约心脏协会心功能分级

Nysta electronystagmograph 眼球震颤电流描记仪

NZW New Zealand white mice（实验用）新西兰小白鼠

O

O observer 观察者
occipital 枕部的（脑波检查用语）
occlusal 殆的（牙咬合的）
oculus 眼
odor 臭味

ohm 欧姆（电阻单位）
oil 油
old 老龄的
omega Ω（大写），ω（小写）希腊语的第 24 个字母
omicron Ο（大写），ο（小写）希腊语的第 15 个字母
opening 开放
operator 手术者
opium 鸦片，阿片
oral 口的
order 顺序，状态，注文，医嘱
organism 生物体
osteomyelitis 骨髓炎
oxygen 氧气（8 号元素）
oxytocinase 催产素酶，缩宫素酶
respiration 呼吸

$^1O_2$ single oxygen 单线态氧（活性氧中的激发态分子氧）

O_2^- peroxide anion 超氧离子超氧化物阴离子自由基（活性氧中的一种自由基）

OA occiput anterior 后枕前部（脑波电极位置称呼）
occupational acne 职业性痤疮
old age 老龄
oral alimentation 经口营养
orthostatic albuminuria 直立性白蛋白尿
osmidrosis axillae 腋部臭汗症（俗称狐臭）
osteoarthritis 骨性关节炎（是一种常见的慢性退行性关节炎）
osteoarthrosis 骨关节症
overall 被膜，诊察衣，工作罩衣

OAA oxaloacetic acid 草酰乙酸

OAC oral activated charcoal 口服活性炭（毒物吸附剂）

OAD obstructive airway disease 气道阻塞性疾病
occlusive arterial disease 闭塞性动脉疾患

OADC oleic acid，albumin，dextrose，catalase medium 油酸，白蛋白，葡萄糖，过氧化氢培养基

OAF osteoclast activating factor 破骨细胞激活因子

OAG ocular angiography 眼血管造影术
open angle glaucoma 开角型青光眼

OAO off and on 解除及加入，断断续续

OAP ophthalmic artery pressure 眼动脉压
osteoarthropathy 骨关节病

OAS oral allergy syndrome 口腔黏膜过敏综合征

OASP organic acid soluble phosphorus 有机酸可溶性磷

OAT outside air temperature 外气温度（室外气温）

OB obliterative bronchiolitis 闭塞性细支气管炎
obstetrics 产科学
obstetrical 产科学的
obstetrician 产科医师
occult blood 潜血
olfactory bulb 嗅球
osteoblast 成骨细胞

ob obit 死亡通告

OBC ordinary bladder capacity 正常膀胱容量

Obj object 目的
objective 目的的，客观的

obl oblique 斜位

OBS occult blood in stool 粪便潜血

organic brain syndrome 器质性脑综合征

obs observation 观察

observe 观察

observer 观察者

obsc obscured 不明了的

OBU urine occult blood 尿［隐］潜血

OC opening click 开放卡嗒音，开放喀喇声

oral cholecystography 口服胆囊造影术

oral contraceptive（s） 口服避孕药

osteocalcin 骨钙素

ovarian cancer 卵巢癌

oxygen closed 氧气关闭

oxygen consumed 氧消耗量

oxytocin 催产素

occ occupation 职业

occupational 职业的

OCCCS oocyte corona cumulus complexes 卵母冠丘复合体

OccTh occupational therapy 职业疗法（= OT）

OCD obsessive compulsive disorder 强迫性障碍

osteochondritis dissecans 分离性骨软骨炎

OCG omnicardiogram 全心电图

oral cholecystogram 口服胆囊造影照片

oral cholecystography 口服胆囊造影术

OCL osteoclast 破骨细胞

OCM obliterative cardiomyopathy 闭塞型心肌病

open cardiac massage 开胸心脏按压

OCMD outer medullary collecting duct 外髓部集合管

OCT oxytocin challenge test 催产素激发试验

oxytocin contraction test 催产素收缩试验

O_2ct oxygen concentration 血氧含量（正常参考值：动脉血 15-22ml/dl；静脉血 10-16ml/dl。意义同氧饱和度）

OD occupational dermatitis 职业性皮炎

occupational disease 职业病

oculus dextra 右眼

optical density 光密度

osteopathic doctor 骨病医师

outer diameter 外径

over dose 过量

oxygen demand 需氧量

OD_{260} optical density at 260nm 光密度 260nm

od once a day 每日 1 次（处方用语）

ODA occipolo-dextra-anterior 枕-右前（胎位）

ODC ornithine decarboxylase 鸟氨酸脱羧酶

oxyhemoglobin dissociation curve 氧合血红蛋白解离曲线

od'd overdosed 过量的

ODE optic disc edema 视乳头水肿

ODN ophthalmodynamometer 视网膜（血管）血压计，辐辏近点计

odom odorimeter 嗅觉计

ODP occipito-dextra-posterior 枕-右后（胎位）

ODQ opponens digiti quinti 小指对掌肌

ODT occipito-dextra-transversa 枕-右横（胎位）

O/E observed/expected ratio 观测值/预期值比

oes oesophagus 食管

of official 法定的，官方的

otofuruncle 耳疖

OFD occipito-frontal diameter 枕额径

oral-facial-digital [syndrome] 口-面-指[趾][综合征]

OFI ocular fixation index 注视指数

OFIB octafluoroisobutylene 八氟异丁烯，全氟异丁烯（四氟乙烯的热解有毒产物，可引起肺纤维化和心肌损害）

OFR oxygen free radical 氧自由基

OGCT ovarian germ cell tumor 卵巢生殖细胞肿瘤

OGF ovarian growth factor 卵巢生长因子

OGS orange green stain 橘绿染色

OGTT oral glucose tolerance test 口服葡萄糖耐量试验（正常参考值：空腹血糖 3.61-6.1mmol/L，口服 75 克葡萄糖后：0.5-1 小时达高峰。峰值 < 11.1mmol/L (200mg/dl)，2h 恢复到正常水平，即 < 7.8mmol/L（140mg/dl）。尿糖：0.5-1h 可为（±），其余均为阴性）

OH hydroxide radical 羟自由基（活性氧中的一种自由基）

obstructive hypopnea 阻塞性呼吸不足

occupational health 职业保健

ocular hypertension 高眼压症

orthostatic hypotension 直立性低血压，体位性低血压

18-OHB 18-hydroxycorticosterone 18-羟皮质酮

OHC outer hair cell 外毛细胞

17-OHCS 17-hydroxycorticosteroid 17-羟皮质类固醇（正常参考值：成人男：9.1-14.7mg/24h 尿（柱层析法）；女：平均值 7.4mg/24h 尿。临床意义：增高见于：皮质醇增多症、血脑－垂体功能紊乱引起的双侧肾上腺皮质增生或肾上腺皮质腺瘤、甲状腺功能亢进；明显增高见于：肾上腺皮质癌等；降低见于：原发性和继发性肾上腺皮质功能减退、甲状腺功能减低或肝硬化）

OHD organic hear disease 器质性听觉疾患

OHI oral hygiene index 口腔卫生指数

OHI-S oral hygiene index simplified 简化口腔卫生指数

OHK oral benign hyperkeratosis 口腔黏膜良性过度角化（症）

OHP oxygen under high pressure 高压氧（2-3 气压的氧气）

17-OHP 17-hydroxy progesterone 17 羟孕酮

OHPP occluded hepatic portal pressure 关闭时肝门静脉压

OHSS ovarian hyperstimulation syndrome 卵巢过度刺激综合征（促性腺激素诱发排卵引起的一组症候群）

OHT over head traction 头上部牵引

OI obesity index 肥胖指数

opsonic index 调理素指数

osteogenesis imperfecta 成骨不全

oxygenation index 氧合指数

oxygen inspired 吸入氧

OIC osteogenesis imperfecta congenita 先天性成骨不全

OIT osteogenesis imperfecta tarda 迟发性成骨不全

OIH orthoiodohippurate 邻碘马尿酸盐（肾图检查用药）

OIN ovarian intraepithelial neoplasia 卵巢上皮内瘤变

OJ orange juice 橘子汁

OJB on the job 工作中

OKC odontogenic keratocyst 牙源性角化囊肿

OL occupational leukoderma 职业性白斑病
olive oil 橄榄油

ol oleum 油（处方用语）

OLC ordinary living conditions 普通生活条件

Olf olfactory 嗅觉的

oligo oligonucleotide 寡核苷酸

OLK oral leukoplakia 口腔白斑（症）

OLM ocular larva migrant 眼幼虫移行症

OLP oral lichen planus 口腔扁平苔藓

OLT orthotopic liver transplantation 原位肝移植

OM obtuse marginal 钝边缘的
occupational melanosis 职业性黑变病
old man 老人
osteopromotive membrane 促骨生成膜
otitis media 中耳炎

OMC open mitral commissurotomy 开放的二尖瓣连合处分离术

omcc otitis media catarrhalis chronica 慢性卡他性中耳炎

OMCD outer medullary collecting duct 髓质外层集合管

OME otitis media effusion 渗出性中耳炎
output to maintain erection 勃起维持流出量

OMGE Organization Mondiale de Gastroenterologie 世界消化系病学会

OMI old myocardial infarction 陈旧性心肌梗死
oocyte maturation inhibitor 卵母细胞成熟抑制物

omnbih omni bihora 每两小时（处方用语）

omni omnivisual 各视野

omnman omni mane 每天早晨（处方用语）

omn quar hor omni quardrante hora 每15分钟（处方用语）
omni quarta hora 每4小时（处方用语）

omn tert hor omni tertia hora 每3小时（处方用语）

OMPA octamethyl pyrophosphoramide 八甲基焦磷酰胺（八甲磷（杀虫剂））

ompa otitis media purulenta acute 急性化脓性中耳炎

ompc otitis media purulenta chronica 慢性化脓性中耳炎

OMT ortho methyltransferase 邻甲基转移酶

ON omni nocte 每夜（处方用语）
optic neuritis 视神经炎
osteonecrosis 骨坏死
osteonectin 骨连接素

ONA osteonecrosis aseptique 无菌性骨坏死症

oncol oncology 肿瘤学

OND other neurological disease 其他神经疾患

ONH optic nerve head 视神经乳头

OOB out of bed 离床

OOC out of control 解除管理

O-O-GS oculo-oral-genital syndrome 眼-口-生殖器官综合征，Behçet综合征，或黏膜-皮肤-眼综合征

OOTCDE Office of Over The Counter Drug Evaluators 非处方药评估者

OP occlusal plane 殆平面
operation plan 手术计划
operative procedure 手术操作
opponens pollicis 拇指对掌肌
opposite 反对的
organophosphate 有机磷酸酯（有机磷杀虫剂）
osmotic pressure 渗透压
osteoporosis 骨质疏松症
out patient 门诊患者
ova and parasites（in stools）卵寄生虫（粪便中）

Op operation 手术

OPC outpatient clinic 门诊部

OPCA olivopontocerebellar atrophy 橄榄体脑桥小脑萎缩

OPD out patient department 门诊部
out patient dispensary 门诊药房

OPH obliterative pulmonary hypertension 闭塞性肺动脉高压

Oph ophthalmic 眼的
ophthalmologist 眼科医师
ophthalmology 眼科学
ophthalmoscope 检眼镜；眼底镜

Opi ato opium alkaloids and atropine 吗啡生物碱和阿托品

OPIDP organophosphate induced delayed polyneuropathy 有机磷引起的迟发多神经病

Opi sco opium alkaloids and scopolamine 吗啡生物碱东莨菪碱

OPLL ossification of posterior longitudinal ligament 后纵韧带骨化

OPM occult primary malignancy 潜在性原发性恶性肿瘤

OPN osteopontin 骨桥蛋白

opng opening 开始

OPR Office of Population Research 人口调查局

OPRT orotic acid phosphoribosyl transferase 乳清酸磷酸核糖转移酶

opt optics 光学
optimum 最适，最佳

OPV oral poliovirus vaccine 口服脊髓灰质炎病毒疫苗

OR odd ratio 奇数比率
open reduction 切开复位术
operating room 手术室
optimum requirement 最适需要量
orientation reflex 朝向反射
orthopedist 整矫形外科医师
out of range 范围外的

ORD optical rotatory dispersion 旋光分散（作用）

OR enema oil retention enema 油保留灌肠

ORF open reading frame 开放读码框架

Org organ 器官
organic 器质的
orgasm 性欲高潮

orgn organization 组织，机构

ORIF open reduction and internal fixation 切开复位内固定术

orig origin 起始
original 原来的，原文
originator 原创者

ORL otorhinolaryngology 耳鼻（咽）喉科学

ORN operating room nurse 手术

室护士

Orn orange 橙子，橙色的

ornithine 鸟氨酸

OR potential oxidation reduction potential 氧化还原电位

Oros oral osmotic 经口渗透的（指含片）

ORS oral rehydration solution 口服补液

oral surgeon 口腔外科医师

orthopedic surgery 整形外科

ORT operating room technician 手术室技术员

Orth orthopedics 整形外科学

orthopathy 整形外科疾患

orthopedic 整形外科的

OS oculus sinister 左眼

opening snap 开瓣音

operating system 手术制度

oral spirochetes 口腔螺旋体

oral surgery 口腔外科

ortho sleep 正常睡眠

osteosarcoma 骨肉瘤

overlap syndrome 重叠综合征（两种或两种以上确诊的结缔组织病合并存在）

oxalosuccinic acid 草酰琥珀酸

OSA obstructive sleep apnea 阻塞性睡眠呼吸暂停

O_2Sa oxygen saturation 氧饱和度（正常参考值：90%-100%）

OSAs obstructive sleep apnea syndrome 阻塞性睡眠呼吸暂停综合征

oscp oscilloscope 示波器

OSF oral submucous fibrosis 口腔黏膜下纤维性变

osteoclast stimulating factor 破骨细胞刺激因子

OSFM optical scanning fluorescence microscopy 荧光扫描显微镜

Osm osmole 渗量（渗透压单位，血清正常参考值：285-295mOsm/L）

Osmotic 渗透的

OST oxytocin sensitivity test 后叶催产素敏感试验

osteo osteomyelitis 骨髓炎

osteopathic 骨疾患的

osteopathy 骨疾患

osteoarth osteoarthritis 骨关节炎

osteol osteology 骨学

OT objective test 客观的测验

observe target 观察目标

occupational therapist 职业疗法专家（师）

occupational therapy 职业疗法（= OccTh）

ocular tension 眼压

old term 旧名称

old tuberculin 旧结核菌素

on time 准时，按时

oral tracheal 口腔气管的

otolaryngologist 耳鼻喉科学家

otolaryngology 耳鼻喉科学

otology 耳科学

overtime 超过时间

OTAP occulsive thromboaortopathy 阻塞性凝血性主动脉病

OTAT ortho toluidine arsenite test 邻联甲苯胺亚砷酸盐试验

OTC ornithine transcarbamylase 鸟氨酸转氨甲酰酶

over the counter［drug］非处方药

OTCA operative transluminal coronary angiography 术中经管冠状动脉造影

OTD organ tolerance dose 器官

耐受量

OTE optically transparent electrode 光透过性电极

OTNA osmium tetraoxide α naphthylamine 四氧化锇 α-萘胺

OU oculi unitas 双眼

O&U over and under 以上和以下

out outlet 出口

OVD occlusal vertical dimension 殆的垂直距离

OVG oleoventriculography 油脑室摄影法

OVH over head 头上

over heat 过热

ovld overload 过度负担

OVN ocular vegetative neurosis 眼自律神经症

OW open wedge 骨切开术

oval window 卵圆窗

O/W (**type**) oil in water (type) 水包油型（乳剂性药膏）

OWR ovarian wedge resection 卵巢楔形切除

OX oxalic 草酸的

oxide 氧化物

oxygen 氧

OXA oxalic acid 草酸

Oxf Oxford 牛津

OY orange yellow 橙黄

OYL ossification of yellow ligament 黄韧带骨化（症）

oys oysters 牡蛎

Oz ounce 盎司，英两（英制度量衡重量单位）

OZC orbitozygomatic complex 颧眶复合体

P

P papilla 乳头

para 异，对，旁，副（前缀）

parietal 头顶部

part 部分

passive 被动的

past 过去

Pasteurella 巴斯德菌属

penicillin 青霉素

per （前缀）完全，彻底；高，过，全

percussion 叩诊

perforate 穿孔

period 期间

peritoneum 腹膜

permeability 透过性

pharmacopoeia 药典

phenolphthalein 酚肽（pH 指示剂）

phi Φ（大写），φ（小写） 希腊语的第 21 个字母

phosphorus 磷（原子序数为 15，原子量为 30.975。以磷酸化合物的形式参与机体内重要的代谢过程。^{32}P 具有放射性，其半衰期为 142 天，用于白血病的治疗及恶性肿瘤的诊断）（= Phos）

Phthirus 阴虱属

pi Π（大写），π（小写）希腊语第 16 个字母；圆周率

pico- 皮，微微（10^{-12}，十进制构词词头）

pink 粉红色

placebo 安慰剂（双盲检查药效用）

plan 计划

plasma 血浆，原生质

plasmid 质粒（细菌染色体外遗传因子）
plexus（神经、血管）丛
plica 皱襞，褶
poise 泊（黏度单位，1P = $1gcm^{-1}$，sec^{-1}）
polar 极
polymerase 聚合酶，多聚酶
population 人口；总体；种；群
positive 阳性的，正的
power 功率，动力
premolar 前磨牙
primitive 原始的
principal 主要的
principle 原理
probability 概率，几率
produces 生产；后代
proinsulin 胰岛素原
progesterone 孕酮，黄体酮
progestin 孕激素
proline 脯氨酸（= Pro）
promotor 助催化剂；激发器
properdin 备解素（不耐热血清蛋白）
propionate 丙酸盐
propranolol 普萘洛尔，心得安
propylene 丙烯
protein 蛋白质
Proteus 变形杆菌属
proton 质子（构成原子核的微粒子之一。有与一个电子相同的正电荷，其质量约为电子的 1800 倍）
Pseudomonas 假单胞菌属
psi Ψ（大写），ψ（小写） 希腊语的 23 个字母
psychiatry 精神医学
puncture 穿刺
rho P（大写），ρ（小写）希腊语的第 17 个字母

^{32}P radioactive phosphorus 放射性磷（半减期 14.3 日，只有β线无γ线，比较安全）

P_1 first parental generation 第 1 亲代
pulmonary first sound 肺动脉（瓣）第一心音

P_2 pulmonary second sound 肺动脉（瓣）第二心音

P50 50% oxygen tension 50% O_2 饱和度时的氧分压（正常为 27mmHg 左右）

P450 cytochrome P450 细胞色素 P450

PA pancreatic amylase 胰淀粉酶
paper 纸，论文
paratyphoid A 副伤寒 A
pascal 帕
periarteritis 动脉周围炎
periodontal abscess 牙周脓肿
pernicious anemia 恶性贫血（内因子缺乏，B_{12}吸收障碍）
phenylalanine 苯丙氨酸
phosphatidic acid 磷脂酸
phospho arginine 磷酸精氨酸
phthalic anhydride 邻苯二甲酸酐（职业性致喘物）
picric acid 苦味酸，2,4,6-三硝基苯酚
pineapple 凤梨，菠萝
pipecolic acid 哌啶酸，六氢吡啶羧酸
plasma adsorption 血浆吸附
plasminogen activator 纤溶酶原激活物
posteroanterior 后前位的（X 线拍片时的位置）
prealbumin 前白蛋白
procainamide 普鲁卡因胺（抗心律失常药）

prolonged action 迟延作用
propionic acidemia 丙酸血症
protective antigen 保护（性）抗原
protein A 蛋白 A
prothrombin activity 凝血酶原活性
psoriatic arthritis 银屑病关节炎（亦称牛皮癣关节炎，为银屑病患者伴发的一种慢性炎症性关节炎）
psychoanalyst 精神分析学家
pulmonary artery 肺动脉
pulmonary atresia 肺动脉闭锁

P&A percussion and auscultation 叩诊和听诊

PAA pancreatic acinus atrophy 胰腺泡萎缩
phosphono-acetic acid 磷酰醋酸
polyacrylamide 聚丙烯酰胺
progressive antithrombin activity 进行性抗凝血酶活性

3PAA 3-pyridine acetic acid 3-吡啶醋酸

$P_{A\text{-}a}O_2$ alveolar-arterial oxygen partial pressure difference 肺泡-动脉氧分压差（正常人呼吸空气时为 5-15mmHg）

PAAP platelet aggregation-associated protein 血小板聚集相关蛋白

PAB para-aminobenzoic acid 对氨基苯甲酸
premature atrial beat 房性期前收缩
pulmonary artery banding 肺动脉结扎术

PABs serum prealbumin 血清前白蛋白（正常参考值：170-420mg/L，见于营养不良和肝脏病）

PAC DDP、ADM、CTX 顺铂，阿霉素，环磷酰胺（化疗方案）
premature atrial contraction 房性期前收缩
pullback atherectomy catheter 拉回式动脉粥样硬化斑切除导管
pulmonary artery catheter 肺动脉导管

PACAP pituitary adenylate cyclase activating polypeptide 垂体腺苷酸环化酶激活多肽（神经细胞保护因子）

PACD penile allergic contact dermatitis 阴茎变应性接触性皮炎

PACG primary angle-closure glaucoma 原发性闭角型青光眼

$PaCO_2$ arterial partial pressure of carbon dioxide 动脉血二氧化碳分压（正常参考值：35-45 mmHg）

PacP prostatic acid phosphatase 前列腺性酸性磷酸酶（正常参考值：0-0.8kAu/dl）

PACS picture archiving and communication systems 影像存档与通信系统，图像存储和传输系统

PAD percutaneous automatic discectomy 经皮自动椎间盘切除术

PADC papular acrodermatitis of childhood 儿童丘疹性肢端皮炎

PADP pulmonary artery diastolic pressure 肺动脉舒张压（正常参考值：4-13mmHg）

PAEF platelet aggregation enhancing factor 血小板凝集增强因子

PAES positron induced Auger electron spectroscopy 阳电子诱发俄歇电子能谱学

PAF pemphigus acantholysis factor 天疱疮皮肤棘层松解因子
platelet activiting factor 血小板活化因子

platelet agglutinating factor 血小板凝集因子
progressive autonomic failure 进行性自律神经障碍
prostatic antibacterial factor 前列腺抗细菌性因子
prothrombin activation factor 凝血酶原激活因子

PAFD percutaneous abscess and fluid collection drainage 经皮脓肿、积液引流术

PAFI platelet aggregating factor inhibitor 血小板聚集因子抑制剂

PAG pelvic angiography 骨盆血管造影术
pelvic arteriography 骨盆动脉造影术

PAGE polyacrylamide gel electrophoresis 聚丙烯酰胺凝胶电泳

PAH partial artificial heart 部分人工心脏
phenylalanine hydroxylase 苯丙氨酸羟化酶
polycyclic aromatic hydrocarbon 多环芳香烃
pulmonary artery hypertension 肺动脉高压
pulmonary artery hypotension 肺动脉低压

PAHA para aminohippuric acid 对氨基马尿酸

PAI plasminogen activator inhibitor 纤溶酶原激活物抑制剂

PAI-1 plasminogen activator inhibitor-1 纤溶酶原激活物抑制剂-1

PAI-2 plasminogen activator inhibitor-2 纤溶酶原激活物抑制剂-2

PAIgG platelet associated IgG 血小板相关免疫球蛋白 G

PAIS partial androgen insensitivity syndrome 部分性激素不敏感综合征

PAL pathology laboratory 病理学检查室
posterior axillary line 腋后线
pyridoxal phosphate 吡哆醛磷酸盐（= PALP）

PALP pyridoxal phosphate 吡哆醛磷酸盐（= PAL）

palp palpable 可触到的

Palpi palpitation 心悸

PAM phenylalanine mustard 苯丙酸氮芥（米尔法兰）
pyridine-2-aldoxime methiodide 碘解磷定（治疗有机磷中毒）

PAM-Cl pralidoxime chloride 氯解磷定（有机磷中毒解毒药）

PAM-I pyridine-2-aldoxime methyl iodide 碘解磷定（有机磷中毒解毒药）

PAMBA para-aminomethylbenzoic acid 对氨甲基苯甲酸（止血芳酸）

PAMI primary angioplasty in myocardial infarction 心肌梗死直接血管成形术，心肌梗死原发性血管成形术

PAMS periodic acid methenamine silver 过碘酸乌洛托品银（组织中真菌染色用）

PAN polyacrylonitrile 聚丙烯腈
polyarteritis nodosa 结节性多动脉炎（一种原因不明，以中小动脉坏死性炎症为主要病变的血管炎）

PANC pancreas 胰腺

PANCA perinuclear antineutrophil cytoplasmic autoantibody

核周的抗中性白细胞胞质自身抗体

PANE palpebral angioneurotic edema 眼睑血管神经性水肿

PAO peak acid output 高峰酸排出量

PaO_2 arterial partial pressure of oxygen 动脉血氧分压（正常参考值：95-100mmHg）

PAO_2 alveolar oxygen tension 肺泡氧分压

PAP pancreatitis associated protein 胰腺炎相关蛋白质

Papanicolaou 巴帕尼科拉乌（一种常用涂片染色法的始创者，亦指该种染色法）

percutaneous antegrade pyelography 经皮顺行肾盂造影术

peroxidase-antiperoxidase 过氧化物酶-抗过氧化物酶

primary atypical pneumonia 原发性非典型性肺炎

prostatic acid phosphatase 前列腺酸性磷酸酶

pulmonary alveolar proteinosis 肺泡蛋白沉着症

pulmonary artery pressure 肺动脉压（正常参考值：<25mmHg）

pap papilla 乳头

PAPF platelet adhesiveness plasma factor 血小板黏附血浆因子

PAPP pulmonary arterial perfusion pressure 肺动脉灌注压

PAPP-A pregnancy associated plasma protein A 妊娠相关血浆蛋白 A（早孕时监测对先天愚型的筛查和判断妊娠的预后有较高的价值）

PAPV peak average peak velocity 峰平均峰速度

PAPVC partial anomalous pulmonary venous connection 部分型肺静脉异位连接

PAPVR partial anomalous pulmonary venous return 部分异常肺静脉回流

PAR pulmonary arteriole resistance 肺小动脉阻力

PARA paracetamol 扑热息痛，醋氨酚，对乙酰氨基酚

primary acquired refractory anemia 原发性获得性难治性贫血

Para paraplegia 截瘫（双下肢麻痹）

Parasit parasitology 寄生虫学

Parasitol parasitology 寄虫生学

Parent parental 父母的

parenteral 不经肠道的，肠胃外的

Parox paroxysmal 发作性的

PAS pan-allergenic state 全身过敏原的状态

pan-allergic state 全身过敏状态

para-aminosalicylic acid 对氨基水杨酸（抗结核药）

periodic acid Schiff［reaction］高碘酸-希夫［反应］

periodic acid Schiff［stain］高碘酸-希夫［染色］（糖原染色）

photoacoustic spectroscopy 光声光谱学

pituitary adrenal system 垂体肾上腺皮质系统

postoperative analgesia service 术后疼痛服务（治疗）

pulmonary artery stenosis 肺动脉狭窄

pas psychoanalytic 心理分析的

PASA PCR amplification of specific alleles 等位基因特异性 PCR 扩增

PASR periodic acid Schiff reaction 过碘酸-希夫反应

PAT pain apperception test 痛觉试验
paroxysmal auricular tachycardia 阵发性房性心动过速
platelet aggregation test 血小板凝集试验

pat patent 专利

path pathogenesis 发病机制
pathological 病理学的
pathologist 病理学者
pathology 病理学

PAVM pulmonary arteriovenous malformation 肺动静脉畸形

PAWP pulmonary arterial wedge pressure 肺动脉楔压
pulmonary atrial wedge pressure 肺心房楔压

PB paraffin bath 石蜡浴
paratyphoid B 副伤寒乙
peroneus brevis 腓骨短肌
phosphate buffer 磷酸缓冲液
premature beat 期外收缩
presbyopia 老视
pressure breathing 加压呼吸
prevention of blindness 防盲

Pb plumbum 铅（原子序数为82，原子量为207.21。高比重金属，除用于天平秤用锤子以及放射线防护以外，因其化学性较稳定也多用于防腐蚀材料）

PBA polyclonal B-cell activities 多克隆B细胞活化
polyclonal B-cell activation 多克隆性B细胞激活
polyclonal B-cell activator 多克隆B细胞激活剂
pressure breathing assister 加压呼吸辅助器
protein binding assay 蛋白结合试验
pulpobuccoaxial 髓颊轴的

PBAV percutaneous balloon aortic valvuloplasty 经皮球囊主动脉瓣成形术

PBC peripheral blood cell 末梢血细胞
primary biliary cirrhosis 原发性胆汁性肝硬化

PBD percutaneous biliary drainage 经皮的胆汁引流

PBF pulmonary blood flow 肺血流量

PBG porphobilinogen 胆色素原
postprandial blood glucose 餐后血糖（正常参考值：3.6-6.1mmol/L）

PBI penile brachial index 阴茎臂指数（阴茎血压与上臂血压之比正常>0.75）
phenformin 苯乙双胍，降糖灵（口服降血糖药）
primary basilar impression 原发性扁颅底，原发性扁后脑
protein-binding iodine 蛋白结合碘

Pbi lead intoxication 铅中毒

PBMC peripheral blood mononuclear cell 外周血单核细胞

PBMV percutaneous balloon mitral valve [commissurotomy] 经皮二尖瓣球囊[分离术]
percutaneous balloon mitral valvuloplasty 经皮二尖瓣球囊成形术

PBP primary bacterial peritonitis 原发性细菌性腹膜炎
progressive bulbar palsy 进行性球麻痹
pseudobulbar palsy 假延髓病麻痹

PBPV percutaneous balloon pulmonary valvuloplasty 经皮肺动脉瓣球囊成形术

PBS painful bruising syndrome 痛性挫伤综合征
phosphate buffered saline 磷酸缓冲盐水
PBSC peripheral blood stem cell 外周血干细胞
PBSCT peripheral blood stem cell transplantation 外周血干细胞移植
PBT picture block test 绘画积木检查（幼儿知识能力检查）
PBV percutaneous balloon valvuloplasty 经皮瓣膜球囊成形术
PBW posterior bite wing 后咬翼（口腔）
PC paper chromatography 纸色谱法（= PCG，PPC）
paratyphoid C 副伤寒丙
peak concentration 峰浓度
per cent 百分率
phagocytosis 吞噬作用
phase contrast 相位对比
phenol camphor 樟脑酚
pheochromocytoma 嗜铬细胞瘤
phosphatidyl choline 卵磷脂，磷脂酰胆碱
phospho creatine 磷酸肌酸
pityriasis circinate 环状糠疹
plasma cell 浆细胞
pneumotaxic center 呼吸调节中枢
posterior chamber 后房
present complaint 现主诉
prostatic carcinoma 前列腺癌
pulmonary capillaries 肺毛细血管
pc post cibus 饭后（处方用语）
PCA parietal cell antibody 壁细胞抗体
passive cutaneous anaphylaxis 被动皮肤过敏症
penicillamine 青霉胺
perchloric acid 过氯酸
percutaneous carotid arteriogram 经皮颈动脉血管造影照片
poikiloderma like cutaneous amyloidosis 皮肤异色病样皮肤淀粉样变性
portacaval anastomosis 门腔静脉吻合术
posterior cerebral artery 大脑后动脉
preoral ciliary apparatus 口前纤毛器
PCAA pancreatic carcinoma associated antigen 胰腺癌相关抗原
PCB polychlorinated biphenyl 多氯联苯（用于电容器绝缘，中毒引起色素沉着、痤疮和肝损害）
PCC Pasteur Culture Collection 巴斯德集菌培养
phosphate carrier compound 磷酸载体化合物
premature chromosome condensation 染色体过早固缩
PCD paroxysmal cerebral dysrhythmia 阵发性脑电波节律障碍
percutaneous catheter drainage 经皮导管引流
pigmental cosmetic dermatitis 色素性化妆品皮炎
polycystic disease 多囊性疾病
programmed cell death 程序化细胞死亡，细胞凋亡
protein constitution change 蛋白质结构改变
PCE N-ethyl-phenylcyclohexamine 乙环利啶（麻醉药）
paper chromatoelectrophoresis 纸上色谱电泳法

perchloroethylene 过氯乙烯，全氯乙烯（有机溶剂，干洗剂，抗蠕虫药，急性中毒可出现精神症状、抽搐昏迷、肝功异常）

postgraduate continuous education 毕业后继续教育

PCF peripheral circulatory failure 周围循环衰竭

pharyngeal conjunctival fever 咽结膜热

PCG paper chromatography 纸上色谱法（=PC，PPC）

phonocardiogram 心音图

plain craniography 头颅X平片

PCH paroxysmal cold hemoglobinuria 阵发性寒冷血红蛋白尿

primary chronic hepatitis 原发性慢性肝炎

PCHD polycystic hepatic disease 多发性肝囊肿病

PCI percutaneous coronary intervention 经皮穿刺冠状动脉介入治疗

PCIA particle counting immunoassay 粒子计量免疫测定法

PCIOL posterior chamber intraocular lens 后房型人工晶状体

PCIS pediatrics critical illness score 儿科危重病例评分法

PCJUP primary cutaneous juvenile urticaria pigmentosa 原发性幼年性皮肤色素性荨麻疹

PCK polycystic kidney 多囊肾

PCL papillary cystadenoma lymphomatosum 乳头状淋巴性囊腺瘤

plasma-cell leukemia 浆细胞性白血病

posterior cruciate ligament 后交叉韧带

progressive cardiomyopathic lentiginosis 进行性心肌病性雀斑样痣病，心脏皮肤综合征 cardiocutaneous syndrome

PCM primary cardiomyopathy 原发性心肌病

protein caloric malnutrition 蛋白质热能营养不良

PCMRA phase contrast magnetic resonance angiography 相位对比磁共振血管成像

PCN percutaneous nephrolithotomy 经皮肾取石术

percutaneous nephrostomy 经皮肾造口术

pigmented cellular nevus 色素细胞痣

PCNA proliferating cell nuclear antigen 增殖细胞核抗原

pCNB p chloronitrobenzene 对氯硝基苯

PCO carbon monoxide tension 一氧化碳分压

posterior capsule opacification 后囊造影术

PCO_2 carbon dioxide tension（or pressure） 二氧化碳分压（正常参考值：34-40mmHg，增高常见于：肺通气不足、代谢性碱中毒或呼吸性酸中毒。降低常见于：肺通气过度、代谢性酸中毒或呼吸性碱中毒）

PCOS polycystic ovary syndrome 多囊卵巢综合征（妇科常见的一种内分泌性疾病）

PCP pentachlorophonel 五氯（苯）酚（灭螺，防腐剂）

peripheral coronary pressure 外周冠脉压

phencyclidine 苯环己哌啶（镇痛麻醉药）

plasma cell precursor 浆细胞前体
pneumocystis carinii pneumonia 卡氏肺囊虫性肺炎
pneumocystis pneumonia 肺囊虫性肺炎
progressive chronic polyarthritis 慢性进行性多发关节炎

PCPS peroral cholangio-pancreatoscopy 经口胆胰管内镜检查术

PCR polymerase chain reaction 聚合酶链式反应
protein catabolic rate 蛋白分解率

PCR-PIRA PCR-primer introduced restriction analysis PCR引物介导的限制性分析

PCS photo-calorimetric spectroscopy 光测热分光镜检查
port-catheter system 导管药盒系统
postcardiotomy syndrome 心脏切开术后综合征
postcholecystectomy syndrome 胆囊切除术后综合征
precordial stethoscope 心前区听诊
proximal coronary sinus 冠状窦近端
punch card system 打孔资料卡系统（电子计算机工作方法）

PCSL percutaneous siliceous line 经皮硅胶通道

PCT peak concentration time 最高浓度时间
pharmacologic convulsive therapy 药物痉挛疗法
picture completion test 绘画完成试验
plasma clotting time 血浆凝固时间
porphyria cutanea tarda 迟发性皮肤型血卟啉病
postcoital test 性交后实验（了解精子对宫颈粘液的穿透性能）
prism cover test 棱镜遮盖试验
prothrombin consumption test 凝血酶原消耗试验（正常参考值：>25s，用正常人血对照；<25s为不正常）
proximal convoluted tubule 近曲［肾］小管

PCTFE polychlorotrifluoroethylene 聚氯三氟乙烯

PCU palliative care unit 姑息治疗病房

PCV packed cell volume 血细胞压积（正常参考值40%～45%）

PCWP pulmonary capillary wedge pressures 肺毛细血管楔压

PD pancreas divisum 胰腺分裂
pancreatic duct 胰管
pancreaticoduodenectomy 胰头十二指肠切除术
panel discussion 专题讨论
parkinsonism dementia 帕金森痴呆
Parkinson’s disease 帕金森病（原发性震颤麻痹症）
pediatrics 小儿科学
percutaneous discectomy 经皮椎间盘切除术
peritoneal dialysis 腹膜透析
pocket depth 牙周袋深度
possible diagnosis 可能的诊断
potential difference 电位差
preliminary dressing 包带，初步敷裹
present disease 现患病
principal diagnosis 主要诊断
prism diopter 棱镜屈光度

probing depth 探诊深度
prosthetic dehiscence 假体裂开
protein degradation 蛋白质降解
protein deprived 蛋白质丢失
psychodrama 心理剧
pulpodistal 髓远中的
pupil diameter 瞳孔直径
pupillary distance 瞳孔间距
pyloric dilator 幽门扩张器

pd per diem 每日（处方用语）

PDA patent ductus arteriosus 动脉导管未闭
personal digital assistants 个人用小型计算机
polymorphous delta activity 多形性δ波（脑波）
posterior descending artery 后降支动脉

PdAb pemphigoid antibody 类天疱疮抗体

PdAg pemphigoid antigen 类天疱疮抗原

PDD photoreceptor drop down 光感受脱落
progressive diaphyseal dysplasia 进行性骨干发育不良

PDE phosphodiesterase 磷酸二酯酶
progressive dialytic encephalopathy 进行性透析性脑病
pulsed Doppler echocardiography 脉冲多普勒超声心动图

PDGF platelet derived growth factor 血小板源生长因子

PDH past dental history 既往牙病史
pyruvate dehydrogenase 丙酮酸脱氢酶

PDHC pyruvate dehydrogenase complex 丙酮酸脱氢酶复合体

PDI periodontal disease index 牙周病指数

PDL periodontal ligament 牙周韧带

PDR proliferative diabetic retinopathy 增殖型糖尿病性视网膜病变

Pdr powder 粉末

PDS patient denture satisfaction 病人义齿满意度

PDT photodynamic therapy 光敏治疗，光动力学疗法
posterior drawer test 后抽屉试验（膝后交叉韧带的检查方法）

PDW platelet distribution width 血小板体积分布宽度（正常参考值：10.2-17.0 fl。血小板体积大小不均时，血小板分布宽度（PDW）可增加）

PE pancreatic encephalopathy 胰性脑病
pancreatic extract 胰腺提取物
pelvic examination 骨盆检查
pemphigus erythematous 红斑性天疱疮，Senear-Usher 综合征
pericardial effusion 心包渗漏，心包［腔］积液
phosphatidyl ethanolamine 磷脂酰乙醇胺
physical examination 物理检查
pigment epithelium 色素上皮
plasma exchange 血浆置换
polynuclear eosinophil 嗜伊红多形核白细胞，多核嗜酸性细胞
preeclampsia 先兆子痫
probable error 大概误差（统计用语）
pseudo-epithelioma 假性上皮瘤
pseudomonas exotoxin 假单胞菌外毒素
pulmonary edema 肺水肿
pulmonary embolism 肺栓塞

pulmonary emphysema 肺气肿

PEA pedicular exploratory apparatus 椎弓根导向仪

pulse-less electrical activity 无脉电活动

PEC pigment epithelium cell 色素上皮细胞

PECT positron emission computed tomography 正电子发射计算机断层摄影

PEEP positive end-expiratory pressure 呼气末正压

PEF peak expiratory flow 最大呼气流量

peritoneal exudate fluid 腹膜渗出液

PEG pneumoencephalography 气脑造影（= Pneumo）

polyethylene glycol 聚乙二醇

PEI percutaneous ethanol injection 经皮穿刺注入无水乙醇

PELD percutaneous endoscopic laser discectomy 经皮内镜激光椎间盘切除术

PEP peptidase 肽酶

phosphoenol pyruvic acid 磷酸烯醇丙酮酸

polymorphic eruption of pregnancy 妊娠多形性疹

positive and expiratory pressure 正压和呼气压

postencephalitic parkinsonism 脑炎后帕金森综合征

pre-ejection period 射血期前

PEPCK phosphoenolpyruvate carboxykinase 磷酸烯醇丙酮酸羧激酶，烯醇化酶

PEPS pigmentation, edema and polyneuropathy syndrome 色素沉着，水肿与多发性神经病变综合征

PER peak ejection rate 高峰射血率（心肌收缩功能指标）

protein efficiency ratio 蛋白质效价比值（蛋白质评价法）

per period 周期，期间

person 人

perc percussion 叩诊

perf perforated 已穿孔

perforation 穿孔

Peri pericardium 心包

periodic 期间的

periodicity 周期性

perm permanent 永久的

perp perpendicular 垂直，垂直的

pers personal 个人的

personality 人格

personate 扮演；假冒

personnel 人员

persons 人

PES programmed electrophysiological stimulation 程序性电生理刺激

programmed extrastimulus 程序额外刺激

PESS primary empty sella syndrome 原发性空蝶鞍综合征

PET peritoneal equilibration test 腹膜平衡试验

positive electron tomography 正电子发射体层扫描

PETN pentaerythritol tetranitrate 四硝酸戊四醇（长效硝酸甘油）

PF pars flaccida 松弛部（鼓膜上部）

performance factor 行动因子

pericardial fluid 心包液

permeability factor 血管通透性因子

Pfeifferella 鼻疽杆菌属
Pfeiffer's bacillus 普法伊弗杆菌
photofluorographic film 荧光缩影片
plain film 平片
plasma filtration 血浆滤过
platelet factor 血小板因子
pre-follicular 滤泡前期
primary failure 初次无效
protein fraction 蛋白质成分
pseudo-folliculus 假滤泡
pulmonary function 肺功能
pulse frequency 脉冲频率
Purkinje fibers 浦肯野纤维
purpura fulminant 暴发型紫癜

P/F pentalogy of Fallot 法洛五联症

PF3 platelet factor 3 血小板第三因子

PF4 platelet factor 4 血小板第四因子

PFA paraformaldehyde 低聚甲醛

PFC pelvic flexion contracture 骨盆屈曲性挛缩
persistent fetal circulation 持续胎儿循环
plaque forming cell 空斑形成细胞

PFD pancreatic function diagnosis 胰腺（外分泌）功能诊断
polyostotic fibrous dysplasia 多骨纤维结构不良

PFFD proximal femoral focal deficiency 近侧股骨灶性缺损

PFGE pulsed field gel electrophoresis 脉冲场琼脂电泳法

PFK phosphofructokinase 磷酸果糖激酶

PFM pulse-frequency modulation 脉冲频率调制

PFO patent foramen ovale 卵圆孔未闭

PFR peak filling rate 高峰充盈率（心肌舒张功能指标）

PFT finger painting test 指书写试验
pulmonary function test 肺功能检查

PFU plaque forming units 噬斑（蚀斑）形成单位

PG pepsinogen 胃蛋白酶原
phosphatidyl glycerol 磷脂酰甘油
picogram 皮克（10^{-12}克）
pogonion 颏前点
Porphyrimonas gingivitis 牙龈卟啉菌
pregnant 妊娠
progesterone 孕酮，黄体酮
prostaglandin 前列腺素
pseudogout 假性痛风（是一种由于焦磷酸钙晶体沉积于关节软骨及周围组织引起的关节炎为主要表现的疾病，因症状类似痛风而得名）
pyoderma gangrenosum 坏疽性脓皮病

2PG 2-phosphoglycerate 2-磷酸甘油酸盐

6PG 6-phosphogluconate 6-磷酸葡萄糖醛酸

PGA polyglandular autoimmune syndrome 多腺体自身免疫综合征

PGD phosphogluconate dehydrogenase 磷酸葡萄糖醛酸脱氢酶
preimplantation genetic diagnosis 着床前遗传学诊断

6PGD，PGDH 6-phosphogluconic acid dehydrogenase 6磷酸葡萄糖

酸脱氢酶
PGE prostaglandin E 前列腺素 E
PGE_1 prostaglandin E_1 前列腺素 E_1
PGE_2 prostaglandin E_2 前列腺素 E_2
PGF placenta growth factor 胎盘生长因子
prostaglandin F 前列腺素 F
PGH pituitary glycoprotein hormone 垂体糖蛋白激素
pituitary gonadotropic hormone 垂体促性腺激素
pituitary growth hormone 垂体生长激素
PGH_2 prostaglandin H_2 前列腺素 H_2
PGI pepsinogen Ⅰ 胃蛋白酶原Ⅰ
phosphoglucoisomerase 磷酸葡萄糖异构酶
PGI_2 prostaglandin I_2 前列腺素 I_2
PGPS pigmentation gastrointestinal polyposis syndrome 胃肠息肉色素沉着综合征（= PJS）
PGTT prednisolone glucose tolerance test 氢泼尼松糖耐量试验
PH pancreas head 胰头
partially hepatectomized 部分肝切除
passive hemagglutination 被动血凝
past history 既往病史（= PX）
patient history 病史
peliosis hepatis 肝紫癜
persistent hepatitis 迁延性肝炎
phone 音
phosphor 磷
previous history 既往史，过去病史
primary hyperoxaluria 原发性高草酸盐尿症
prolyl hydroxylase 脯氨酰羟化酶
prostatic hypertrophy 前列腺肥大
pruritus hiemalis 冬季瘙痒
public health 公共卫生
pulmonary hypertension 肺动脉高压
punctate hemorrhage 点状出血
pH hydrogen ion exponent 氢离子指数（氢离子浓度倒数的对数，用以表示溶液酸碱度。正常参考值：血 7.35-7.45，尿 5.0-7.0。血 pH < 7.35 提示酸中毒，pH > 7.45 提示碱中毒；尿 pH 受饮食和药物的影响，酸血症病人呈碱性尿常提示肾小管性酸中毒，碱血症病人呈酸性尿常提示低钾）
P/H3 procaine hydrochloride 盐酸普鲁卡因
Ph^1 Philadelphia chromosome 费城染色体（第 22 长臂缺损，与白细胞成熟有关，慢性粒细胞性白血病，时有异常）
PHA passive hemagglutination 被动血细胞凝集
pharmacology 药理学
phytohemagglutinin 植物血凝素（诱导淋巴细胞转化）
plant hemagglutinin 植物血凝素
plasma histaminase activity 血浆组胺酶活性
primary hyperaldosteronism 原发性醛固酮增多症
pseudohypoaldosteronism 假性醛固酮功能低下
phal phalanx or phalanges 指（趾）骨
phar pharmaceutical 制药学

pharmacology 药物学，药理学
pharmacol pharmacology 药理学
pharmacopeia 药典
pharmacy 药剂学
PHC photocoagulation 光凝术，光凝
primary hepatic carcinoma 原发性肝癌
primary hepatocellular carcinoma 原发性肝细胞癌
PHCS premature hereditary canities syndrome 遗传性过早白发综合征，Book 综合征
PHD personal health data 个人健康记录
PhD Doctor of Philosophy 哲学博士
Phe phenylalanine 苯丙氨酸（芳香族氨基酸）（=F）
Pheno phenobarbital 苯巴比妥，鲁米那（催眠，镇静剂）
Phenolp phenolphthalein 酚肽（指示剂，缓泻剂）
Phenom phenomena 现象
phenomenal 现象的
phenomenon 现象（单数）
PHF parathyroid hypertensive factor 甲状旁腺高血压因子
PHG portal hypertensive gastropathy 门静脉高压性胃病
purpura hyperglobulinemia 高球蛋白血症性紫癜
PhH phenylhydrazine 苯肼
PHI past history of illness 既往史
phosphohexose isomerase 磷酸己糖异构酶
phil philosophy 哲学
PHIN progressive hypertrophic interstitial neuritis 进行性肥厚性间质性神经炎
PHL phospholipids 磷脂
PHLA postheparin lipolytic activity 肝素注射后脂肪分解活性
PHM partial hydatidiform mole 部分性葡萄胎
PHMD pulmonary hyaline membrane disease 肺透明膜病
Phos phosphorus 磷（=P）
Phot photograph 像片
Photogr photograph 相片，照片
PHP periorbital hyperpigmentation 眶周色素沉着症，眶周黑变病
pseudohypoparathyroidism 假性甲状旁腺功能低下
PHRI Public Health Research Institute 公众卫生研究所
PHS Public Health Service 公众卫生局
PHSA polymerized human serum albumin 聚合人血清白蛋白
PHSK primary herpes simplex keratitis 原发性单纯疱疹病毒性角膜炎
PHSN peritoneum hepato serosa lymph node 腹膜，肝，浆膜，淋巴结（转移）（决定胃癌病期）
PHT pulmonary hypertension 肺动脉高压
PHV peak height velocity 身高增长高峰速度
PHVD post-hemorrhagic ventricular dilatation 出血后脑室扩张
Phys physical 身体的
physics 物理学
PhyS physiological saline 生理盐水
Physiat physiatrics 理疗学
physiatrical 理疗的
Physiol physiological 生理学的

physiology 生理学

Phys Ther physical therapy 物理疗法

pH-u urine hydrogen ion concentration 尿氢离子浓度（正常参考值：尿 pH 一般在 4.5-8.0 之间，平均值约 6.5。受饮食影响可呈中性、弱酸性或弱碱性。酸中毒时减低，碱中毒时升高）

PI pancreatic insufficiency 胰腺功能不全

periodontal index 牙周指数

peripheral iridectomy 周边虹膜切除术

plaque index 菌斑指数

platelet inhibitor 血小板抑制剂

present illness 现病史

primary infarction 原发性梗死

protamine insulin 鱼精蛋白胰岛素

pulmonary incompetence 肺动脉瓣关闭不全

pulmonary infarction 肺梗死

pulmonary insufficiency 肺动脉瓣关闭不全

pulsatility index（V_{max}-V_{min}）/ V_{mean} 搏动指数（动脉血流参数之一）

pI isoelectric point 等电点

PIA-PP progressive idiopathic atrophoderma of Pasini-Pierini 帕西尼-匹里尼型进行性特发性皮肤萎缩，Pasini-Pierini 皮肤萎缩

PIB partial ileal bypass 部分回肠改道手术

PICC peripherally inserted central catheters 外周插入中心（静脉）导管

PICD primary irritant contact dermatitis 原发刺激性接触性皮炎

PICU pediatric intensive care unit 儿科重症监护室

PID pelvic inflammatory disease 盆腔炎症性疾病

plasma iron disappearance rate 血浆铁消失率

primary immunodeficiency 原发性免疫缺损

prolapsed intervertebral disc 椎间盘突出

$PIDT_{1/2}$ plasma iron disappearance $time_{1/2}$ 血浆铁半减时间（正常参考值：60-120 分钟）

PIE pie 馅饼

pulmonary infiltrate with eosinophilia 嗜酸细胞增多性肺浸润

pulmonary interstitial edema 肺间质（性）水肿

pulmonary interstitial emphysema 肺间质气肿

PIF permeability increasing factor 通透性增高因子

proliferation inhibitory factor 增生抑制因子

pig pigment 色素

pigmentation 色素沉着

PIH pregnancy induced hypertension 妊娠诱发高血压，妊娠高血压

primary intracerebral hemorrhage 原发性脑内出血

PII percutaneous intratumor injection 经皮瘤内注射

pil pilular 丸剂（处方用语）

PI max maximum inspiratory pressure 最大吸气压

PILN percutaneous intradiscal laser nucleotomy 经皮椎间盘激光髓核切除术

PIP paralytic infantile paralysis 瘫痪性小儿麻痹症

peak inspiratory pressure 吸气峰压
phosphatidylinositol phosphate 磷脂酰肌醇磷酸
plasma iron pool 血浆铁池（正常参考值：2.4-4.6mg）
pressure inversion point 压觉反转点
probable intrauterine pregnancy 可能的宫内妊娠
proximal interphalangeal［joint］近端指（趾）间［关节］

PIP_2 phosphatidylinositol bisphosphate 磷脂酰肌醇二磷酸

PIPDA posterior inferior pancreaticoduodenal artery 胰十二指肠后下动脉

PIPDV posterior inferior pancreaticoduodenal vein 胰十二指肠后下静脉

PIPES piperazine N, N′ bis［2 ethane sulfonic acid］哌嗪 NN′双［2 乙磺酸］

PITR plasma iron turnover rate 血浆铁转换率

PIXE particle induced X ray emission 粒子诱导 X 线发射

PJC pancreatic juice cytology 胰液细胞学
porcelain jacket crown 瓷甲冠（口腔）

PJRT permanent junctional reciprocating tachycardia 持续交界区反复性心动过速

PJS Peutz-Jegher's syndrome 普-杰二氏综合征，皮肤黏膜色素沉着-胃肠道多发性息肉综合征，家族性息肉色素沉着综合征（= PGPS）

PK penetrating keratoplasty 穿透角膜成形术，穿透角膜移植术
protein kinase 蛋白激酶
psychokinesis 精神病暴发，精神冲动
pyruvate kinase 丙酮酸激酶（正常参考值：男 0.11-0.99g/L，女 0.19-1.34g/L。升高见于：肝细胞癌及胃肠道癌）

PKC paroxysmal kinesigenic choreoathetosis 发作性运动源性舞蹈手足徐动症
phlyctenular keratoconjunctivitis 小疱性角结膜炎
protein kinase C 蛋白激酶 C

PKG protein G kinases 蛋白 G 激酶

PKU phenylketonuria 苯丙酮尿症（由于肝苯丙氨酸羟化酶缺乏引起的疾病）

PKV peak kilovolt 最大千伏

PL palmaris longus 掌长肌
partial laryngectomy 喉部分切除术
peak latency 峰潜伏期
perception of light 光感
peronecus longus 腓骨长肌
phospholipid 磷脂
placebo 安慰剂，无效（对照）剂
plasma cell 浆细胞
plastic surgeon 整形外科医生
polymorphocytic leukemia 多形细胞白血病
primary lysosome 初级溶酶体
prolymphocytic leukemia 幼淋巴细胞白血病
pulpolingual 髓舌的
punction lumbaire 腰椎穿刺
Purkinje layer 浦肯野细胞层

PLA phospholipase A 磷脂酶 A
plasminogen activator 纤溶酶原激活剂

polylactic acid 聚乳酸
pulpolabial 髓唇的
pulpolinguoaxial 髓舌轴的
PLA2 phospholipase A2 磷酸脂酶 A2
Plat platinum 铂，白金
PLBW premature loss of body weight 早产儿体重不足
PLC phospholipase C 磷酸脂酶 C
pityriasis lichenoides chronica 慢性苔藓样糠疹
PLCB percutaneous large core biopsy 经皮粗针吸活检（乳腺）
PLD percutaneous laser discectomy 经皮激光椎间盘切除术
percutaneous lumbar discectomy 经皮腰椎椎间盘切除术
PLDD percutaneous laser disc decompression 经皮的激光椎间盘减压术
PLDF periflux laser Doppler flow [meter] 外周血流多普勒超声流量[计]（直接测定皮肤毛细血管血流量）
PLE panlobular emphysema 全小叶肺气肿
polymorphic light eruption 多形性日光疹
protein-losing enteropathy 蛋白质丢失性肠病
Plg plasminogen 纤溶酶原，（血浆纤溶酶原测定（正常参考值：80%-120%，减低表明纤溶活性增强，常见于肝硬化、DIC 等；增高表明纤溶活性减弱，常见于高凝状态和血栓病））
PLGE protein losing gastroenteropathy 蛋白质丢失性胃肠病
PLH pulmonary lymphoid hyperplasia 肺淋巴样组织增生
PLL polar lepromatous leprosy 极性瘤型麻风（周边视力丧失，主要因视网膜缺血引起周边视力丧失）
prolymphocytic leukemia 幼淋巴细胞白血病
PLLA poly L-lactic acid 聚 L 乳酸
PLNPV percutaneous laser nucleus pulposus vaporization 经皮激光髓核汽化术
PLP phospholipase 磷脂酶（包括 A1，A2，B，C，D）
PLSVC persistent left superior vena cava 左上腔静脉残留
PLT platelet [count] 血小板[计数]（正常参考值：(100-300) $\times 10^9$/L，用于检测出血、凝血系统的功能。血小板减少常见于再生障碍性贫血、白血病、脾功亢进、DIC、血小板减少性紫癜等）
PLV posterior left ventricular 左室后支
plx plexus 丛
PM pacemaker 起搏点，起搏器
papular mucinosis 丘疹性黏蛋白沉积病
petit mal 癫痫小发作
plasmodium malariae 疟原虫
poliomyelitis 脊髓灰白质炎
polymyositis 多发性肌炎（以骨骼肌炎症病变为主的自身免疫病）
pretibial myxedema 胫骨前黏液水肿
preventative medicine 预防医学
puerperal myocardiopathy 产褥期心肌病
pulmonary macrophage 肺巨噬细胞
pulse methylprednisolone [therapy] 甲基泼尼松龙冲击[疗法]

pm post meridiem 下午

PMA phenyl mercuric acetate 苯基乙酸汞，醋酸苯汞，赛力散(杀虫剂，神经毒)

polymyositis antigen 多发性肌炎抗原

primary mental abilities 基础智力

progressive muscular atrophy 进行性肌萎缩

PMAA polymethacrylic acid 聚甲基丙烯酸

PMB polymorphonuclear basophilic leukocyte 嗜碱性多形核白细胞

polymyxin B 多粘菌素 B

PMC postmyocarditis cardiomegaly 心肌炎后心脏扩大

PMD primary myocardial disease 原发性心肌病

private medical doctor 家庭内科医生

progressive muscular dystrophy 进行性肌无力，进行性肌营养不良，进行性肌萎缩

PM-DM polymyositis and dermatomyositis 多发性肌炎和皮肌炎

PME phosphomonoesterase 磷酸单酯酶

polymorphonuclear eosinophile [leukocyte] 嗜酸性多形核[白细胞]

post-meningoencephalitis epilepsy 脑膜脑炎后癫痫

progressive myoclonus epilepsy 进行性肌阵挛性癫痫

PMF primary myelofibrosis 原发性骨纤维症

progressive massive fibrosis 进行性大块纤维化(尘肺病变)

proton motive force 质子原动力

PMH past medical history 既往史

PMI past medical illness 既往疾病

perioperative myocardial infarction 手术期间心肌梗死

point of maximum impact 最强搏动点（心尖）

point of maximum impulse 最强心尖搏动点

point of maximum intensity 最强点（心杂音）

posterior myocardial infarction 后壁心肌梗死

proportional mortality indicator 死亡构成比，相对死亡指标

pulmonary gas mixing index 肺内气体混合指数

PML polymorphonuclear leukocyte 多型核白细胞

posterior mitral valve leaflet 二尖瓣后叶

progressive multifocal leukodystrophy 进行性多灶性脑白质营养不良

progressive multifocal leukoencephalopathy 进行性多灶性脑白质病

prolapse of mitral leaflets 二尖瓣瓣叶脱垂

promyelocytic leukemia 前髓细胞白血病

PMM primary malignant melanoma 原发性恶性黑色素瘤

PMMA poly-methylmethacrylate 聚甲基丙烯酸甲酯

PMN periodic migrainous neuralgia 周期性偏头痛性神经痛，周期性神经性偏头痛

polymorphonuclear [cell] 多形核[细胞]

polymorphonuclear neutrophile [leukocyte] 多形核中性粒细胞
polymorphonuclear neutrophils 多形核嗜中性粒细胞
PMNL polymorph nuclear leucocytes 多形核白细胞
pmol picomole 皮摩尔（10^{-12}克分子）
PMP past menstrual period 过去月经周期
patient management problem 患者管理问题
persistent mentoposterior position 持续性颏后位
previous menstrual period 前次月经日期
PMPO post menopausal palpable ovary 绝经后触及卵巢
PMR perinatal mortality rate 围产期死亡率
polymyalgia rheumatica 风湿性多肌痛（以颈、肩胛肌和骨盆肌疼痛、发僵为特征的一种临床综合征）
proportionate mortality ratio 校正死亡率
PMRS proton magnetic resonance spectroscopy 质子磁共振谱学
PMS polymyositis 多肌炎（= PM）
premenstrual syndrome 经前期综合征
PMSF phenylmethylsulfonyl fluoride 苯甲基磺酰氟
PMT pacemaker media tachycardia 起搏器介导的心动过速
pyridoxyl-5-methyltryptophen 吡哆醛-5-甲基色氨酸（为肝胆显像剂底物）
PMW pacemaker wires 起搏器（金属丝）
PMXB polymyxin B 多粘菌素 B
PN percussion note 叩诊音
percutaneous nucleotomy 经皮的髓核摘出术
periarteritis nodosa 结节性动脉外膜炎，结节性多动脉炎
phosphopyridine nucleotide 磷酸吡啶核苷酸
pigmented nevus 色素痣
Pneumococcus 肺炎球菌属
polyneuritis 多发性神经炎
prurigo nodularis 结节性痒疹
psychoneurologist 精神神经科医生
purine nucleoside phosphorylase 嘌呤核苷磷酸化酶（= PNP）
pyelonephritis 肾盂肾炎
P&N psychiatry and neurology 精神病学和神经病学
P5N pyrimidine-5-nucleotidase 嘧啶-5-核苷酸酶
PNA p nitroaniline p 硝基苯胺
Paris Nomina Anatomica 巴黎解剖学命名（1955 年在巴黎制定）
peanut agglutinin 花生凝集素
pentose nucleic acid 戊糖核酸
percutaneous needle aspiration [biopsy] 经皮细针吸引[活检]
protein nitrogen appearance 蛋白氮出现
PNAvQ positive negative ambivalent quotient 正反情绪矛盾商（心理学）
PNE plasma norepinephrine 血浆去甲肾上腺素
Pneumo pneumoarthrography 关节空气造影术
pneumoencephalography 气脑照像术（= PEG）

Pneumoret p-neumoretro-peritoneum 腹膜后积气

PNI psycho-neuro-immunology 精神神经免疫学

PNH paroxysmal nocturnal hemoglobinuria 阵发性夜间血红蛋白尿，阵发性睡眠性血红蛋白尿

PNL percutaneous nephrolithotomy 经皮肾镜取石术

percutaneous nephrolithotripsy 经皮肾结石破碎术

PNMED pneumomediastinum 纵隔积气

PNP peripheral neuropathy 周围神经病

purine nucleoside phosphorylase 嘌呤核苷磷酸化酶（＝PN）

PNPB positive negative pressure breathing 正负压呼吸法

PNS parasympathetic nervous system 副交感神经系

peripheral nervous system 周围神经系统

Pnth pneumothorax 气胸（→Px）

Pnx pneumothorax 气胸

PO per os 口服，经口（＝PO）

peroxidase 过氧化酶

Pityrosporum ovrale 卵状糠疹癣菌

plasmodium ovale 卵形疟原虫

poly 多的

poor 缺乏

postoperative 术后

postoperatively 手术后

po per os 经口（处方用语）（＝PO）

PO_2 oxygen vapor pressure 氧分压（血中氧分压，正常参考值：动脉血 13.30kPa-100mmHg），静脉血 5.32kPa（3.99kPa-40mmHg），组织 30mmHg 以下。降低：吸入氧不足、通气功能低下、分流、弥散障碍等。增高：过度换气、氧疗法、代谢性酸中毒）

POA pancreatic oncofetal antigen 胰癌胚抗原（血 EIA 法 正常参考值：＜7ku/L，升高见于：胰腺癌及其他恶性肿瘤）

POAG primary open angle glaucoma 原发性开角型青光眼

Po-ase peroxidase 过氧化物酶

POBA percutaneous old balloon angioplasty 经皮旧气囊血管成形术（冠状动脉扩张术）

POEMS polyneuropathy，organomegaly，endocrinopathy，M-protein，skin change［syndrome］ 多神经病、脏器肿大、内分泌病、M-蛋白、皮肤病变［综合征］（POEMS 综合征系一组多系统症状的综合征，见于浆细胞病，如多发性骨髓瘤、浆细胞瘤、巨球蛋白血症及良性丙种球蛋白血症）

POF premature ovarian failure 卵巢早衰（初潮至 40 岁之间，具有高促性腺激素及低雌激素特征的闭经）

pyruvate oxidation factor 丙酮酸氧化因子（治肝功能障碍药）

PofE portal of entry 侵入门（指细菌或病毒进入人体的部位）

Poi poison 毒

poisonous 毒的

POL polymerized flagellin 聚合化的鞭毛蛋白

polio poliomyelitis［anterior acuta］ ［急性］脊髓灰质［前角］炎

Poly-A polyadenylic acid 多聚腺苷酸

Poly-T poly-thymidylic acid 多聚胸苷酸

Poly-U polyuridylic acid 多聚尿苷酸

POP plasma osmotic pressure 血浆渗透压

plaster of paris 熟石膏，塑模石膏

postoperative 手术后的

popular 一般的

population 人口

progestogen only pill 单纯孕激素避孕药

poplit popliteal 腘的

POS polycystic ovarian syndrome 多囊卵巢综合征

post posterior 后，后方的

postop postoperatively 手术后地

Pot potion 饮剂

Potass potassium 钾

Powd powder 粉末

PP pancreatic peptide 胰腺肽

pancreatic polypeptide 胰多肽

paradoxical pulse 奇脉（深吸气时脉明显微弱或消失）

Pasteurella pestis 鼠疫杆菌

penile psoriasis 阴茎银屑病

periodic paralysis 周期性麻痹

peripheral pulses 周围脉搏

plasma pepsinogen 血浆胃蛋白酶原

plasma pheresis 血浆除去法

plasma protein 血浆蛋白（正常参考值：总蛋白 7.0-8.0g/dl）

plasmapheresis 血浆除去（法）

pneumoperitoneum 气腹

posterior papillary muscle 后乳头肌

preproinsulin 前胰岛素原

progressive paralysis 进行性麻痹

protoporphyria 原卟啉症

proximal phalanx 基（近）节指骨

psoriasis pustulosa 脓疱性银屑病

pulse pressure 脉压

punctum proximum 近点

purulent pericarditis 化脓性心包炎

pp page 页，页数

PPAOS polyposis-pigmentation-alopecia-onychodystrophia syndrome 息肉-色素沉着-脱发-指（趾）甲营养不良综合征（Cronkehite-Canada 综合征）

PPAR peroxisome proliferator activated receptor 过氧化物酶体增生物激活受体

ppb parts per billion 10 亿分之几（美，法），1 兆分之几（英，德）

PPC paper chromatography 纸色谱法；纸层析法（= PC，PCG，PC）

purpura pigmentosa chronica 慢性色素性沉着性紫癜

PPCA plasma prothrombin conversion accelerator 血浆凝血酶原转化加促因子

platelet prothrombin converting activity 血小板凝血酶原转化活性

PPCF peripartum cardiac failure 围产期心力衰竭

plasma prothrombin conversion factor 血浆凝血酶原转化因子

PPCM peripartum cardiomyopathy 围产期心肌病

PPD peripheral protein derivative 膜周边蛋白质衍生物

purified protein derivative 纯化蛋白质衍生物

PPET partial plasma exchange transfusion 部分血浆换血疗法

PPF pellagra preventing factor 糙皮病预防因子

pentagon pyramid flap 五角锥形皮瓣（鼻成形用）

primary pulmonary hypertension 原发性肺高血压症

PP factor pellagra preventible factor 糙皮病预防因子

PPHDF protein permeable hemodiafiltration 蛋白透过性血液滤过

pphm parts per hundredmillion 1亿分之几

PPHN neonatal persistent pulmonary hypertension 新生儿持续性肺动脉高压

PPHP pseudo-pseudo hypoparathyroidism 假-假性甲状旁腺功能减退症

pyrophosphate 焦磷酸盐

PPI plane position indicator 平面位标示器

post prostatectomy infection 前列腺切除术后感染

progressive pulmonary insufficiency 进行性肺动脉瓣闭锁不全

proton pump inhibitor 质子泵抑制剂（强力制胃酸剂）

pulmonary perfusion imaging 肺灌注显像（诊断肺部疾病，特别是肺栓塞）

PPi purified pork insulin 纯化猪胰岛素

PPK plasma prekallikrein 血浆前激肽释放酶

PPL penicilloyl polylysine 青霉酰聚赖氨酸

PPLO pleuro pneumonia-like organism 胸膜肺炎样微生物

ppm parts per million 百万分之几

permanent pacemaker 永久性起搏器

PPN partial parenteral nutrition 部分肠道外营养

peripheral parenteral nutrition 周围胃肠外营养

PPO platelet peroxidase 血小板过氧化物酶

pleuropneumonia organism 胸膜肺炎微生物

PPP palatopharyngoplasty 腭咽成形术

pearly penile papules 珍珠状阴茎丘疹

pigmented pretibial patches 胫骨前色素性斑片

pustulosis palmaris et plantaris 掌和跖脓疱病

Pp/Ps pulmonary pressure/systemic blood pressure 肺动脉压与体血压之比

PPRE peroxisome proliferator activated responsive element 过氧化酶体增生活化应答要素

PPS peripheral pulmonic stenosis 周围性肺动脉狭窄

peroral pancreatoscopy 经口胰管镜检查术

phenyl propanolamine 苯丙醇胺

pulses per second 脉冲/每秒

PPT plasma prothrombin time 血浆凝血酶原时间活动度：80%-120%，INR（国际标准 1.0-1.5）

ppt parts per trillion 兆分之几

PPT_{50} population perception threshold 50% 半数感受阈值

pptd precipitated 沉降的，沉淀的

precipitation 沉降

PPV pneumococcal polysaccharide vaccine 肺炎球菌多糖疫苗
progressive pneumonia virus 进行性肺炎病毒
PQ paraquat 百草枯（除莠剂神经毒，胎儿致畸）
permeability quotient 渗透性商
phonation quotient 语声商数
primaquine 伯氨喹，伯氨喹啉
pronator quadratus 旋前方肌
PQCT peripheral quantitative computed tomography 外周定量X射线电子计算机断层摄影术（骨量测定法之一）
PQT protein quantitative test 蛋白质定量
PR palindromic rheumatism 复发性风湿病（反复发作的急性关节炎和关节周围炎，发作间期无任何症状）
partial remission 部分缓解
partial response 部分效应
pelvic rock 骨盆摆动
per rectum 经直肠（= Prec）
perennial rhinitis 常年性鼻炎
peripheral resistance 周围阻力
phenol red 酚红
phosphorylase 磷酸化酶
pityriasis rosea 玫瑰糠疹
polyribosomes 多聚核蛋白体
presbyopia 老视
prescribe 处方
proctologist 直肠病专科医师
propranolol 普萘洛尔，萘心安（β受体阻滞药）
pulmonic regurgitation 肺动脉瓣关闭不全
pulse rate 脉搏数
PRA plasma renin activity 血浆肾素活性
Prac practical 实践的，实际的，使用的
practice 实践，练习，开业
practitioner 开业医师
PRC packed red cells 红细胞压积
plasma renin concentration 血浆肾素浓度
prc procedure 程序，方法
PRCA pure red cell anemia 纯红细胞性贫血
pure red cell aplasia 纯红细胞再生障碍
Prec per rectum（= PR）
pref preface 序，前言
prem premature 早熟的
preop preoperatively 手术前的
prep preparation 准备
preparatory 准备的
prepare 准备
prescription 处方笺
preserve preservation 预备；保存；保护
PRESS prediction residual sum of squares 预测残差平方和
Prev prevention 预防
preventive 预防的
PRF prolactin releasing factor 泌乳素释放因子（促进泌乳素的释放）
pulse recurrent frequency 脉冲重复频率
pulse repetition frequency 脉冲重复频率
PRIF prolactin release inhibitory factor 泌乳素释放抑制因子（抑制泌乳素的释放）
PRIST paper radioimmunosorbent test 滤纸放射免疫吸附试验
PRK photorefractive keratectomy

光折射性角膜切削术

PRL prolactin 催乳素（正常参考值：男：0.23-0.32nmol/L（5-7ng/ml）；女：青春期前：0.36-0.46nmol/L（8-10ng/ml）；育龄期：0.41-1.82nmol/L（9-40ng/ml）；早孕：< 3.64nmol/L（< 80ng/ml）；中期妊娠：< 7.27nmol/L（< 160ng/ml）；晚期妊娠：< 18.18nmol/L（< 400ng/ml））

PRM positron remission microscope 正电子弛张显微镜

PRN polyradiculoneuritis 多发性神经根炎

prn pro re nata 必要时用（处方用语）

PRNA particle ribonucleic acid 粒性核糖核酸

Pro profession 职业
proline 脯氨酸（= P）
prophylactic 预防的
prothrombin 凝血酶原

prob probable 可能的
probably 大概，或许
probability 可能性
problem 问题

proc procedure 方法，过程，程序

Proc proctolitis 直肠炎
proctologist 直肠医师
proctology 直肠病学
proctoplegia 直肠［肛门］麻痹
proctoscopy 直肠镜检查术
proctosigmoidectomy 直肠乙状结肠切除术
proctosigmoidoscopy 直肠乙状结肠镜检查术

prof profession 职业
professional 职业的
professor 教授

prog progenitor 祖先，先辈；原著
prognosis 预后
program 计划
progress 进展

proj project 计划
projection 投影

PROM premature rupture of membranes 胎膜早破

Prom prominent 卓越的，显著的，突出的
promontory 岬，突起
promotion 增进，促进
promotor 启动子，促进剂

prot protein 蛋白质

proto protoporphyrin 原卟啉

prox proximal 近端的

PRP panretinal photocoagulation 全视网膜光凝术
pityriasis rubra pilaris 毛发红糠疹，红苔藓
pneumoretroperitoneum 后腹膜腔积气
progressive rubella panencephalitis 进行性风疹全脑炎

PRPP 5-phosphoribosyl-1-pyrophosphate 5-磷酸核糖-1-焦磷酸盐

PRT pendular rotation test 摆动旋转试验（平衡功能检查法）

PS pancreatic stone 胰石
paradoxical sleep 反常睡眠，睡眠倒错
partial saturation 部分饱和
performance status 工作状态
permeability surface 表面通透性
phosphatidyl serine 磷脂酰丝氨酸
phrenic（nerve）stimulation 膈（神经）刺激
physiological saline 生理盐水

pityriasis steatoides 脂样糠疹
plain scan 平扫
polysaccharide 多糖
polysulfone membrane 聚砜膜
power supply 电源
pruritus senilis 老年性瘙痒症
Pseudomonas 假单胞菌属
psychomotor seizure 精神运动癫痫发作
pulmonary stenosis 肺动脉瓣狭窄
pulmonary surfactant 肺表面活性物质
purple striae 紫纹
purpura symptomatic 症状性紫癜
pyloric stenosis 幽门狭窄

P&S paracentesis and suction 穿刺吸引术

P/S polyunsaturated fat/saturated fat 多价不饱和脂肪酸/饱和脂肪酸

PSA prostate specific antigen 前列腺特异性抗原（正常参考值：<4ng/ml，前列腺癌时显著增高或逐年持续性增高）

PSAD prostatic specific antigen density 前列腺特异性抗原密度

psan psychoanalysis 精神分析

PSB protected specimen brush 防污染（保护性）标本刷

PSC pancreatoscopic cytology 胰管镜（检查）细胞学
posterior semicircular canal 后半规管
postsynaptic current 突触后电流
potential sensitive channel 电位敏感性通道
primary sclerosing cholangitis 原发性硬化性胆管炎

PsD personality disorder 人格障碍

PSE partial spleen embolization 脾动脉部分栓塞术
photosensitive eczema 光敏湿疹
portal systemic encephalopathy 门静脉性脑病
present state examination （精神）现状检查
psychological stress evaluator 心理学的应激评价器

PSG polysomnography 多导睡眠描记法，睡眠多种波动描记法
presystolic gallop 收缩期前奔马律

PSH Schoenlein-Henoch purpura 舍-亨紫癜（过敏性紫癜）

PSI per square inch 每平方英寸
pound per square inch 磅/平方英寸
presynaptic inhibition 突触前抑制
proton spectroscopic imaging 质子分光镜成像

PSIS posterior superior iliac spine 髂后上棘

PSL photo-stimulated luminescence 光刺激发光
prednisolone 泼尼松龙

PSLL pancreatoscopic laser lithotripsy 胰管内镜下激光碎石

PSM presystolic murmur 收缩期前杂音
psychosomatic medicine 心身医学

PSMA progressive spinal muscular atrophy 进行性脊髓性肌萎缩
proximal spinal muscular atrophy 近位型脊髓性肌萎缩

Psmax maximal safety pressure

最高安全压

Psmin minimum safety pressure 最低安全压

PSMVT paroxysmal sustained monomorphic ventricular tachycardia 阵发持续性单型性室性心动过速

PSP pancreatic spasmolytic polypeptide 胰腺痉挛缓解多肽
pancreatic stone protein 胰腺结石蛋白
paralytic shellfish poisoning 麻痹性牡蛎中毒
phenolsulfonphthalein 酚磺酞，酚红
postsynaptic potential 突触后电位
progressive supranuclear palsy 进行性核上性麻痹

PSPDA posterior superior pancreaticoduodenal artery 胰十二指肠上后动脉

PSPDV posterior superior pancreaticoduodenal vein 胰十二指肠上后静脉

PSPET phenolsulfonphthalein excretion test 酚红排泄试验（正常参考值：15 分钟排出量 > 25%，120 分钟排出总量 > 55%，肾小管分泌功能的指标）

PSQ posterior superior quadrant 后上象限

PSS painful shoulder syndrome 肩痛综合征
physiological saline solution 生理盐水
progressive systemic scleroderma 进行性系统性硬皮病
progressive systemic sclerosis 进行性系统性硬化症

PST pancreozymin secretin test 促胰酶素胰泌素试验
paroxysmal supraventricular tachycardia 阵发性室上性心动过速
perceptual span test 知觉广度测验
periodontal susceptibility test 牙周易感性测试
picture story test 图画故事测验法
postural stress test 姿势性应力试验
prefrontal sonic treatment 前额部声波疗法
protamine sulfate test 硫酸鱼精蛋白试验
protein-sparing therapy 低蛋白质疗法

PS test pancreozymin secretin test 促胰酶素胰泌素试验

PSTI pancreatic secretory trypsin inhibitor 胰分泌性胰蛋白酶抑制剂

PSTT placental site trophoblastic tumor 胎盘部位滋养细胞肿瘤

psurg plastic surgeon 整形外科医生

PSV peak systolic velocity 收缩期血流峰值
pressure support ventilation 压力支持通气

PSVE progressive subcortical vascular encephalopathy 进行性皮质下血管性脑病

PSVT paroxysmal supraventricular tachycardia 阵发性室上性心动过速

PSW psychiatric social worker 精神病学社会服务者

Psy psychiatric 精神医学的
psychiatry 精神医学

Psycho psychology 心理学

psychosis 精神病

Psychoan psychoanalysis 精神分析学，精神分析

psychoanalyst 精神分析者

psychoanalytic 精神分析的

psychoanalytical 精神分析的

psychoanalyze 心理分析

Psychomet psychometrics 心理测量学

Psychoneu psychoneurology 精神神经科学

psychoneurotic 精神神经的

Psychopathol psychopathological 精神病理学的

psychopathology 精神病理学

Psychophys psychophysics 精神物理学

Psychophysiol psychophysiological 精神生理学的

psychophysiology 精神生理学

Psychother psychotherapy 精神疗法，暗示疗法

4P symptom pain，paralysis，paresthesia，pulselessness 疼痛，麻痹，感觉异常，无脉搏

PT pancreatic tail 胰尾

paroxysmal tachycardia 阵发性心动过速

passage time 通过时间

percussion tone 叩诊音

physical therapist 理疗师

physical therapy 物理疗法

post transfusion 输血后

precipitation test 沉降反应

pronator teres 旋前圆肌

prothrombin time 凝血酶原时间（正常参考值：12-16 秒，大于正常对照 3 秒有意义）

pulmonary thrombosis 肺血栓症

pulmonary trunk 肺动脉干

pyramidal tract 锥体路

Pt patient 患者

Platinum 铂（白金）

pt pint 品脱（英制度量衡的体积单位，约 0.57 升）（= qt）

PTA pancreas transplantation alone 胰腺单独移植

parathyroid adenoma 甲状旁腺腺瘤

Parent-Teacher Association 家长-教师联谊会

percutaneous transluminal angioplasty 经皮腔内血管成形术

peritonsillar abscess 扁桃体周围脓肿

phosphotransacetylase 磷酸转乙酰酶

phosphotungstic acid 磷钨酸

plasma thromboplastin antecedent 血浆凝血激酶前体（Ⅺ因子）

post-traumatic amnesia 外伤性遗忘症，创伤后遗忘症

post-traumatic arthritis 创伤后关节炎，外伤性关节炎

primary tubular acidosis 原发性肾小管性酸中毒

pure tone average 纯音听阈均值

pta prior to admission 入院前（书写病历时用词）

PTAH phosphotungstic acid hematoxylin 磷钨酸苏木精

PTAS percutaneous transluminal angioplasty and stenting 经皮经腔血管成形及支架术

purpura telangiectatic arciform syndrome 弓形毛细血管扩张性紫癜综合征

PTB partial-thickness burn 部分皮层烧伤，非全层皮肤烧伤

patellar tendon bearing 髌腱负重
pulmonary tuberculosis 肺结核

PTBD percutaneous transhepatic biliary drainage 经皮肝穿刺胆管引流术

PTC papillary thyroid carcinoma 乳头状甲状腺癌
percutaneous transhepatic cholangiography 经皮经肝胆道造影术
phenylthiocarbamide 苯硫脲(凝血第 IX 因子)
pheochromocytoma thyroid carcinoma［syndrome］ 嗜铬细胞瘤甲状腺癌综合征（多发性内分泌肿瘤 II 型）
plasma thromboplastin component 血浆凝血激酶成分

PTCA percutaneous transluminal coronary angioplasty 经皮腔内冠状动脉成形术

PTCB percutaneous transhepatic cholangiobiopsy 经皮经肝胆道活检术

PTCC percutaneous transhepatic cholecystocholangiography 经皮经肝胆囊胆管造影术

PTCCD percutaneous transhepatic cholecystodrainage 经皮经肝胆囊引流术

PTCCS percutaneous transhepatic cholecystoscopy 经皮经肝胆囊镜检查术

PTCD percutaneous transhepatic cholangial drainage 经皮经肝胆道引流术
percutaneous transhepatic cholangiography and drainage 经皮经肝胆道造影及引流术
plasma thromboplastin component deficiency 血浆凝血激酶成分缺乏

PTCLSRA percutaneous transluminal coronary low speed rotational angioplasty 经皮腔内冠状动脉低速旋磨成形术

PTCR percutaneous transluminal coronary reperfusion 经皮腔内冠状动脉再灌流

PTCRA percutaneous transluminal coronary rotational angioplasty 经皮腔内冠状动脉旋磨成形术

PTCS percutaneous transhepatic cholangioscopy 经皮经肝胆管镜检查

PTE percutaneous transhepatic embolization 经皮经肝栓塞术
pulmonary thromboembolism 肺血栓栓塞症

PTF plasma thromboplastin factor 血浆凝血激酶因子
primary tissue failure 原发性组织衰竭

PTG plethsmogram 体积描记图

PTH parathyroid hormone 甲状旁腺激素（增高见于甲状旁腺功能亢进）
post-transfusion hepatitis 输血后肝炎，输血性肝炎
primary thrombocythemia 原发性血小板增多

PTHrP parathyroid hormone related protein［polypeptide］ 甲状旁腺激素相关蛋白（多肽）（血清 RIA 法正常参考值：<5pmol/L。升高见于：恶性肿瘤相关的高钙血症、肺、肾、乳腺及卵巢等恶性肿瘤）

PTHV percutaneous transhepatic hepatovenography 经皮经肝肝

静脉造影

PTI persistent tolerant infection 持续耐药性感染

pictorial test of intelligence 绘画智力测验

pressure time index 压力时间指数

pulmonary tumor imaging 肺肿瘤成像

PTIBS percutaneous transhepatic insertion of biliary stent 经皮经肝胆道内支架置入

PTK phototherapeutic keratectomy 光治疗性表层角膜切除

PTLCA percutaneous transluminal laser coronary angioplasty 经皮腔内激光冠状动脉成形术

PTLS post tubal ligation syndrome 输卵管结扎术后综合征

PTM physician's therapy manual 医师治疗手册

pretibial myxoedema 胫骨前黏液性水肿

PTMC percutaneous transvenous mitral commissurotomy 经皮经静脉二尖瓣分离术

PTMG polytetramethylene glycol 聚丁二醇

PTNS periodontal treatment need situation 牙周治疗需要情况

PTO percutaneous transhepatic obliteration (of varices) 经皮经肝（曲张静脉）闭塞术（= PTVO）

PTP percutaneous transhepatic portography 经皮经肝门静脉造影术

posterior tibial pulse 胫骨后动脉搏动

post-tetanic potentiation 强直后增强

post-transfusion purpura 输血后紫癜（= PTPS）

PTPA percutaneous transluminal peripheral angioplasty 经皮腔内周围血管成形术

PTPC percutaneous transhepatic portal catheterization 经皮经肝门静脉插入导管

PTPI percutaneous transhepatic intraportal infusion therapy 经皮经肝门静脉内灌注疗法

PTPS posttransfusion purpura syndrome 输血后紫癜综合征（= PTP）

PTPVS percutaneous transhepatic portal venous sampling 经皮经肝门静脉采血法

PTR patellar tendon reflex 髌腱反射，膝盖腱反射

plasma transfusion reaction 输血浆反应

platelet transfusion reaction 输血小板反应

PTRA percutaneous transluminal renal angiography 经皮腔内肾脉造影术

percutaneous transluminal renal angioplasty 经皮腔内肾血管成形术

percutaneous transluminal rotational atherectomy 经皮腔内粥样斑块旋磨术

PTS permanent threshold shift 永久阈值移动

PTT partial thromboplastin time 部分凝血酶时间

patellar tendon transfer 膑腱移植术

PTU propylthiouracil 丙硫氧嘧啶（抗甲状腺药）

PTVO percutaneous transhepatic

variceal obliteration 经皮经肝穿刺曲张静脉闭塞法（= PTO）
PTWH polyglycosides of *Tripterygium wilfordii* Hock 雷公藤多苷
PTX parathyroidectomy 甲状旁腺切除术
pneumothorax 气胸
PU papular urticaria 丘疹性荨麻疹
peptic ulcer 消化性溃疡
pregnancy urine 孕尿
pruritus universalis 全身性瘙痒
pyloric ulcer 幽门溃疡
pub published 出版的
publisher 出版者，发行者
publishing 出版中的
PUBS percutaneous umbilical blood sampling 经皮取脐血标本（脐带穿刺术）
PuF polyunsaturated fatty acids 多价不饱和脂肪酸
PUO pyrexia of unknown origin 原因不明热
PUVA psoralen and ultraviolet A 补骨脂素和长波紫外线 A
PV papillomavirus 乳头状瘤病毒
peak voltage 峰值电压
pemphigus vulgaris 寻常型天疱疮
plasma vaccine 血浆制疫苗
plasma viscosity 血浆黏度（正常参考值：1.40-1.58；血浆黏度增高见于：原发性高球蛋白血症、血中单克隆免疫球蛋白增高，如多发性骨髓瘤、巨球蛋白血症等。继发性高球蛋白血症，如类风湿性关节炎、系统性红斑狼疮、风湿病等）
poliomyelitis virus 脊髓灰质炎病毒
polycythemia vera 真性红细胞增多症
porphyria variegata 混合型卟啉病
portal vein 门静脉
pruritus vulvae 女阴瘙痒症
pulmonary vein 肺静脉
pulmonic valve 肺动脉瓣
PVA polyvinyl acetate 聚醋酸乙烯（缝合线）
population viability analysis 群体生存力分析
pulmonic valve atresia 肺动脉瓣闭锁
PVC polyvinyl chloride 聚氯乙烯（塑料，热解产物有酸、烯烃、一氧化碳、甲醛和丙烯醛等，大量吸入能引起中毒）
premature ventricular contraction 室性期前收缩，室性早搏
pulmonary venous congestion 肺静脉充血
$PvCO_2$ mixed venous CO_2 pressure 混合静脉血二氧化碳分压（正常参考值：46mmHg）
PVD peripheral vascular disease 周围血管性疾病
posterior vitreous detachment 玻璃体后脱离
pulmonary vascular disease 肺血管疾病
PVDF polyvinylidene difluoride 聚偏二氟乙烯
PVE premature ventricular extrasystole 室性期前收缩，室性早搏
prosthetic valve endocarditis 人工瓣膜心内膜炎
PVG pneumoventriculography 脑室充气造影术（脑室内注入笑气、氧气、空气行 X 线检查）
PVH periventricular hemorrhage

脑室周围出血

periventricular high intensity 脑室周围高信号域

prolonged viral hepatitis 迁延性病毒性肝炎

pyoderma vegetans of Hallopeau Hallopeau 增殖性脓皮病

PVI pulmonary ventilation imaging 肺通气成像

PVL periventricular leucomalacia 脑室周围的白质软化症（= PVLM）

periventricular lucency 脑室周围壁透明像，脑室周围低吸收域（脑室周围的白质变化）

purified vaccine 精制痘苗

PVLM periventricular leukomalacia 脑室周围白质软化症（= PVL）

PVN paraventricular nuclei 室旁核

PvO_2 mixed venous O_2 pressure 混合静脉血氧分压（正常参考值：35-45mmHg）

PVP peripheral venous pressure 末梢静脉压

polyvinyl pyrrolidone 聚乙烯吡咯烷酮

portal vein pressure 门静脉压

PVP-I polyvinyl pyrrolidone-iodine 聚乙烯碘，吡咯酮碘

PVPNO polyvinyl pyridine N oxide 聚乙烯吡啶一氮氧化物

PVR paroxysmal ventricular rhythm 阵发性室性节律

peripheral vascular resistance 外周血管阻力

perspective volume rendering 透视容积显示

proliferative vitreoretinopathy 增生性玻璃体视网膜病变

prosthetic valve replacement 人工瓣膜置换

pulmonary vascular resistance 肺血管阻力

PVS pigmented villonodular synovitis 色素沉着绒毛结节性滑膜炎

Pvsat pulmonary vein oxygen saturation 肺静脉氧饱和度

PVT paroxysmal ventricular tachycardia 阵发性室性心动过速

PW plantar wart 足底胼胝

PWA people with AIDS 患艾滋病的人，艾滋病患者

PWB partial weight-bearing 部分负重

PWC physical working capacity 身体的作业能力

PWI perfusion-weighted imaging 灌注加权成像

PWM pulse-width modulation 脉冲宽度调制

PWP pulmonary [artery] wedge pressure 肺[动脉]楔压

PX past history 既往史（= PH）

physical examination 身体检查

pneumothorax 气胸

prognosis 预后

PXE pseudoxanthoma elasticum 弹力纤维假黄瘤

PYP pyrophosphate 焦磷酸盐（为骨显像剂底物）

Pyph polyphase 多相

PZ pancreozymin 促胰酶素

proliferative zone 增殖层

PZCCK pancreozymin cholecystokinin 促胰酶素缩胆囊素

PZI protamine zinc insulin 鱼精蛋白锌胰岛素

Q

QG glutamine 谷氨酰胺（= Gln）
quarter 1/4
quotient 商
q, qr, quart quarterly 季刊
Q1 first quartile 最初 4 分位数
QA quality assurance 质量保证（放射免疫分析的质量控制）
Q&A question and answer 质疑和应答
QAC quantitative antiglobulin consumption 抗球蛋白消耗量
QALYs quality adjusted life years 生活质量调整后生存年，余命率
QAS quality adjusted survival time 生活质量调整后生存时间
QC quality control 质量管理，质量控制
QCA quantitative coronary angiography 定量冠状动脉造影术
QCL quality control level 质量管理水平
QCM quartz crystal microbalance 石英水晶微量天平
qcm quadrate centimeter 平方厘米
QCS quality control serum 质量控制血清
QCT quantitative computed tomography 定量计算机体层摄影术
qd quaque die 每日（处方用语）
QDE quantum detection efficiency 量子探测效率
QDR quantitative digital radiography 定量数字化 X 线摄影术
QE quantum efficiency 量子效率
Qep effective pulmonary blood flow 有效肺动脉血流
QF quick freeze 急速冷冻
Q fever Queensland fever Q 热
qh quaque hora 每小时（q6h 为每 6 小时）
qid quater in die 每日 4 次（处方用语）
qm quadrate meter 平方米
qmm quadrate millimeter 平方毫米
QMRI quantitative magnetic resonance imaging 定量磁共振成像
qn question 提问
quotation 引用语句
qnty quantity 量
QO_2 oxygen quotient 氧商数
QOL quality of life 生活质量
QOUH quality of ulcer healing 溃疡愈合质量
Qp quadrant pain 象限痛
Qp/Qs pulmonary/systemic flow ratio 肺/全身动脉血流比率
qq questionable 有疑问的
QR qualification record 资格记录
quantum radiography 量子计数型 X 线摄影术
QRGA quadrupole residual gas analyser 4 倍残存气体分析器
QRS inital ventricular complex 初期心室复合波
QRZ Quaddel Reaktion Zeit 丘疹反应时间
Quaddel Resorptions Zeit 丘疹

吸收时间

QS systemic blood flow 系统血流

qs quantum sufficit 适量；充分地（处方用语）

Qs/Qt right to left shunt ratio（肺内）右至左分流率（正常小于5%）

QT QT interval QT时间（心电图Q开始到T波终了）

qt quart 夸脱（英制度量衡中的体积单位，1qt = 2pts（品脱））（= pt）

quad quadriceps 股四头肌
quadrilateral 四边形的
quadriplegic 四肢瘫痪的

quad atrophy quadriceps atrophy 股四头肌萎缩症

quadrip quadriplegia 四肢麻痹

qual qualification 资格
qualify 使合格
qualitative 定性的
quality 质（性质，音质）

qual anal qualitative analysis 质的分析

quals qualifying examinations 资格考试

quart quarterly 季刊
quartile 4分线，4分位数

QUS quantitative ultrasound 定量的超声波

QWB quality of well being（scale） 健康生活的（标准）

R

R arginine 精氨酸（= Arg）
racemic 外消旋的（= rac）
rad 拉德（辐射剂量单位）
radical 基，原子因，根
radioactive mineral 放射性无机物
radioactive range 放射活性域
radiology 放射学（= Radiol）
radius 半径
recipe 处方（德国用Rp，英美用Px，或Rx，法国用Rec或record记录）
recurrence 再发
red blood cell 红细胞（= RBC）
reductase 还原酶
registered trademark 注册商标，登记商标（通常用®代表）
remission 缓解
report 报告
research 研究
resistance 阻力
responder 反应物
response 应答
rest 静止
retard 迟滞
reverse 逆，反逆
ribosomal 核蛋白体，核糖体
Rickettsia 立克次体属
right 右
roentgen 伦琴（X线或γ射线的国际计量单位）
rough 粗糙
rub 摩擦，摩擦音

r correlation coefficient 相关系数
radiation meter X射线计，伦琴计

R-6 right upper 6-year tooth 右上六龄齿

RA racemose angioma 葡萄状血管瘤

radioactive 放射活性的
radiofrequency ablation 射频消融
rate of absorption 吸收速度
recurrent aphthae 复发性口疮
refractory anemia 难治性贫血
renal artery 肾动脉
renin activity 肾素活性
residual air 残气
rheumatoid arthritis 类风湿性关节炎
right angle 直角
right atrium 右心房
right auricle 右心耳
rotational atherectomy 动脉粥样斑块旋切术

Ra radium 镭（=Rd）

RAA renin, angiotensin, aldosterone 肾素、血管紧张素、醛固酮
right-sided aortic arch 右侧主动脉弓

RAAS renin-angiotensin-aldosterone system 肾素－血管紧张素－醛固酮系统

rac racemic 外消旋的（=R）

RAD right axis deviation 右轴偏位
roentgen administered dosage 伦琴（X线）给予量

Rad radiation 照射
radical 根（化学）（=R）
radioactive 放射活性的
radiotherapy 放射治疗

raddef radiological defence 放射防护

radi radioactivity 放射活性
radiological inspection 放射监督

radiog radiography 放射摄影术

Radiol radiological 放射学的
radiology 放射学（=R）

radmon radiological monitor 放射监视装置

RAEB refractory anemia with excess blasts 未成熟细胞过多性难治性贫血（急性白血病的一型）

RAEB-T transformed RAEB 转化型未成熟细胞过多性难治性贫血

RAG radioautogram 放射自显影照片

RAHSA radioactive human serum albumin 放射性人血清白蛋白（诊断用药）

RAI radioactive interference 放射性干涉
radioactive iodine 放射性碘

RAID radioimmunodetection 放射免疫检测法

RAIU radioactive iodine uptake 放射性碘摄取

RAM random access memory 随机存取器（情报工程用语）

ramont radiological monitoring 放射监视

RaMS radical multiple synovectomy 根治性多（关节）滑膜切除术

RAO right anterior oblique 右前斜位

RAOM recurrent acute otitis media 复发性急性中耳炎

Rap rapid 速

RAP recurrent abdominal pain 复发性腹痛
rehabilitation activities profile 康复活动概况（脑血管意外恢复的评价）
rheumatoid arthritis precipitin 类风湿性关节炎沉淀素

right atrial pressure 右心房压

RAPD random amplified polymorphic DNA 随机扩增多态性 DNA

RAPP radiologists, anesthesiologists, pathologists and psychiatrists 放射学者，麻醉学者，病理学者，精神医学者

RAR retinoid A receptor 视网膜 A 受体

retinoid acid receptor 视黄酸受体

RARE rapid acquisition with relaxation enhancement 快速采集弛缓增强

RARS refractory anemia with ring sideroblast 环状铁粒幼细胞难治性贫血

RAS renal artery stenosis 肾动脉狭窄

recurrent aphthous stomatitis 复发性阿弗它口炎

remote access server 远程访问服务功能

rennin angiotensin system 肾素血管紧张素系统

rheumatoid arthritis serum 类风湿关节炎血清

Rokitansky-Ashoff sinus 罗－阿窦（胆囊黏膜浆膜侧袋状突出）

RAST radio-allergo-sorbent test 放射变应原吸附试验，放射过敏原吸附试验（IgE 抗体测定）

RAU recurrent aphthous ulcus 复发性阿弗它性溃疡

Raw airway resistance 气道阻力

β ray β ray β射线

RB residual body 残存体

restiform body 索状体

reticulate body 网样体

retinoblastoma 视网膜母细胞瘤

Rb rubidium 铷（37 号元素，原子量为 85.48，^{86}Rb 放射性半衰期为 18.6 天）

RBA relative binding affinity 相对的结合亲和力

RBB right bundle branch 右束支

RBBB right bundle branch block 右束支传导阻滞

RBC red blood cell 红细胞（正常参考值：男 4.0-5.5 × 10^{12}/L，女：3.5-5.0 × 10^{12}/L，新生儿：6.0-7.0 × 10^{12}/L）（= R）

relative bone conduction 相对骨导

RBC stipp stippling red blood cell 点彩红细胞（正常参考值：300/百万红细胞；升高见于：重金属中毒（铅、汞、银、铋等）、溶血性贫血、恶性贫血、白血病、恶性肿瘤等）

RBCD right border of cardiac dullness 心浊音界右缘

RBD right border of dullness （心）右浊音界

RBE radiobiological equivalent 放射生物当量（rem）

RBF renal blood flow 肾血流量

RBI rubber base impression 橡胶基印模

rubber impression 橡胶印模

RBM rupture of birth membrane 胎膜破裂

RBP renin binding protein 肾素结合蛋白

retinol binding protein 视黄醇结合蛋白

RC recipient's cell 接受者细胞

red color（sign） 红色（征）（用于食管静脉曲张描述）

Red Cross 红十字会，红十字

regional colitis 局限性结肠炎

renal carcinoma 肾癌
respiration ceases 呼吸停止
respiratory center 呼吸中枢
respiratory compensation 呼吸补偿
reticulocyte count 网织红细胞计数
root canal （牙）根管

RCA radionuclide cerebral angiography 放射性核素脑血管造影术（用于诊断脑血管疾病）
radionuclide cineangiography 放射性核素血管电影造影术
regulators of complement activation 补体活性化调节剂（人类细胞含的一组蛋白质，防止自己体内超急排斥破坏）
right carotid artery 右颈动脉
right coronary artery 右冠状动脉

RCBF regional cerebral blood flow 局部脑血流量（用于诊断脑血管疾病）

RCC radiochemical 放射化学的
rapid cooling contracture 快速降温收缩
red cell count 红细胞计数
relative cytotoxic capacity 相对细胞毒力
renal cell carcinoma 肾细胞癌
right common carotid (artery) 右颈总（动脉）（=RCCA）

RCCA right common carotid artery 右颈总动脉（=RCC）

RCD relative cardiac dullness 相对心浊音界（表示心脏真正大小）

RCE routine cholecystectomy 常规胆囊切除术

RCG radioelectrocardiogram 放射心电图
rheocardiogram 心电阻图

RCI radionuclide cerebral imaging 放射性核素大脑成像
relative contraindication 相对禁忌证

RCIR red cell iron renewal 红细胞铁更新（=RCIT）

RCIT red cell iron turnover 红细胞铁更新（=RCIR）

%RCI Ut percentage of red cell iron utilization 红细胞铁利用率

RCL range of comfortable loudness 舒适响度范围

RCLAAT red cell linked antigen antiglobulin test 红细胞结合抗原抗球蛋白试验

RCM radiographic contrast medium 放射图片对比介质
red cell mass 红细胞总体积
reinforced clostridial medium 增强的梭状芽胞杆菌培养基
restrictive cardiomyopathy 限制型心肌病
rheumatoid cervical myelopathy 类风湿颈脊髓病

RCMRG regional cerebral metabolic rate of glucose 局部大脑葡萄糖代谢率

RCMRO regional cerebral metabolic rate of oxygen 局部大脑氧代谢率

RCP retarded contact position 延迟的接触位

RCR repair chain reaction 修复链式反应
respiratory control ratio 呼吸调节比率
retrocardiac room 心脏后间腔

RCS Royal College of Surgeons 皇家外科学会

RCT radionuclide computed to-

mography 放射性核素计算机断层（为核素检查方法）
randomised clinical trials 随机临床试验
recirculation time 再循环时间
retinal circulation time 视网膜循环时间
root canal therapy 牙根管治疗术

RCU red cell（iron）utilization 红细胞（铁）利用率
remote control unit 遥控室
respiratory care unit 呼吸监护病房
retrocaval ureter 腔静脉后输尿管

RCV radiological chest volume X线的胸廓容积
red cell volume 红细胞容积

RD Raynaud's disease 雷诺病
reaction of degeneration 变性反应
reference diameter 参照［血管］直径
restorative dentistry 牙修复学
retinal detachment 视网膜脱离
rheumatic disease 风湿性疾病

Rd radium 镭（= Ra）

3rd third 第三

RDA representational difference analysis 代表性差异分析

RDC research diagnostic criteria 调查诊断标准

3rd digit long finger 中指

RDE receptor destroying enzyme 受体破坏酶

RDEB recessive dystrophic epidermolysis bullosa 隐性营养不良性大疱性表皮松解症

RDI relative dose intensity 比较药剂强度（实际投入量/标准投入量之比）

RDM readmission 再入院

RDR reliability diagnostic report 诊断报告可信性

RDS respiratory difficult syndrome 呼吸困难综合征
respiratory disease syndrome 呼吸系统疾病综合征
respiratory distress syndrome 呼吸窘迫综合征
reticuloendothelial depressing substance 网状内皮抑制物

RDW red（cell）distribution width 红（细胞）分布宽度

RDW-CV red cell distribution width coefficient of variation 红细胞分布广度变异系数（正常参考值：11.6%-14.8%。表示红细胞群体的体积分布情况。红细胞体积大小不等时 RDW 增加，可用于贫血分类。尤其有利于海洋性贫血及缺铁性贫血的鉴别）

RDZ radiation danger zone 照射危险区

RE radium emanation 镭射气
reflux esophagitis 反流性食管炎
restriction endonuclease 限制性核酸内切酶

r/e rate of exchange 交换率

REA radioenzymatic assay 放射酶学分析法
restriction enzyme analysis 限制性酶分析

rec regional enterocolitis 局限性小肠结肠炎

recg radioelectrocardiograph 放射心电图机

recov recover 恢复
recovery 恢复

rect rectified 精致的

recur recurrence 再发

recurrent 再发的
red reduce 减，复位，还原
reduction 减，复位，还原
REDOR rotational echo double resonance 旋转回声双共振（测定听间距离的方法）
RedOx reduction oxidation 氧化还原
REDY recirculation dialysate system 再循环透析液装置
REE rare earth elements 稀土元素
reaction edematous erythematous 水肿红斑反应
resting energy expenditure 静息时能量消耗
reeg radioelectroencephalography 放射脑电图描记法
Ref refer 委托，指点，归因，参考
reference 参考，引证
REF renal erythropoietic factor 肾红细胞生成因子
refl reflex 反射
refr refrigeration 冷藏
refrigerator 冷藏库
REG radioencephalogram 放射脑图
rheoencephalography 脑血流图描记法
Reg register 登记簿，名簿
registered 注册的，登记过的
registration 挂号，注册，登录
registry 登记处
regular 正规的
regen regenerate 变性
regs regions 范围，领域
regulations 调节，规则
REIG real ear insertion gain 实耳插入增益
REIR real ear insertion response 实耳插入反应
REL rate of energy loss 能量消耗率
Rel relation 关系
relative 相对的，比较的
REM rapid eye movement 眼快速运动
rem roentgen equivalent man (mammal) 雷姆，人体伦琴当量（= RBE）
remocon remote controller 遥控装置
REMsleep rapid eye movements sleep 眼快速运动睡眠
Ren Tran renal transplantation 肾移植
REOR real ear occluded response 实耳闭合反应
REP rational emotive psychotherapy 合理的情感精神疗法
retrograde pyelogram 逆行性肾盂造影照片
roentgen equivalent physical 物理伦琴当量（电离辐射剂量）
repr representative 代表，典型
reprint 再印刷，再版
repro reproduce 修理，修复，生殖
reproduction 复制，生殖
rept report 报告
req request 要求
require 要求
requirement 要求
RER rough endoplasmic reticulum 粗面内质网
ResN residual nitrogen 残余氮，非蛋白性氮（Kjeldahl 法血中正常参考值：20-40mg/dl）（= RN）
RES reticuloendothelial system

网状内皮系统

Res research 研究

researcher 研究员

resident 住院医师

RESP respiratory phase 呼吸相

Respir respiration 呼吸

respiratory 呼吸的

rest restrict 限制

restricted 有限的，受约束的

restriction 限制

Ret reticulocyte 网织红细胞计数（正常参考值：成人：0.5%-1.5%，新生儿：2%-6%。网织红细胞计数用于判断骨髓增生情况，评价治疗效果。网织红细胞升高表示骨髓增生良好，治疗有效；网织红细胞降低常见于再生障碍性贫血等骨髓增生低下性疾患）

retired 退休

retard retardation 迟滞

retarded 迟滞的

rev review 评论，文摘，综述

revise 改订，修改

revised 修订的

rev ed revised edition 修订版

RF radiofrequency 射频

rectifier 整流器

regurgitant fraction 反流分数

releasing factor 释放因子

renal failure 肾衰竭

replicating form 复制型

respiratory failure 呼吸衰竭

rheumatic fever 风湿热（=RhF）

rheumatoid factors 类风湿因子（正常参考值：0-20 IU/ml；主要用于类风湿性关节炎的诊断，某些结缔组织病如干燥综合征、系统性红斑狼疮、皮肌炎、心肌梗死、伤寒、溃疡性结肠炎、糖尿病、肝癌、各型关节炎等可升高，传染病早期亦可增高）

risk factor 危险因子

RFA radio-frequency ablation 射频消融

RFC rosette forming cell 玫瑰花结形成细胞

RFCA radiofrequency catheter ablation 射频导管消融

RFFIT rabies fluorescent focus inhibition test 狂犬病荧光聚焦抑制试验

RFLP restriction fragement length polymorphism 限制酶切片段长度多态性

RFLS rheumatoid factor like substance 类风湿因子样物质

RFT rosette formation test 玫瑰花形成试验

RGP rigidity gas permeable 硬性透气性

RH racemose hemangioma 葡萄状血管瘤

radiant heat 辐射热

reactive histocytosis 反应性组织细胞增生

recurrent herpes 复发性疱疹

regional heparinization 局部肝素化，区域性肝素化

relative humidity 相对湿度

renal hypertension 肾性高血压

retroperitoneal hematoma 腹膜后血肿

Rh rhesus blood group 猕猴血型，Rh 血型

rheumatism 风湿病

r/h roentgen per hour 伦琴/小时

rhBMP-2 recombinant human bone morphogenetic protein-2 重组人骨形态形成蛋白-2

Rh classes rhesus blood group

classification Rh血型分类法
RhF rheumatic fever 风湿热（=RF）
Rh factor rhesus monkey factor 猕猴因子，Rh因子（血型因子）
RHD relative hepatic dullness 肝相对浊音
rheumatic heart disease 风湿性心脏病
rheol rheological 流变学的
rheology 流变学
rheu rheumatic 风湿的
rheumatism 风湿病
rheumatoid 类风湿
rhinol rhinological 鼻科学的
rhinologist 鼻科学者
rhinology 鼻科学
rhm roentgen per hour at one meter 伦琴/小时·米
Rhom rhombic 菱形的
rhomboid 类菱形
RHS reticule histocyte system 网状组织细胞系
RHU radioisotope heater unit 放射性同位素加热装置
recurrent herpetic ulceration 复发性疱疹性溃疡形成
r-HuEpo recombination human erythropoietin 重组人促红细胞生成素
RHVE retrograde hepatic venous embolization 逆行肝静脉栓塞
RI radioisotope 放射性同位素
regional imaging 局部成像（为成像的一种方式）
regular insulin 普通胰岛素
resistance index 阻力指数
respiratory illness 呼吸器病
respiratory index 呼吸指数
response increase 反应增加
retroactive inhibition 逆反应抑制
RIA radioimmunoassay 放射免疫分析，放射免疫测定
reflex-induced asthma 反射引发哮喘
reversible ischemic attack 可逆性缺血发作
RICU respiratory intensive care unit 呼吸重症监护病房，加强监护病室
RID radio immunodiffusion 放射免疫扩散
ruptured intervertebral disc 椎间盘破裂
RIE radio immunoelectrophoresis 放射免疫电泳（=RIEP）
RIEP radio immunoelectrophoresis 放射免疫电泳（=RIE）
RIF right iliac fossa 右髂窝
rigid internal fixation 坚固内固定技术
RIFA radioiodinated fatty acid 放射碘标记脂肪酸
RIFMA roentgen isotope fluorescent method of analysis X线核素荧光析法
rIFN recombinant interferon 基因重组干扰素
RIG rabies immune globulin 狂犬病免疫球蛋白
RIGS radioimmunoguided surgery 放射免疫导向手术
RIHSA radioiodinated human serum albumin 放射性碘标记人血清白蛋白（=RISA）
RII radioimmunoimaging 放射免疫成像（为肿瘤诊断）
RIMA right internal mammary artery 右乳内动脉
RIND reversible ischemic neuro-

logic deficit 可逆性缺血性神经障碍

RIP radio immunoprecipitation 核素标记免疫沉淀

RIR radioisotope renogram 放射核素肾造影照片

RIS radioimmunoscintigraphy 放射免疫闪烁法

radioisotope scanning 放射性同位素扫描

radiology information system 放射学信息系统

resonance ionization spectroscopy 共振离子化分光法

RISA radioactive iodine serum albumin 放射性碘化血清白蛋白

radioimmunosorbent assay 放射免疫吸附测定

radioisotope serum albumin 放射同位素血清白蛋白

refractory idiopathic sideroblastic anemia 难治性特发性铁粒幼红细胞性贫血

RIST radioimmunosorbent test 放射免疫吸附试验

RIT radioimmunotherapy 放射免疫治疗

RITP relapsing idiopathic thrombocytopenic purpura 再发性特发性血小板减少性紫癜

RIVC right inferior vena cava 右下腔静脉

RK radial keratotomy 放射状角膜切开术

rhodopsin kinase 视紫红质激酶

RL coarse rales 粗啰音

fine rales 细啰音，小水泡性啰音

medium rales 中等啰音

RLBCD right lower border of cardiac dullness 心浊音界右下缘

RLC regulatory light chain 调节轻链

RLE right lower extremity 右下肢

RLF retrolental fibroplasia 晶体后纤维增生症

right lateral flexion 右侧屈曲

RLGS restriction landmark genomic scanning 限制目标基因组扫描术

RLL reactivity lepromatous leprosy 反应性瘤型麻风

right lower limb 右下肢

RLQ right lower quadrant 右下象限（1/4）

RM repetition maximum 最大重复

respiratory metabolism 呼吸代谢

respiratory movement 呼吸运动

rough microsome 粗面微粒体

RMA right mentum anterior 颏右前位

RMBS resorbing mineralized bone surface 回吸的矿化骨表面

RME rapid maxillary expansion 上颌骨快速扩张

RMP resting membrane potential 静息膜电位

right mentum posterior 颏右后位

RMR resting metabolic rate 静息代谢率

RMT right mentum transverse 颏右横位

RMU remote maneuvering unit 遥控操作室

RMV respiratory minute volume 分钟呼吸量

RMVT repetitive monomorphic ventricular tachycardia 反复发作单形的心室性心动过速

RN radioactive nuclide 放射核素
reflux nephropathy 反流性肾病
residual nitrogen 残余氮（= Res N）

RNA radionuclide angiocardiography 放射核素心血管造影术
radionuclide angiography 放射性核素血管造影术
remittent necrotizing acrocyanosis 弛张性坏死性肢端紫绀症
ribonucleic acid 核糖核酸

RNAA radiochemical neutron activation analysis 放射化学中子活性分析法

Rnase ribonuclease 核糖核酸酶

RND radical neck dissection 颈部扩清术（恶性肿瘤手术时将颈部淋巴全部清扫）
reactive neurotic depression 反应性神经性抑郁症

RNI radionuclide imaging 放射性核素成像

RNP ribonucleic protein 核糖核蛋白

RNS radionuclide scintigraphy 放射性核素闪烁造影术（骨检查）

RNT redionuclide treatment 放射性核素治疗

Rnt roentgenologist X线学者，放射线学家（= Roentgenol）

RNV radionuclide venography 放射性核素静脉造影术（为诊断静脉血栓）

RO reverse osmosis 反渗
routine order 常规医嘱

RO alkoxy radical 烷氧自由基（脂质氧化反应过程中产生的一种自由基）

R/O rule out 除外

ROA right occiput anterior 枕右前位

ROC receptor operated channel 受体操纵的通道
receptor-operated [calcium] channel 受体操纵的［钙］通道

ROD renal osteodystrophy 肾性骨营养不良

Roentgenol roentgenologist 放射学家（Rnt）
roentgenology 放射学

ROI region of interest 感兴趣区（用做计算机定量计算）
return on investment 投资回报

ROM range of motion 运动范围

ROO· peroxy radical 烷过氧自由基（脂质过氧化反应过程中产生的一种自由基）

ROOH hydroperoxide 氢过氧化物（脂质过氧化反应的产物）

ROP retinopathy 视网膜病变
right occiput posterior 枕右后位

ROS reactive oxygen species 活性氧

ROT right occiput transverse 枕右横位
roll over test 翻身试验

ROU recurrent oral ulceration 复发性口腔溃疡

Rou's test urine hemosiderin test 尿含铁血黄素试验（正常：阴性，急、慢性血管内溶血、如阵发性睡眠性血红蛋白尿患者，为阳性）

Roy Royal 皇家的

RP Raynaud's phenomenon 雷诺现象（四肢间歇性苍白或发绀 = RS）
rectal prolapse 直肠脱垂
recurrent polyserositis 复发性多浆膜炎
refractory period 不应期
regurgitant partial fraction 反流

分数
relapsing polychondritis 复发性多软骨炎（一种少见的系统性疾病，病变累及软骨及其他结缔组织，出现广泛的复发性和破坏性炎症）
reporter 报告者
resting potential 静息电位
retinitis pigmentosa 色素性视网膜炎（RPD）
retrograde pyelogram 逆行性肾盂造影
retrograde pyelography 逆行性肾盂造影术
reversed phase 反相
rheumatoid polyarthritis 类风湿性多关节炎

R5P ribose 5 phosphate 核糖 5 磷酸

RPA right pulmonary artery 右肺动脉

RPC reactive perforating collagenosis 反应性穿孔性胶原性疾病
recurrent pyogenic cholangitis 复发性化脓性胆管炎
remote position control 远程部位控制
renal pelvic carcinoma 肾盂癌

RPCA reversed passive cutaneous anaphylaxis 逆转被动皮肤过敏反应

rPCR recombination PCR 重组 PCR

RPD retinal pigmentary degeneration 视网膜色素变性（= RP）

RPE retinal pigmented epithelium 视网膜色素上皮

RPED retinal pigment epithelial detachment 视网膜色素上皮脱离

RPF renal plasma flow 肾血浆流量（正常参考值：660ml/min）

RPGN rapidly progressive glomerulonephritis 急进性肾小球性肾炎

Rph alkali reserve 储备碱

RPI relative perfusion index 相对灌注指数

rpm rotation [revolution] per minute 每分钟旋转［转数］（转数单位，离心机每分钟转数）

RPO right posterior oblique 右后斜位（为显像的体位）

RPP rapidly progressive periodontitis 快速进展性牙周炎
renal perfusion pressure 肾灌注压
retrograde pneumopyelography 逆行性肾盂充气造影法
retropubic prostatectomy 耻骨后前列腺切除术

RPR rapid plasma reagin 快速血浆反应素（正常：阴性，诊断梅毒）

RPV right pulmonary vein 右肺静脉

RQ respiratory quotient 呼吸商

RR recovery room 恢复室
relative ratio 相对比率
relative risk 相对危险性，相对危险度
renin release 肾素释放
rheumatoid rosette 类风湿玫瑰花结
righting reflex 翻正反射，正位反射

R/R rotate/rotate 旋转/旋转

r&r rate and rhythm 速率和节律

RRA radioligand receptor assay 放射配体受体分析
radioreceptor assay 放射性受体测定法（对生理活性物质微量测定法）

RRF residual renal function 残余肾功能

RRI radioreceptor imaging 放射性受体成像（为诊断各器官肿瘤）

R to R interval RR 间期

rRNA ribosomal ribonucleic acid 核糖体核糖核酸

RRP relative refractory period 相对不应期

RRR renin release rate 肾素释放率

RRT relative retention time 相对滞留时间

RS Raynaud's syndrome 雷诺综合征（=RP）

reading of standard 标准读数

recipient's serum 受血者血清

reinforcing stimulus 强化刺激

Reiter syndrome 瑞特综合征（以关节炎、尿道炎、结膜炎三联征为特征）

Reye's syndrome 雷耶综合征（肝巨块性脂肪变性－急性脑病综合征）

Richter's syndrome 里克特综合征

Ringer's solution 林格溶液

roseola syphilitica 梅毒性玫瑰疹

R/S rest and stress 静息/负荷

rotate/stationary 旋转/静止

RSA rabbit serum albumin 兔血清白蛋白

recurrent spontaneous abortion 反复自然流产

relative specific radioactivity 相对比放射性

right sacrum anterior 骶右前位

right subclavian artery 右锁骨下动脉

RSBT rhythmic sensory bombardment therapy 节律的感觉冲击［射线］疗法

RScA right scapula anterior 肩右前位

RScp right scapula posterior 肩右后位

RSD relative standard deviation 相对标准偏差（统计用语）

RSIVP rapid sequence intravenous pyelography 急速连续静注肾盂造影法（造影剂 20-40ml 急速静注后，于 1,3,5 分钟时照像）

RSMP rapid sequence mannitol pyelography 急速连续甘露醇肾盂造影法

RSNA Radiological Society of North America 北美放射学会

RSP rapid sequence pyelography 急速连续肾盂造影法

removable silicone plug 拆卸式硅填料

respirable suspended particulates 可吸入的悬浮颗粒

right sacrum posterior 骶右后位

RS-PCR restriction site PCR 限制性位点 PCR

RST radiosensitivity test 放射敏感度试验

right sacrum transverse 骶右横位

RSU ribosome subunit 核糖体亚单位

RSV respiratory syncytial virus 呼吸道合胞病毒

Rous sarcoma virus 鲁斯肉瘤病毒

RSVC right superior vena cava 右上腔静脉

RT radiotherapy 放射治疗

reading test 读书能力试验

recreational therapy 娱乐疗法；

娱疗
rectal temperature 直肠温度
renal transplantation 肾移植
resting tension 静息张力
return to 回复，恢复，归还
reverse transcriptase 逆转录酶，反转录酶（依赖于 RNA 的 DNA 聚合酶）
right temporal 右颞部
rising test 起立试验

rT3 reverse triiodothyronine 反三碘甲状腺原氨酸（正常参考值：26-68ng/dl，甲状腺功能指标）

RT3U resin T3 uptake 树脂 T3 摄取率

RTA renal tubular acidosis 肾小管酸中毒

RTD renal tubular dysfunction 肾小管功能障碍

RTF resistance transfer factor 耐药性转移因子

RTP rapid turnover proteins 迅速更新蛋白质（肝蛋白质代谢指标）

rt-PA recombinant tissue plasminogen activator 重组组织纤溶酶原激活物

RT-PCR reverse transcription PCR 反转录 PCR

RT-RPCR reverse transcriptase rapid PCR 反转录酶快速 PCR

RTV roentgen television X 线电视

RU retrograde urography 逆行性尿路造影术

RUE right upper extremity 右上肢

RUL right upper limb 右上肢

Rupt rupture 破裂

RUQ right upper quadrant 右上象限（1/4）

RUT rapid urease test 快速尿素酶试验

RV random variable 随机变量，随机变数
regurgitant volume 反流量
residual volume 残气容积，残气量
retinal vasculitis 视网膜脉管炎
rhinovirus 鼻病毒
right ventricle 右心室
rotavirus 轮状病毒
rubella vaccine 风疹疫苗

RVA right ventricular apex 右室心尖部

RVAD rib-vertebral angle difference 肋椎角差
right ventricular assist device 右心室辅助装置

RVD respiratory viral disease 呼吸系统病毒疾病

RVEF right ventricular ejection fraction 右室射血分数

RVH right ventricle hypertrophy 右心室肥厚

RVI regurgitant volume index 反流量指数
right ventricular inflow 右室流入
right ventricular infundibulum 右心室漏斗部

RVMI right ventricular myocardial infarction 右室心肌梗死

RVO retinal vein occlusion 视网膜静脉闭塞
right ventricular outflow 右室流出
right ventricular（volume）overload 右心室（容量）负荷过重

RVOT right ventricular outflow tract 右心室流出道

RVP right ventricular pressure 右心室压
RVSWI right ventricular systolic work index 右室收缩功指数
RVT renal vein thrombosis 肾静脉血栓形成
retinal vein thrombosis 视网膜静脉血栓形成
RW ragweed 豚草（花粉为鼻过敏抗原）
reaction of Wassermann 瓦瑟曼反应（梅毒血清反应）
round window 圆窗
RXR retinoid X receptor 维甲酸，X受体

S

S heart sound 心音
saline 盐，（含盐的）
Salmonella 沙门菌属（= Sal）
schizophrenia 精神分裂症
secretion granule 分泌颗粒
secretion 分泌
section 切开（= SEC，sect）
sedimentation coefficient 沉降系数
sensation 感觉
sensitive 敏感；反应
separate 分离
septal 间隔的
series 系列
serine 丝氨酸（= Ser）
serosa 浆膜
shadow 阴影
sight 视力
sign 征候
single 一个的，独身的
singular 特异的，个别的
soluble 可溶性的
south 南方
spherical 球，球形的
spherical lens 球面镜（= sph）
stimulus 刺激
subject 被检者；题目，解剖尸体，主语
subjective findings 自觉所见
substrate 底物，基质，酶作用物
succeeded 成功，继续
sulfur 硫（16号元素）
summary 结论
surface 表面
surgeon 外科医
symmetric 对称的
syphilis 梅毒
S standard deviation 标准差
S1 first heart sound 第1心音
S2 second heart sound 第2心音
S3 third heart sound 第3心音
S1 to S-5 sacral vertebrae 骶椎
Σ sigma Σ（大写），σ（小写） 希腊语的第18个字母；用作千分之一秒，标准差及总和的符号
SA salivary amylase 唾液淀粉酶
senile atrophy 老年性萎缩
sensory aphasia 感觉失语
serum albumin 血清白蛋白
sialic acid 唾液酸
sinoauricular 窦房的
sinus arrest 窦停止
sinus arrhythmia 窦性不整脉
sleep apnea 睡眠呼吸暂停
soluble in alkaline solution 碱性溶液中溶解
specific activity 比活性（为比放

射性）
staphylococcus aureus DNA amplification test 金黄葡萄球菌的 DNA 扩增实验，（正常阴性或阳性，协助黄葡萄球菌临床诊断）
storage area 存储区（数据）
supra abdominal 上腹部的
surface area 体表面积
sustained action 持续作用（药物学）
systemic artery 全身动脉

Sa sarcoma 肉瘤
Staphylococcus aurous 金黄色葡萄球菌

SAA serum amyloid A protein 血清淀粉样蛋白 A
severe aplastic anemia 重症再生障碍性贫血

SAAG serum-ascites albumin gradient 血清腹水白蛋白梯度

SAB sinoatrial block 窦房传导阻滞

S-A block sino atrial block 窦房阻滞

SAC shortarm cast 短臂石膏管型

SACT sinoatrial conduction time 窦房传导时间

SAD seasonal affective disorder 季节性情感障碍
single atom detection 单个原子检出

SADS schedule of affective disorders and schizophrenia 情感障碍与精神分裂病的治疗计划

SAE splenic artery embolization 脾动脉栓塞术

SAEC serum angiotensin converting enzyme concentration 血清血管紧张素变换酶浓度

SAECG signal-average electrocardiography 信号平均心电描记术

SAFM scanning atomic force microscope 原子间力显微镜扫描

SAH subarachnoid hemorrhage 蜘蛛膜下腔出血（= Subara）

SAHS sleep apnea hypersomnia syndrome 睡眠呼吸暂停嗜睡综合征

SAID speech autoinstructional device 会话自动训练器

SAIS sleep apnea insomnia syndrome 睡眠呼吸暂停失眠综合征

SAK streptokinase activation 链激酶激活作用

SAL sensoryneural acuity level 感觉神经敏度级

Sal salicylate 水杨酸盐
Salmonella 沙门菌属（= S）

SALT skin associated lymphoid tissue 皮肤相关淋巴样组织

Salv salvage 救出，抢救；补救

SAM scanning Auger microscope 扫描俄歇电子显微镜
sympathetic adrenal medullary 交感神经肾上腺髓质
systolic anterior motion 收缩期前向运动

SAMA Student Americans Medical Association 美国医学生协会

SAMe S-adenosyl methionine S-腺苷蛋氨酸

SAN sinoatrial node 窦房结
syndromal acanthosis nigricans 综合征型黑棘皮病

SANA speckled antinuclear antibody 斑点状抗核抗体

SANC short-arm navicular cast 短臂舟状骨骨折石膏管型

SANE severe acoustic noise environment 重度噪声环境

Sanit sanatorium 疗养院

sanitary 卫生的
sanitation 公共卫生，卫生设施
sanitize 消毒

SA node sino atrial node 窦房结

SaO_2 arterial O_2 saturation 动脉血氧饱和度（正常参考值：95%-98%）
oxygen saturation 氧饱和度
saturation of arterial blood oxygen 动脉血氧饱和度

SAP segmental aperistalsis 节段性失蠕动
sensory action potential 感觉神经动作电位
serum acid phosphatase 血清酸性磷酸酶

SAPS simplified acute physiology score 简化急性生理评分

SARS severe acute respiratory syndrome 重度急性呼吸综合征，非典型肺炎

SAS short-arm splint 短臂石膏托（夹板）
sleep apnea syndrome 睡眠呼吸暂停综合征
subarachnoid space 蜘蛛膜下腔
supravalvular aortic stenosis 主动脉瓣上狭窄

SAsat systemic artery oxygen saturation 全身动脉氧饱和度

SASP salicylazosulfapyridine 水杨酰偶氮磺胺吡啶，sulfasalazine 柳氮磺胺吡啶（治疗溃疡性结肠炎的药）

SAT social adequacy threshold 社交够用听阈
speech awareness threshold 语言察觉阈
subacute thrombosis 亚急性血栓形成

SAX X linked species (or surface) antigen X 染色体种（或表面）抗原
strong anion exchange 强阴离子交换

SB share base 共享碱
small bowel 小肠
solid body 固体
spontaneous breathing 自发呼吸
standard bicarbonate 标准碳酸氢盐（正常参考值：22-27mmol/L。增高：代谢性碱中毒；降低：代谢性酸中毒）
sucrose binding 蔗糖结合

SBA soybean agglutinin 大豆凝集素

SBAG selective bronchial arteriography 选择性支气管动脉造影法

SBC sexual behavior center 性行为中枢
standard bicarbonate radical 标准碳酸氢根（正常参考值：22-27mmol/L）

SBE standard base excess 标准剩余碱
subacute bacterial endocarditis 亚急性细菌性心内膜炎

SBF systemic blood flow 全身血流量

SBI sulcus bleeding index 龈沟出血指数

SBO specific behavioral objectives 特殊行动目标

SBP secondary bacterial peritonitis 继发性细菌性腹膜炎
spontaneous bacterial peritonitis 自发性细菌性腹膜炎
systolic blood pressure 收缩期血压

SBR saliva binding region 唾液（成分）结合区

strict bed rest 绝对卧床
sucrose binding region 蔗糖结合区
SBT serum bactericidal titer 血清杀菌滴度
SC secondary care 二次疗法
secretory component 分泌性成分（外分泌液免疫球蛋白 IgA 分子中的成分）
sickle cell 镰状红细胞
sieving coefficient 筛漏系数
similarity coefficient 相似系数
Snellen's chart 斯内伦视力表
spleen cell 脾细胞
stepped care 阶段性护理
stereoscopic campimetry 立体视野计（研究一侧中心暗点及中心视网膜区内缺损）
sternoclavicular（joint） 胸锁（关节）
streptococcus 链球菌
subcutaneous（under the skin） 皮下的
sulfur colloid 硫胶体（为核素显像剂标记底物）
synaptonemal complex （染色体）偶线期复合物，联会复合体
syphilitic condyloma 梅毒湿疣
syphilitic conjunctivitis 梅毒性结膜炎
Sc science 科学
SCA selective celiac angiography 选择性腹腔动脉造影法
sickle cell anemia 镰状红细胞贫血
single channel analyser 单道分析仪（为核素测定仪器）
surface chemical analysis 表面化学分析
Sca scaler 定标器（为核素测定仪器）
Scand Scandinavia 斯堪的纳维亚
SCA&I Society for Cardiac Angiography and Intervention 心血管造影和介入协会
SCANIIR surface composition analysis by neutral and ion impact radiation 中子离子碰撞辐射分析表面成分
Scaphocephs scaphocephalia 舟状头（畸形）
SCAT sheep（red）cell agglutination test 羊红细胞凝集试验
SCA test school and college ability test 学校和大学能力测试
SCB strictly confined to bed 绝对卧床
SCBF spinal cord blood flow 脊髓血流量
SCC short course chemotherapy 短程化疗
squamous cell carcinoma 鳞状［上皮］细胞癌（扁平上皮癌）（= Sq c ca）
SCCA squamous cell carcinoma antigen 鳞状细胞癌抗原
SCCHN squamous cell carcinoma of the head and neck 头颈部鳞状细胞癌
SCD sister chromatid differentiation 姊妹染色单体鉴别
spinocerebellar degeneration 脊髓小脑变性
sudden cardiac death 心脏性猝死
SCDC subacute combined degeneration of spinal cord 亚急性联合性脊髓变性
SCDS sudden cardiac death syndrome 心脏性猝死综合征

SCE sister chromatid exchange 姊妹染色单体交换
sister chromatid exchange [test] 姐妹染色单体交换 [试验]
S cell syncytium cell 合胞细胞，合胞体
SCEP spinal cord evoked potential 脊髓诱发电位
SCF stem cell factor 干细胞因子（促细胞分化因子）
stem cell growth factor 干细胞生长因子
SCFA short chain fatty acid 短链脂肪酸
SCFAs short chain fatty acids 短链脂肪酸
SCFE slipped capital femoral epiphysis 股骨头骨骺滑脱症
SCG screening colonography 结肠荧光屏检查法
sodium cromoglycate 色甘酸钠（用于治疗支气管哮喘）
Sch schizophrenia 精神分裂症
Schwach Schwachsinn 智力低下，智力发育迟缓（指智商数在75-70以下者。根据智力障碍程度可分为轻愚75-51、痴愚50-26、白痴25-0）
SCI spinal cord injury 脊髓损伤
Sci science 科学
scientific 科学的
SCID severe combined immunodeficiency 严重联合免疫缺陷
severe combined immunodeficiency disease 重度联合免疫缺陷病
SciD Doctor of Science 理学博士
SCJ squamocolumnar junction 扁平圆柱上皮接合部（食管贲门部，子宫颈部上皮结合部位，癌的好发部位）
SCL scleroderma 硬皮病
soft contact lens 软接触镜，隐形眼镜
SCLC small cell lung cancer 小细胞肺癌
small cell lung carcinoma 小细胞肺癌
SCLE subacute cutaneous lupus erythematosus 亚急性皮肤型红斑狼疮
SCMC sperm cervical mucus contact 精子颈管黏液接触
SCMCT sperm cervical mucus contact test 体外精子宫颈黏液接触试验
SCOPE Scientific Committee on Problems of Environment 环境问题科学委员会
Scope microscope 显微镜
oscilloscope 示波器
SCP single cell protein 单细胞蛋白质
Scp spherical candle power 球面烛光
SCR silicon-controlled rectifier 硅可控整流器
SCr serum creatinine 血肌酐（正常参考值：53-133mol/L，反映肾小球滤过功能的指标之一）
SCRAM self contained radiation monitor 自持放射带监测器
Script manuscript 原稿
prescription 处方
SCT sentence completion test 文章完成试验
spiral computed tomography 螺旋计算机体层摄影
staphylococcal clumping test 葡萄球菌凝集试验
sugar coated tablet 糖衣片剂
SCTA spiral CT angiography 螺

旋CT血管造影
spiral computed tomographic angiography 螺旋计算机体层血管造影
SCTC spiral computed tomographic cholangiography 螺旋计算机体层胆管造影
SCU self care unit 轻症病房
SCUBA self contained underwater breathing apparatus 自携式潜水呼吸器
SCUF slowly continuous ultrafiltration 缓慢持续超滤
SCU-PA single-chain urokinase-type plasminogen activator 单链尿激酶型纤溶酶原激活物
SCV sensory conduction velocity 感觉传导速度
single concave 单凹面
SCV-CPR simultaneous compression-ventilation CPR 同时胸外按压及通气心肺复苏术
SCX single convex 单凸面
strong cation exchange 强阳离子交换
SD scleroderma 硬皮病
senile dementia 老年性痴呆
sequential dialysis 序贯透析
severe dysplasia 重度发育异常
skin dose 皮肤（X线）量
standard deviation 标准差
standard discectomy 标准椎间盘切除术
sudden deafness 突发性耳聋
sudden death 猝死
sulfadiazine 磺胺嘧啶
surface dose 表面量
suspected diagnosis 可疑诊断
SDA serotonin dopamine antagonist 5-羟色胺多巴胺拮抗剂
shortened dental arch 短牙弓
sialodacryoadenitis 唾液腺泪腺炎
single domain antibody 单域抗体
specific dynamic action 特别动态作用
statistical data analysis 统计数据分析
succinic dehydrogenase activity 琥珀酸脱氢酶活性
supraduodenal angle 上十二指肠角
survey data analysis 调查数据分析（计算机用语）
SD-Ag silver sulfadiazine 磺胺嘧啶银盐
SDAT senile dementia of Alzheimer type 阿尔茨海默型老年痴呆
SDC serum digitalis concentration 血清毛地黄浓度
SD curve strength duration curve 强度时间曲线
SDD selective digestive tract decontamination 选择的消化管内杀菌
sterile dry dressing 消毒干敷料
SDF soluble dietary fiber 水溶性膳食纤维
SDGF smooth muscle cell derived growth factor 平滑肌细胞源生长因子
SDH subdural hematoma 硬膜下血肿
subdural hemorrhage 硬膜下出血
SDLE subacute disseminate lupus erythematosus 亚急性播散性红斑狼疮
SDLT senile dementia of Lewy body type 雷维小体型老年性痴

呆（向心性圆形小体，见于本病患者的中脑一些神经元的胞浆液胞内）

SDM antigen serological detectable male antigen 血清学可检出的男性抗原

SDMS spatial data management system 空间数据管理系统（计算机用语）

SDN sexually dimorphic nucleus 二形性别核

SDR scientific data recorder 科学资料记录器

surgical dressing room 外科处置室

SD ratio systolic/diastolic ratio 收缩期/舒张期比（正常心搏数收缩期比舒张期长，心搏数 100 左右时为 3:2，120 时为 1:1）

SDS self directed search 自己诊断试验

Shy-Drager syndrome 夏-德雷格综合征（特发性体位性低血压，以及其他神经系统症状）

sodium dodecyl sulfate 十二烷基硫酸钠（界面活性剂）

speech discrimination score 语言识别率得分，单词识别率得分

standard deviation score 标准差记分法

sudden death syndrome 猝死综合征

systematic desensitization 系统脱敏作用

SDS-PAGE sodium dodecylsulfate-polyacrylamide gel electrophoresis 十二烷基磺酸钠－聚丙烯酰胺凝胶电泳

SDT signal detecting theory 信号检出理论

speech detection threshold 语音听力阈

SE exciting sympathin 兴奋性交感素

saline enema 盐水灌肠

sanitary engineering 卫生工程学

scarlatiniform erythema 猩红热样红斑

side effect 副作用

size exclusion HPLC 体积排阻高效液相色谱法（分子大小不同的液体进行 HPLC 检测）

soapsuds enema 肥皂水灌肠

software engineering 软件工程

special equipment 特殊装置

spin echo 自旋回波

standard error 标准误（统计用语）

staphylococcal extract 葡萄球菌提出物

strong echo 强回声

Se secretion 分泌（型）

selenium 硒（原子序数为 34，原子量为 78.96。^{75}Se 放射性半衰期为 7-12 天。硒与硫磺的化学性质相似。用^{75}Se 将蛋氨酸的 S 置换物为硒甲硫氨酸。用于脏器疾病诊断）

S/E standardization，evaluation 标准化，评价

SEA sheep erythrocyte agglutination test 羊红细胞凝集素试验

staphylococcal enterotoxin A 葡萄球菌肠毒素 A

SEAM stimulated echo acquisition mode 刺激回波采集方式

SEC section 切开（＝S，sect）

size exclusion chromatography 体积排阻色谱法（意义同 HPLC）

sec（s） second 秒

secondary 第 2 的，两次的，继发的

secretary 秘书
sect section 分段，分节，组，切开（=S，SEC）
SED side effects of drugs 药品副作用
skin erythema dose 皮肤红斑量
spondylo-epiphyseal dysplasia 脊椎-骨骺发育不良
standard enzyme diluent 标准酶稀释液
sed sediment 沉渣，沉淀物（指尿放置后或其他溶液经离心后的沉淀物）
SED congenita spondyloepiphyseal dysplasia congenita 先天性脊椎骨骺发育不良
sed rate sedimentation rate 沉降率
SED tarda spondyloepiphyseal dysplasia tarda 迟发性脊椎骨骺发育不良
sed time sedimentation time 沉降时间
SEDES single exposure dual energy subtraction 双能减法单次曝光
SEF sodium excreting factor 钠排泄因子
systolic ejection fraction 收缩期射血分数
SEG sonoencephalogram 脑声波图
seg segregate 分离
segregated 分离的
segregation 分离
segs segmented neutrophils 分叶核嗜中性（白细胞）
SEH spinal epidural hematoma 脊柱硬膜外血肿
subependymal hemorrhage （脑）室管膜下出血
SEHA specific emotional hazards of adulthood 成人特异情绪风险
SEHC specific emotional hazards of childhood 小儿期特异情绪风险
sel selected 选辑，挑选；优等的
SELISA syphilitic enzyme linked immunosorbent assay 梅毒酶联免疫吸附试验
SEM （verbal）sample evaluation method（言语）样本评价法
scanning electron microscope 扫描电子显微镜
scanning electronic microscopy 扫描电子显微镜检查
secondary enrichment medium 二次增菌培养基，二次强化培养基
standard error of mean 平均标准误差（统计用语）
Sem semen 种子，精液
sens sensitivity ［test］ 感受性［试验］
sensorium 感觉区，感觉中枢
SEP somatosensory evoked potential 躯体感觉诱发电位
systolic ejection period 收缩射血期
sep separate 分离
separation 分离
SER somatosensory evoked response 躯体感觉诱发反应
ser serial 连续的，系列的
series 定期刊物，丛书；连续；系；列
Ser serine 丝氨酸（=S）
sER smooth endoplasmic reticulum 滑面内质网
SERCA sarcoendoplasmic reticulum Ca^{2+}-ATPase 肌内质网钙

离子-ATP 酶

sERFC sheep erythrocyte rosette forming capacity 羊红细胞玫瑰花形成能力

SERM selective estrogen receptor modulator 选择的雌激素受体调制剂

SER（P） sensory evoked response（potential） 感觉诱发反应电位

ser sect serial sections 连续切片

SERT serotonin transporter protein 5-羟色胺转运蛋白

SES serum enzyme standard 血清酶标准

SET sclerosing endothelial tumor 硬化性内皮细胞瘤

SEWHO shoulder-elbow-wrist-hand orthosis 肩、肘、腕、手关节支具

SEX sexual 性的

SF salt free 无盐

scarlet fever 猩红热

secondary failure 续发衰竭，再次治疗无效

sensitizing factor 感觉因子

serum ferritin 血清铁蛋白

shipping fever 航运热；牛败血病（pasteurellosis of catlle）

sound field 音场

special facility 特别设施

spectrofluorometry 荧光分析测定

spinal fluid 脊髓液

spontaneous fission 自发裂变(为核素的性能之一)

standard form 标准型

stress formula 应力公式

surfactant 表面活性物质

synovial fluid 滑液

SFA suppressive factor of allergy 过敏抑制因子

SFC spinal fluid count 髓液细胞计数

supercritical fluid chromatography 超临界流体色谱法

SFD small for date（infant） 发育迟缓儿

source film distance X线源与胶片间距离

staphylococcal food borne disease 葡萄球菌食物中毒

SFDE simultaneous supercritical fluid derivatization and extraction 同时超临界流体衍生与抽提

SFE supercritical fluid extraction 超临界流体抽提

SFEMG single fiber electromyography 单纤维肌电图

SFFF salt free fat free［diet］无盐无脂肪［膳食］

SFH stroma free hemoglobin 无基质血色素

SFHS stroma free hemoglobin solution 无基质血色素液

SFIT standard family interaction test 标准家族相互作用试验

SFM scanning force microscopy 原子间力扫描显微镜

stimulation，facilitation，motivation 刺激、促进、诱导（失语症治疗三概念）

SFMC sagittal fracture of mandibular condyle 髁突纵形骨折

SFNB stereotactic fine needle biopsy 定位细针穿刺活检

SFP screen filtration pressure 滤器屏压（血小板凝集能与红细胞变形观察方法）

spleen fibrinolytic protease 脾纤溶纤维蛋白酶

SFW slow filling wave 缓徐充盈波
SFXR superficial X ray 表面X线
SG serum glucose 血糖
soluble gelatin 溶解性明胶（药用胶囊）
［urine］special gravity ［尿］比重（正常参考值：1.003-1.030。病理性增高见于：急性肾小球肾炎、高热、脱水等；病理性减低见于：慢性肾功能不全、尿崩症等）
subgenus 亚属
Sg segmental neutrophil 嗜中性分叶核粒细胞（正常参考值：50%-70%，临床意义见白细胞分类计数）
SGA small for gestational age 小于胎龄，小于孕龄
subjective global assessment of nutritional status 主观性综合营养状况评估
sulfoglycopeptide antigen 硫酸糖肽抗原
SGB stellate ganglion block 星状神经节阻断
syphilitic gumma of brain 梅毒性脑树胶样肿，脑梅毒瘤
SGD specific granule deficiency 特殊颗粒缺损症（二次颗粒形成不全及核分叶异常，嗜中性粒细胞功能异常症）
SGF sarcoma growth factor 肉瘤增殖因子
skeletal growth factor 骨生长因子
sgl single 单一的；单身的
SGO Society of Gynecologic Oncology 妇科肿瘤学会
surgery, gynecology and obstetrics 外科－妇科－产科
SGOT serum glutamic oxaloacetic transaminase 血清谷（氨酸）草（酰乙酸）转氨酶（＝GOT）
SGPT serum glutamic pyruvic transaminase 血清谷（氨酸）丙（酮酸）转氨酶（＝GPT）
SGRS spontaneous gastro-renal shunt 自发性胃－肾静脉分流
SGT salivary gland tumor 涎腺（唾液）肿瘤
serum gastrin test 血清胃泌素检查（正常参考值：85 ± 16pg/ml，500pg/ml以上协助胃泌素瘤的诊断）
SH semihorizontal position 半卧位（心电图）
serum hepatitis 血清肝炎
sexual harassment 性骚扰
sick in hospital 院内疾患
social history 社会史
sperm head 精子头部
steroid hormone 类固醇激素
strawberry hemangioma 草莓状血管瘤，单纯性血管瘤（simplex hemangioma），草莓状痣（strawberry mark）
sulfhydryl 巯基，硫氢基
sulfhydryl radical 硫氢基，SH基
Sh Shigella 志贺菌属（非运动性革兰阴性杆菌，痢疾杆菌的一种）（＝Shig）
SHA selective hypoaldosteronism 选择的低醛固酮症
SH antigen serum hepatitis antigen 血清肝炎抗原
SHBD serum β hydroxy butyrate dehydrogenase 血清β羟丁酸脱氢酶
SHBG sex hormone binding globulin 性激素结合球蛋白

SHβP sex hormone binding protein 性激素结合蛋白

SHCO sulfonated hydrogenated castor oil （磺化）氢化蓖麻油

SHD short hemodialysis 短时血液透析

syphilitic heart disease 梅毒性心脏病

SHF super high frequency 超高频率（3万兆周以上）

SHI semisynthetic human insulin 半合成人胰岛素

Shig Shigella 志贺菌属（=Sh）

SHL sudden hearing loss 突发聋

SHM somatic hypermutation 体细胞超突变

SHML sinus histiocytosis with massive lymphoadenopathy 大量淋巴结病伴窦组织细胞症

SHMT serine hydroxymethyl transferase 丝氨酸羟甲基转移酶

SHP shielded hydrophobic phase 防护疏水性相（HPLC 渗透限制充填剂）

SHS Schonlein-Henoch syndrome 舍-亨综合征（=HSP，HSS）

steely hair syndrome 钢（脆）发综合征（发育障碍，智能障碍，痉挛，毛发异常为特征遗传性代谢障碍，幼儿期死亡，又称 Menkes 综合征）

supine hypotensive syndrome 仰卧位低血压综合征

SHW safety，health and welfare 安全，健康，幸福

sitting hepatic window ［technique］ 坐位肝窗［技术］（坐位时超声可检出肝脏窗样图像，超声波图像诊断）

SI le System International d'Unites ［法］国际单位制

sacroiliac［joint］ 骶髂［关节］

saturation index 饱和指数（红细胞的色素指数（CI）和容积指数（VI）之比，正常值：1）

serum iron 血清铁（正常参考值：男 80-200μg/dl，女 70-1800μg/dl）

severity of illness scale 疾病严重程度量表

shock index 休克指数

similarity index 相似度指数

smear index （阴道）涂片细胞指数

soluble insulin 溶解性胰岛素

stable isotope 稳定性同位素（无放射性的同位素）

static imaging 静态显像（显像的方式之一）

Si silica particles 硅粒

silicon 硅（14 号元素）

SIA spin immunoassay 自旋免疫法

stress induced analgesia 应激引起痛觉缺失

SIADH syndrome of inappropriate ADH secretion 抗利尿激素分泌失调综合征

syndrome of inappropriate antidiuretic hormone 抗利尿激素异常综合征

syndrome of inappropriate secretion of antidiuretic hormone 抗利尿激素分泌异常综合征

SIAM swift increase in alcohol metabolism 酒精代谢迅速增加

sibs siblings 同胞（兄、弟、姐、妹）

SiC silicon carbide 碳化硅

SICM scanning ion conductance microscope 扫描离子电导显微

镜

SID secondary immunodeficiency 继发性免疫缺陷
the Society of Investigative Dermatology （美国）皮肤病学研究学会

SIDS sudden infant death syndrome 婴儿猝死综合征，乳儿猝死综合征

SIE subacute infective endocarditis 亚急性感染性心内膜炎

SIF somatotropin inhibiting factor 生长激素抑制因子

SIF cells small intensely fluorescent cells 发强荧光的小细胞

SIG specific immune serum globulin 特异性免疫血清球蛋白

Sig sigmoidoscopy 乙状结肠镜检查

SIg surface immunoglobulin 表面免疫球蛋白（B细胞表面）

sig signa 用法（处方用语）

S-IgA secretory IgA 分泌型免疫球蛋白A（存在于唾液、乳汁、泪、鼻汁、气管、胃分泌液中）

sign signature 署名

SIL squamous intraepithelial lesion 鳞状上皮内病变

SIm maximal signal intensity increase 最大信号强度增加

sim simulant 假装，模仿

simu simulation 诈病，装病，模仿

simula simulation language 模仿语言
simulator 模仿者

SIMV synchronized intermittent mandatory ventilation 同步间歇指令通气

SIO sacroiliac orthosis 骶髂关节矫形器

SIp signal intensity peak 峰信号强度

SIPI serum immunoglobulin prognostic index 血清免疫球蛋白预后指数

SIRS systemic inflammatory response syndrome 全身性炎症反应综合征

SIRT simultaneous interactive reconstruction technique 同时相互作用重建技术

SISI short increment sensitivity index 短增量敏感指数

SISI test short increment sensitivity index test 短增量敏感指数试验

SIT serum inhibition test 血清抑制试验
sperm immobilization test 精子制动试验

Sitol sitological 营养学的
sitologist 营养学者
sitology 营养学

sitr silent treatment 沉默疗法

SIZ sulfafurazole 磺胺异噁唑

SjS Sjögren's syndrome 舍格伦综合征（干燥综合征）（=SS）

SK seborrheic keratosis 脂溢性角化病
solar keratosis 日光性角化病，老年性角化病（keratosis senilis），光线性角化病（actinic keratosis）
streptokinase 链球菌激酶（链激酶）

SK/SD streptokinase-streptodornase 链激酶链脱酶

SKA streptokinase activation 链激酶活性化

SKAT sex knowledge and attitude test 性知识及态度测验

SL secondary lysosome 二级溶菌体（电子显微镜所见）
sensation level 感觉（响度）级
sublingual 舌下
Sl sleep 睡眠（一种脑波赋活法，睡眠时易出现异常波）
sl slightly 轻度
SLA surfactant like activity 表面活性剂样活性
SLAR side looking airborne radar 侧视空输雷达（图像诊断用语）
SLAT slide latex agglutination test 玻片胶乳凝集试验
SLB short-leg brace 短腿支具，短腿护具
SLC short-leg cast 短腿石膏管型
sodium lithium countertransport 钠、锂对向运输（原发性高血压症早期诊断用）
sld solid 硬，固体的
sldf solidification 固化
SLDH serum lactate dehydrogenase 血清乳酸脱氢酶
SLE slit lamp examination 裂隙灯检查
systemic lupus erythematosus 系统性红斑狼疮
SLEF Systemic Lupus Erythematosus Foundation 系统性红斑狼疮基金会
SLES systemic lupus erythematosus-like syndrome 系统性红斑狼疮样综合征
Slfsyn self synchronous 自身同步的
SLI stimulation luminous intermittent 间歇发光刺激
SLIA substrate-labeled immunoassay 基质标记免疫测定
SLL second look laparotomy 二次探查手术
small lymphocytic lymphoma 小淋巴细胞淋巴瘤
SLM sound level meter 噪声计
supported liquid membrane 支撑液体膜
SLMV synaptic like microvesicle 突触样小泡（酸 GABA 所含的小泡）
SLO scanning laser ophthalmoscope 激光扫描检眼镜
SLP syphilid lenticularis papulosa 丘疹性豆状梅毒疹
SLR straight leg raising 直腿抬高（检查坐骨神经牵拉的一种方法）
straight leg raising［test］ 伸展下肢上举［试验］
SLS short-leg splint 短腿夹板（石膏托）
sodium lauryl sulfate 十二烷基硫酸钠
streptolysin S 链球菌溶血素 S
SLTA standard list for test of aphasia 失语症检查标准表
SLTV septal leaflets of the tricuspid valve 三尖瓣隔膜
SM sadomasochism 施虐受虐狂（一种既施虐又受虐的性变态）
sodium morrhuate 鱼肝油酸钠
space medicine 宇宙医学
sulfamethazine 磺胺二甲嘧啶
surgical margin 手术限界（癌完全切除范围）
suspension medium 悬浮培养基
systolic murmur 收缩期杂音
sm submucosa 黏膜下
SMA sequential multiple analyzer 连续多项分析器
simultaneous multichannel autoanalyzer 同时多管道自动分析器
smooth muscle antibody 平滑肌

抗体
somatomedin A 生长调节素 A
spinal muscle atrophy 脊髓性肌萎缩症
superior mesenteric artery 肠系膜上动脉
SMAC simultaneous multianalyzer computed 计算机同时多分析装置
SMAF specific macrophage arming factor 特异的巨噬细胞武装化因子
SMAS superficial musclo-aponeurotic system 表层肌-腱膜系（成形外科用语）
SMB screen memory board 屏幕图像存贮板
SMBG self monitoring of blood glucose 自我监测血糖
SMC sacral micturition center 骶髓排尿中枢
senile macular degeneration 老年性黄斑变性（年龄相关性黄斑变性 age related macular degeneration，ARMD）
smooth muscle cell 平滑肌细胞
SMD spina malleolar distance 髂前上棘-踝距离（长度）（测下肢长度方法）
spondylometaphyseal dysplasia 脊柱-干骺发育异常
submanubrial dullness 胸骨柄下浊音
SMDS sudden manhood death syndrome 成人猝死综合征，青壮年急死综合征
SME shape memory effect 形状记忆效果
skeletal muscle extract 骨骼筋抽出液
slow maxillary expansion 慢速上颌骨扩张
stalk median eminence （垂体）茎正中隆起
SMFM scanning magnetic force microscope 扫描磁力显微镜
SMH surface microhardness 表面微硬度
SMI silent myocardial ischemia 无症状性心肌缺血
smk smoke 烟，吸烟
sml simulate 模仿
SMN second malignant neoplasma 继发性恶性新生物
survival motor neuron 生存的运动神经
SMON subacute myeloopticoneuropathy 亚急性脊髓视神经病
SMP sequential management problem 顺序处理问题
serum mucoprotein 血清黏蛋白 ①血清黏蛋白质；②酸性黏多糖及蛋白质的复合体
smpx smallpox 天花
SMR somnolent metabolic rate 睡眠时代谢率
standardized mortality ratio 标准化死亡比，标准死亡率
Smutans Streptococcus mutans 变异链球菌
SMV snow mountain virus 雪山病毒
SMWDSep single, married, widowed, divorced, separated 独身，结婚的，丧偶的，离婚的，分居的
SMZ sulfamethoxazole 磺胺甲噁唑
SN scleroma neonatorum 新生儿硬皮病
silicotic nodule 硅结节（肺）
sinus node 窦结节
spontaneous nystagmus 自发眼

球振荡，自发眼振
substantia nigra　黑质
Sn　stannum　锡（50 号元素）
SNA　sinus node artery　窦房结动脉
sympathetic nerve activity　交感神经活性
sympathetic nervous system activity　交感神经系活性
SNAP　sensory nerve action potential　感觉神经活动电位
SNC　small non-cleaved cell　小型非分裂细胞（淋巴瘤的一型）
SNCV　sensory nerve conduction velocity　感觉神经传导速度
SND　selective neck dissection　选择性颈淋巴结清扫术
single needle dialysis　单针透析
striatonigral degeneration　纹状体黑质变性症
snd　sound　音
SNDO　Standard Nomenclature of Diseases and Operations　疾病和手术的标准名称
SNE　severe noise environment　重度噪声环境
sinus node electrogram　窦房结[心]电图
sympathetic nerve ending　交感神经末梢
SNEM　subacute necrotizing encephalomyelopathy　亚急性坏死性脑脊髓病
SNERP　sinus node effective refractory period　窦结节有效不应期
SNG　synthetic natural gas　合成天然气
SNGFR　single nephron glomerular filtration rate　单一肾小球滤过率
SNHL　sensoryneural hearing loss　感觉神经性听力丧失
SNI　sequence number indicator　顺序号码指标
SNM　Society of Nuclear Medicine　核医学学会
SNMS　secondary neutral mass spectormetry　二次中性质谱法
sputtered neutral mass spectormetry　溅射中性质谱法
sno　serial number　顺序号
SNOM　scanning nearfield optical microscope　扫描近场光显微镜
SNOP　Systematized Nomenclature of Pathology　系统化病理学命名
SNP　seronegative polyneuritis　血清反应阴性多发性神经炎
soluble nucleoprotein　可溶性核蛋白
SNR　signal-to-noise ratio　信(号)噪(声)比
SNR（S/N）　signal noise rate　信号噪声比
snRNA　stabile nuclear ribonucleic acid　核稳定核糖核酸
SNRT　sinus node recovery time　窦房结恢复时间(小于 1500ms)
SNS　sympathetic nervous system　交感神经系统
SO　shoulder orthosis　肩关节矫正器
superior oblique　上斜肌
SO_2　oxygen saturation　氧饱和度
so　sex offender　性犯罪者
special order　特别医嘱
SOAEs　spontaneous otoacoustic emissions　自发性耳声发射
SOB　shortness of breath　气促，呼吸困难
SOC　state of conciousness　意识状

态

System Organ Class 全身器官分类

soc society 学会，协会，社会的，社交的

Soc Sec Social Security 社会保障

SOD superoxide dismutase 超氧化物歧化酶，（正常参考值：15.1－23.1u/ml。SOD是机体的重要抗氧化酶和抗自由基损伤的酶，有清除体内超氧阴离子的毒性作用。测定SOD可以反应机体抗氧化能力和抗自由基损伤能力）

Sod sodium 钠

SODA substitution，omission，distortion，addition 置换，省略，不正，附加（构音障碍的4型）

sod chlor sodium chloride 氯化钠（食盐）

SODH sorbitol dehydrogenase 山梨糖醇脱氢酶

SOL space occupying lesion 占位病变（显像的一种表现）

sol soluble 溶解性的，可溶性的

solution 溶液（＝solut）

solvent 溶媒

solut solution 溶液（＝sol）

solv solvent 溶媒

soly solubility 可溶性

som somatology 发育学

SO_2MR systemic oxygen metabolic reserve 系统的氧代谢储备（脑代谢活性度指标）

son an sonic noise analyzer 噪声分析器

SOP standard operating procedure 标准的手术技术

sop soprano 女高音

SOR stimulus organism reaction 刺激机体反应

SOS secure operating system 安全操作系统

speed of sound 音速（超声波通过骨的速度）

succinoxidase system 琥珀氧化酶系统

SOT standard operative temperature 标准作用温度

SP selective photothermolysis 选择的光热分解作用（激光照射治疗指标）

senile plague 老人斑

serum protein 血清蛋白

simple pneumoconiosis 单纯尘肺

slow atrioventricular nodal pathway 房室结慢径路

spectrophotometer 分光光度计

spleen 脾（厚径3.0±0.5cm，一般认为大于4cm说明厚度增大，超声检查结果）

standard practice 标准实验，标准技术

summating potential 累加电位

suspected 可疑的

Syphilis palladium 梅毒螺旋体

SP1 pregnancy specific β1 glycoprotein 妊娠特异性β1糖蛋白，（由合体滋养细胞产生随孕周增加，38周达高峰，受孕后7天即可测出，0.5-26mg/L，孕期＞100mg/L，早孕时下降，提示必然流产，保胎无效，晚期示胎盘功能低下）

sp space 腔，间隙

special 特别的

surfactant protein 表面活性蛋白质

syphilid psoriasiformis 银屑病样梅毒疹

SPSPO salivary peroxidase 唾液过氧化物酶

SPA human sperm hamster egg

penetration assay 人精子仓鼠卵穿透试验（正常大于或等于 10% 用于判断人精子的授精能力）
single photon absorptiometry 单光子吸光测定法
Staphylococcus aureus 金黄色葡萄球菌
staphylococcal protein A 葡萄球菌蛋白 A
stimulation produced analgesia 刺激诱发镇痛
subject to particular average 属于特殊平均（统计学用语）
suprapubic aspiration 耻骨上膀胱穿刺

SPAMM spatial modulation of magnetization 磁化空间调整（磁共振图像（MRI）局部心肌运动的描出方法，图像诊断用语）

SPARS spatially resolved spectroscopy 空间分辨分光镜检查

SPC single photon counting 单光子计数

SPCA serum prothrombin conversion accelerator 血清凝血酶原转化加速因子（第Ⅶ因子，安定化因子）
short posterior ciliary artery 睫状后短动脉（眼球后部，视神经周围）

SPCAD serum prothrombin conversion accelerator deficiency 血清凝血酶原转化加速因子缺乏症

sp cd spinal cord 脊髓

SPD serine protease domain 丝氨酸蛋白酶功能区

S-PE serum protein electrophoresis 血清蛋白电泳（正常参考值：A：白蛋白：60%-70%；G：球蛋白 α1：1.2%-3.2%；α2：3.8%-8.3%；β：5.4%-11.5%；γ：13.7%-22.9%。辅助慢性肝病、多发性骨髓瘤、肾病综合征等病的诊断）

spec special 特别的
specimen 标本
specialist 专家
speciality 特别
specific 特异的，特殊的

Spec gr specific gravity 比重

SPECT single photon emission computed tomography 单光子发射计算机断层成像术（为目前常用的核医学检查方法）
single photon emission computerized tomography 单光子发射计算机化断层成像术

SPEP serum protein electrophoresis 血清蛋白电泳

SPEs somatosensory evoked potential 躯体感觉诱发电位

SPETC therapy for spontaneous pneumothorax by electrocoagulation under thoracoscopic control 胸腔镜监视下的自发气胸电凝治疗

SPF skin protection factor 皮肤保护因子
solar protection factor 防日光因子
sun protection factor 防阳光保护因子

sph spherical lens 球面镜（＝S）

Sph spheroid 椭圆体
sphingomyelin 鞘磷脂

Sph-1 spherocytosis, Denver type 球状红细胞症，Denver 型（先天性溶血性贫）

Sphr spherical 球状的

Spht specific heat 比热

SPI subclinic papillomavirus infection 亚临床湿疣病毒感染

superoxide production index 超氧化物产生指数

spif simplification 简化

SP indet species indeterminate 不确定种类

SP inquir species inquired 不确定种类

SPIO superparamagnetic iron oxide 超顺磁氧化铁

spir spiral 螺旋状的

spiritual 精神

spital hospital 医院

SPK simultaneous pancreas and kidney transplantation 胰肾同时移植

SPL skin potential level 皮肤电位水平

sound pressure level 音压水平

spleen cell 脾细胞

spl simple 单一

special 特别的

SPM scanning probe microscope 扫描探测显微镜

suspended particulate material（大气）悬浮颗粒物

syphilid papuloid maculosa 斑丘疹性梅毒疹

Spm spermine 精胺

SPMA spinal progressive muscular atrophy 脊髓性进行性肌萎缩

SPME solid phase micro extraction [method] 固相微量抽出[法]

SPMR standardized proportional mortality ratio 标化比例死亡比

SPN solitary pulmonary nodular 孤立性肺结节

SPO stimulated pepsin output 刺激后胃蛋白酶分泌量

SPoM scanning potential microscope 扫描型电位显微镜

SPP small plaque parapsoriasis 小斑块状副银屑病

plural of species 种属复数

SPPS stable plasma protein solution 稳定血浆蛋白溶液

SPR selective posterior rhizotomy 选择性脊神经后根切断术

SPS salivary peroxidase system 唾液过氧化物酶系统

Society of Plastic Surgeons 成形外科医师协会

sodium polyanetho sulfonate [disk test] 聚茴香脑磺酸钠[圆盘试验]

SPT sleeping period time 睡眠时间

SPTI systolic pressure time index 收缩压时间指数

SPVD Society of Prevention of Veneral Disease 性病预防协会

Sp & W spike & wave complex 峰波及慢波结合（异常脑波所见）

SQ stereoquadrophonic 四声道立体声的

subcutan (symbol) 皮下

subcutaneous (under the skin) 皮下的

Sq squamous 鳞状，扁平

sq square 正方形，平方，四角

Sq c ca squamous cell carcinoma 鳞状细胞癌，鳞癌（=SCC）

SQ3R survey, question, read, review, recite 调查，疑问，阅读，评论，叙述（论文记载顺序）

SQID superconducting quantum interference device 超电导量子干涉装置（计）（听觉测定用）

SR sacroplasmic reticulum 肌质网，肌浆网

scientific research 科学的研究
secretion rate 分泌率
sedimentation rate （红细胞）沉降速度，血沉
seizure resistant 对抗癫痫发作
senior 年长的，上级的
sensitization response 过敏反应
sex ratio 性比
sigma reaction 希格马反应（标准反应，梅毒絮凝反应，Sachs-Georgi 梅毒沉淀反应的改良）
sinus rhythm 窦房结律
Society of Radiation 放射学学会
speech range 语言声域
steroid receptor 类固醇受体
stimulus response 刺激反应
stomach rumble 胃鸣音
sustained release 缓释

Sr strontium 锶（原子序数为 38，原子量为 87.63。名称来源于发现此元素的地名斯特兰腊尔（Strontian）。^{90}Sr（锶 90）放射性半衰期 22.7 年。含于原子弹分裂产物中。其性质近于钙，长时间停滞于体内有一定危险性。^{85}Sr（锶 85）放射性半衰期为 65 天）

SRA steroid resistant asthma 激素抵抗型哮喘

SR cell sensitisation-response cell 敏化－反应细胞

SRBC sheep red blood cell 绵羊红细胞

SRCF single radio complement fixation 单放射补体结合［反应］

SRED single enzyme diffusion 单纯酶扩散（核酸水解酶检出法）

SRF skin reactive factor 皮肤反应因子
somatotropin releasing factor 生长激素释放因子

SRFC spontaneous rosette forming cell 自然玫瑰花结形成细胞

SRFS split renal function study 分离肾功能检查

SRID single radial immunodiffusion 单纯放射免疫扩散

SRIF somatotropin release inhibiting factor［somatostatin］ 生长激素释放抑制因子［生长抑素］

SRM superior rectus muscle 上直肌（外眼肌）

SRME semi-rapid maxillary expansion 中速上颌骨扩张，中速扩弓

SRN subretinal neovascularization 视网膜下新血管形成

sRNA soluble ribonucleic acid 可溶性核糖核酸

SRP signal recognition protein 信号识别蛋白

SRPS short rib-polydactyly syndrome 短肋－多指综合征

SRQD self rating questionnaire for depression 抑郁症自我评定问卷

SRR skin resistance reflex 皮肤电阻反射
standardized relative risk 标准化相对危险（统计学用语）

SRS speech recognition score 言语识别评分

SRSA slow reacting substance of anaphylaxis 过敏反应迟缓反应物质

SRSV small round structured virus 小圆结构病毒（腹泻病毒等）

SRT sedimentation rate test 沉降率试验
speech reception threshold［test］ 语音听取阈值［检查］

SRV small round virus 小圆病毒

SRY sex-determining region Y 染色体Y上的性别决定带

SS saliva sample 唾液标本
seborrhea sicca 干性皮脂溢出
serum sickness 血清病
sickness scoring 疾病严重程度等级
single shot 单激发
Sjögren's syndrome 舍格伦综合征，斯耶格伦综合征（干燥综合征、口、眼干燥、关节炎综合征，一种以侵犯外分泌腺，尤其是唾液腺及泪腺为主的系统性自身免疫病）（=SjS）
sulphasalazine 柳氮磺胺吡啶
systemic sclerosis 全身性硬化症

Ss sonic stimulation 音波刺激
standard score 标准评分
sterile solution 无菌液
streptococcus sanguis 血链球菌

ss single stranded 单链
somatostatin 生长抑素
subserosa 浆膜下（显微镜所见胃癌病期分类）

s，s̄ without 没有

SSA skin sensitizing antibody 皮肤致敏抗体
special somatic afferent 特殊躯体传入（神经）

SSB Society for Study of Blood 血液研究学会

SSC sodium chloride/sodium citrate［buffer］ 氯化钠/柠檬酸钠［缓冲液］
superior semicircular canal 上半规管

SSc systemic sclerosis 系统性硬化症（曾命名硬皮病、进行性系统性硬化症）

SSCA sensitized sheep cell agglutination test 致敏绵羊细胞凝集试验

SSCP single strand conformation polymorphism 单链（DNA）构象多态性

SSCr stainless steel crown 不锈钢齿冠

SSD screening for somatoform disorder 普查躯体障碍，集体检查身体
shaded surface display 表面遮盖显示法
shadow surface display 表面阴影显示，表面覆盖显示法
source-skin distance 放射线源与皮肤间距离

ssDNA single stranded deoxyribonucleic acid 单链脱氧核糖核酸

SSE saline solution enema 食盐水灌肠
subacute spongiosis encephalopathy 亚急性海绵体脑病（克－雅（Creutzfeldt-Jakob）综合征的一型，迁延病毒感染症初期痴呆）

SSEA sensitized sheep erythrocyte agglutination 致敏性羊红细胞凝集反应

SSEP somatosensory evoked potential 躯体性感觉诱发电位

SSF soluble suppressor factor 可溶性抑制因子

SSG selective salpingography 选择性输卵管造影术
sonosalpingography 超声输卵管造影术（B超声下观察输卵管通畅情况，以及子宫形态的方法）

SSI synthetic sentence identification 合成句识别（率）

SSKI saturated solution potassium iodide 碘化钾饱和液

SSL supraglottic subtotal laryngectomy 声门上喉次全切除术（喉头癌手术方法）

SSM single slice mode 单层扫描
superficial spreading melanoma 表面扩散型黑色素瘤

SSN somatostatin neuron 生长抑素神经元

SSO special sense organ 特殊感觉器官

SSPE subacute sclerosing panencephalitis 亚急性硬化性全脑炎

SSR stress slippage rate 应力滑移率
sympathetic skin response 交感神经性皮肤反应

ssRNA single stranded RNA 单链核糖核酸

SSRS spontaneous spleno-renal shunt 自发性脾-肾静脉分流

SSS sick sinus syndrome 病态窦房结综合征

SSSPS syphilitic spastic spinal paralysis syndrome 梅毒性痉挛性脊髓麻痹综合征，又称厄-沙（Erb-Charcot）病

SSSS staphylococcal scalded skin syndrome 葡萄球菌性烫伤样皮肤综合征

SSW staggered spondaic words 交错双音词组（用于测试语言接受能力）

SSRTP solid surface room temperature phosphorescence 固相表面室温磷光

ST sclerotherapy 硬化疗法（治疗食管静脉曲张或痔核）
skin test 皮肤试验
skin thickness 皮肤厚度
slight trace 极微量
speech therapist 言语治疗家
speech therapy 语言治疗（矫正语言或为重新恢复语言而进行的治疗）
stable toxin 稳定性（肠）毒素
statim 即刻
standardized test 标准化试验
subtype 亚型
sun reactive skin type 日光反应性皮肤型
surface tension 表面张力
survival time 生存时间

St staff neutrophil 杆状核中性粒细胞（正常参考值：1%-5%，增多或减少与中性粒细胞同）

1st first 第一

STAGE small tip angle gradient echo 小角度梯度回波
staging 分期

Stage A active stage 活动期（胃溃疡胃镜检查病期分类（崎田）活动期，又分为A1和A2）

Stage H healing stage 愈合期（又分为h1和h2）

Stage S scarred stage 瘢痕期（胃溃疡内镜病期分类（崎田）瘢痕期，又分为S1红色瘢痕与S2白色瘢痕）

ST cell suppressor T cell 抑制性T细胞

1st dig First digit，thumb 拇指

standard standardized 标准化

Staph Staphylococcus 葡萄球菌属

Staph aur Staphylococcus aureus 金黄色葡萄球菌

stat statim 即刻（处方用语）
statistical 统计学的
statistics 统计学

STBS suspension Tris buffered saline Tris缓冲盐水悬浮液

STD sexually transmitted disease

性传播疾病，性病
skin test dose 皮肤试验剂量
standard test dose 标准试验剂量
ST segment depression ST段压低（心电图的变化）
std standard 标准
stdon standardization 标准化
STDs sexually transmitted diseases 性传播疾病
STE ST-segment elevation ST段抬高（心电图的变化）
STEMI ST-segment elevation myocardial infarction ST段抬高心肌梗死
STEN staphylococcal toxic epidermal necrolysis 葡萄球菌性中毒性表皮坏死溶解症
Ster sterilize 把…消毒，灭菌；使绝育
ster sterilization 灭菌，绝育
sterilizer 灭菌器
Stereo stereoscopy 立体摄影
Stetho stethoscope 听诊器
stg stage 阶段，病期
STH somatotropic hormone 生长激素
STI systolic time interval 收缩期间隔
stim stimulation 刺激
STIR short time inversion recovery 短反转时间恢复（脂肪抑制图像）
STM short term memory 短期记忆
stom stomach 胃
sto map stomach map 胃图
stomat stomatology 口腔学
STP standard temperature and pressure 标准温度和标准气压
standard temperature and pulse 正常体温和正常脉搏
STPD standard temperature, pressure and dry 标准温度，气压及干燥状态
STPF stabilized temperature platform furnace 温度稳定平板炉
str strength 强度
structural 构造的
strep Streptococcus 链球菌，链球菌属
strobed stroboscopically illuminated 动态镜照明
strobo stroboscope 动态镜，频闪观测器
strobo stroboscopically measured 动态镜测量
struct structure 构造
STS scanning tunneling spectroscopy 扫描隧道分光法
serological test for syphilis 梅毒血清试验
standard test for syphilis 梅毒标准
STSG split thickness skin graft 分层皮移植片（中厚皮片）
STT sensitization test 致敏试验
skin temperature test 皮肤温度试验
STU skin test unit 皮肤试验单位
STZ streptozotocin 链脲霉素（抗内分泌肿瘤药）
SU skin unit 皮肤单位（X线照射引起皮肤红斑）
SUA serum uric acid 血清尿酸
Subara subarachnoid bleeding 蜘蛛膜下腔出血（= SAH）
subcut subcutaneously 皮下(指示注射方式)
subdura subdural hematoma 硬膜下血肿
subj subject 主题，学科

subjective 主题的，自觉的

subling sublingual 舌下

subq subcutaneous (under the skin) 皮下的

subsp subspecies 亚种

substd substandard 标准以下的

Subv subvalvular 瓣下

suc succeed 成功

success 成功

successor 成功者

SUDEP sudden unexpected death in epilepsy 癫痫患者突然死亡

SUDH succinodehydrogenase 琥珀酸脱氢酶

suf sufficient 足够的，十分的

sug suggest 暗示

sum summary 提要，一览，摘要

SUN serum urea nitrogen 血清尿素氮（正常参考值：8-21mg/dl）

sup superior 上方的

supplement 附录，补遗，增刊

Supp supplement 补充

supp suppositorium 栓剂（处方用语，严禁内服）

surg surgical 外科的

surgeon 外科医师

surgery 外科学

surv survey 调查

surveyor 调查者

susp suspension 悬液，悬浮液

SUZI subzonal injection 透明带下注入法（男性不妊者，在显微镜下将精子注入卵细胞内）

subzonal sperm insertion 透明带下精子注入法

SV semivertical position 半垂直位（作心电图时的一种体位）

single ventricle 单心室

sinus venosus 静脉窦

stroke volume 搏出量，搏（排出）量

subclavian vein 锁骨下静脉

systemic vasculitis 系统性血管炎

Sv Sievert 希沃特（放射吸收剂量当量的国际单位，1希=100雷姆）

SVA special visceral afferent 特殊内脏传入（神经）

SVAS supravalvular aortic stenosis 主动脉瓣上狭窄

SVBG saphenous vein bypass graft 大隐静脉旁路移植片

SVC stereovector-cardiogram 立体向量心电图

superior vena cava 上腔静脉

SVCS superior vena cava syndrome 上大静脉综合征

SVD single-vessel disease 单支血管病变

SVE special visceral efferent 特殊内脏传出的（神经）

SVECG stereovector-electrocardiogram 立体向量心电图

SVG saphena magna vein graft 大隐静脉移植片

SVI slow virus infection 慢病毒感染

stroke volume index 搏出量指数

SvO_2 mixed venous O_2 saturation 混合静脉血氧饱和度（正常参考值：65%-75%）

venous O_2 saturation 静脉血氧饱和度

SVR slow-vertex response 慢颅顶反应

systemic vascular resistance 全身血管阻力

systolic vascular resistance 收缩期血管阻力

SVT supraventricular tachycardia 室上性心动过速
SW stroke work 每搏做功
SWD short wave diathermy 短波透热疗法
SWEFF effective stroke work 有效每搏做功
SWG silk worm gut 丝线缝合用
standard wire gauge 标准线规，标准量尺
SWI stroke work index 每搏做功指数
SWM segmental wall motion 壁分节运动（指心壁）
SWMA segmental wall motion amplitude 部分壁运动振幅（由扩张终期像到收缩末期像，断层心脏超声像）
SWR Sachs-Witebsky reaction 萨克斯－威特布斯基反应（快速胆固醇反应，检梅毒）
serum Wassermann reaction 血清瓦瑟曼反应（血清梅毒补体结合反应）
SWS slow wave sleep 慢波睡眠
SWT septal wall thickness 中隔壁肥厚
Sx symptoms，signs 症状，体征
SXL short arc xenon lamp 短弧氙灯
SXR soft X ray region 软X线域
SXS stellar X ray spectra 星状X线谱
SXT stable X ray transmitter 稳定X线传导体
Sy syphilis 梅毒
Sym symmetrical 对称的，匀称的
sym symmetric 对称性
symmetrical 对称性的
symmetry 对称
symb symbol 记号
symbolic 记号的，象征的
symp sympathetic 交感神经的
sympath （= symp）
sympt symptom 症状
syn synergist 增效剂，协作剂；协同器官
synonym 同义词（记录细菌名称时常用）
syr syrupus 糖浆（亦可拼写成 sirupus（→S，s，））
sz seizure 发作，癫痫发作
SZL serum zine level 血清样水平
SZN streptozocin 链唑辛

T

T tau Τ（大写），τ（小写）希腊语的第19个字母
temperature 温度，体温（= temp）
temporary 暂时的（= temp，tempry）
tension 伸展；张力；眼压
tera 垓，兆兆，万亿（10^{12}构词前缀成分）
tertiary 第3位的
testosterone 睾酮
theta Θ（大写），θ（小写）希腊语第8个字母
thoracic 胸部的
thoracic vertebra 胸椎（= TV）
threonine 苏氨酸（= Thr）
thymine 胸腺嘧啶
thymine 7-hydroxylase 胸腺嘧

啶 7-羟化酶
time 时间
title 标题
total 总数，合计
toxicity 毒力，毒性
transferred 转移的，传递的
transition point 转变点，变迁点，移行点
translocation 转位（遗传学）
transmittance 透过率（分光光度计透过率）
transverse 横径，横断
Trichophyton 白癣菌属真菌的一种
tritium 氚（$=^3H$）
tropical 热带的
tumor 肿瘤

2,4,5-T 2,4,5-trichlorophenoxyacetic acid 2,4,5-三氯苯氧乙酸(除草剂，有致畸作用，由杂质 TCDD 引起)

$T_{1/2}$ half time 半衰期

$t_{1/2}$ reaction half-time 反应半衰期

T-1 to T-12 thoracic vertebrae 胸椎 1-12 水平

T3 3,5,3′-triiodothyronine 三碘甲状腺原氨酸

T4 3,5,3′,5′-tetraiodothyronine 四碘甲状腺原氨酸，甲状腺素

TA axillary temperature 腋窝温度
target area 靶区
tibialis anterior 胫前（肌）
total albumin 总白蛋白（血清正常参考值 60-80g /L，临床意义同白蛋白）
toxin antitoxin 毒素抗毒素
transaldolase 转醛醇酶
transfer agent 传移因子
transplantation antigen 移植抗原
tricuspid annuloplasty 三尖瓣环成形术
tricuspid atresia 三尖瓣闭锁症
triggered activity 触发活动
typhus abdominal 腹部斑疹伤寒
tryptophane acid 色氨酸

TAA total amino acids 总氨基酸
tumor associated antigen 肿瘤相关抗原

TAAIDS transfusion associated acquired immunodeficiency syndrome 输血相关获得性免疫缺陷综合征

TAB typhoid，paratyphoid A and B vaccine 伤寒、副伤寒 A 及 B 菌苗

Tab table 图表，论文图表（= Tbc）

TAC time average concentration 时间平均浓度

TACE transarterial chemo-embolization 经动脉性化学栓塞术
transcatheter arterial chemoembolization 经导管动脉化学栓塞

TAD thiamine allyl disulfide 二硫化丙烯基硫胺素

TAE transcatheter arterial embolization 经导管动脉栓塞术

TAF target aiming function 靶向功能
T cell activating factor T 细胞活性化因子
tissue angiogenesis factor 组织血管生成因子
toxoid antitoxin floccule 类毒素抗毒素絮状物
tumor angiogenesis factor 肿瘤血管生成因子

TAH total artificial heart 完全人工的心脏

TAI transcatheter arterial infusion 经导管动脉灌注

TAL tendon achilles lengthening 跟腱延长术

tumor associated lymphocyte 肿瘤相关淋巴细胞

TALH thick ascending limbs, Henle 髓袢升支粗段，亨勒袢

T-ALL T-cell acute lymphocytic leukemia 急性T淋巴细胞性白血病

TAM toxoid antitoxin mixture 类毒素抗毒素合剂

tunneling acoustic microscope 隧道声学显微镜

TAN total ammonia nitrogen 总氨氮

TAO transverse aortic arch 横主动脉弓

TAOT temporal artery occlusion test 颞动脉闭塞试验

TAP total acid phosphatase 总酸性磷酸酶

trypsin activation peptide 胰蛋白酶活化肽

TAPP transabdominal preperitoneal herniorrhaphy 经腹腔腹膜前疝修补术

TAPVC total anomalous pulmonary venous connection 完全性肺静脉异位连接

TAPVD total anomalous pulmonary venous drainage 完全性肺静脉异常引流

Taq DNA thermus aquaticus DNA (polymerase) 栖热水生菌DNA(聚合酶)

TAR thrombocytopenia and aplasia of radius 血小板减少及桡骨发育不全

TARP total atrial refractory period 心房完全不应期

TAS tumor associated substance 肿瘤相关物质

T'ase tryptophane synthetase 色氨酸合成酶

TAT thrombin-antithrombin 凝血酶-抗凝血酶

TAT reaction tetanus antitoxin 破伤风抗毒素

toxin antitoxin reaction 毒素抗毒素反应

Tatoxin antitoxin 抗毒素

Taxon taxonomy 分类学

TB total bilirubin 总胆红素（血中正常参考值：0.2-1.0mg/dl；<18.08μmol/L）（=T-BIL）

tuberculosis 结核病（=TBC, Tub tuberc）

Tb terbium 铽（65号元素，原子量158.925）

trichomonal balanitis 滴虫性龟头炎

tubercle bacillus 结核杆菌（=Tbc）

T_B biological half-life 生物半衰期（为核素进入人体衰变一半所需要的时间）

biological half time 生物学的半衰期

TB1 thiosemicarbazone, tibione 结核安，氨硫脲

TBA thyroid-binding albumin 甲状腺结合白蛋白

total bile acid 总胆汁酸（正常参考值：< 10μ mol / L。升高见于：肝细胞损伤、病毒性肝炎或中毒性肝炎等）

T bandage T字绷带

TBAC transbronchial aspiration cytology 经支气管吸引细胞诊断（=TBNA）

$TB_{12}BC$ total B_{12} binding capacity 总维生素 B_{12}结合力

TBC target binding capacity 靶的结合力

thyroxine binding capacity 甲状腺素结合力（结合血清白蛋白）

thyroxine binding coagulin 甲状腺素结合凝固素

tuberculosis 结核病（=TB，Tub tuberc）

Tbc tubercle bacillus 结核杆菌（=Tb）

TBE Tris/borate electrophoresis ［buffer］ Tris/硼酸电泳缓冲液

TBG thyroxine-binding globulin 甲状腺素结合球蛋白（正常参考值：15-34mg/L）

TBGP total blood granulocyte pool 血粒细胞库（正常参考值：$(35.0\pm19.1)\times10^7$/kg）

TBH total body hyperthermia 全身高热疗法

TBI ^{131}I thyroid-binding index ^{131}碘标记甲状腺结合指数

thyroid-binding index 甲状腺结合指数

thyroxine-binding index 甲状腺素结合指数

tooth brushing instruction 刷牙指导

total body irradiation 全身照射（放射线全身照射）

TBIA thyroid stimulating hormone (TSH) binding inhibiting activity 促甲状腺激素结合抑制活性

TBII thyrotropin binding inhibiting immunoglobulins 促甲状腺素结合抑制免疫球蛋白

thyroxine binding inhibitory immunoglobulin 甲状腺素结合抑制性免疫球蛋白

T-BIL total bilirubin 总胆红素（血清正常参考值：$<18.08\mu$mol/L或0.2-1.0mg/dl。升高见于：各种肝脏病或溶血性疾病）（=TB）

TBI-test thyroxine binding index test 甲状腺素结合指数试验

Tbl table 表（=Tab）

tablet 片剂

TBLB transbronchial lung biopsy 经支气管肺活检

TBM tubular basement membrane （肾）小管基底膜

TBNA transbronchial needle aspiration 经气管针吸（细胞诊断）（=TBAC）

TBP thyroxine binding protein 甲状腺素结合蛋白

true boiling point 真沸点

TBS Tris buffered saline 三羟甲基氨基甲烷缓冲盐水

TBT tributyltin 三丁基锡（防霉剂）

TBW total body water 总体液

TC tetanic contraction 强直性（破伤风性）肌收缩

tincture 酊剂（=Tr）

tissue culture 组织培养

total cholesterol 总胆固醇（=T-Ch）

tuberculin 结核菌素

Tc cytotoxic T cell 细胞毒性T细胞

transcutaneous 经皮的

^{99m}Tc technetium-99m 放射性锝（原子序数为43，^{99}Mo蜕变生的子物质，因其半衰期为604小时，较大剂量时亦不致产生损伤。由于半衰期太短，治疗前难以准备，因此，以其母物质^{99}Mo作治疗前的准备，根据需要随时分离出^{99}Tc用于治疗。此种操作称挤奶法）

TCA trichloracetic acid 三氯乙酸
trichloroacetate 三氯乙酸盐
tricyclic antidepressant 三环抗抑郁药

TCA cycle tricarboxylic acid cycle 三羧酸循环（也称 Kreb's cycle 克雷环，为糖、蛋白质、脂肪最终代谢过程，所产生的热量以 ATP 形式贮存）

^{99m}Tc DTPA technetium-99m diethylenetriamine pentaacefic acid ^{99m}锝二乙烯三胺五乙酸（核素诊断用）

TCC thromboplastic cell component 形成血栓的细胞成分，巨核细胞成分
transitional cell carcinoma 移行性细胞癌

TCCD transcranial color duplex sonography 经颅彩色复式超声描记法

TCCFI transcranial color flow image 经颅超声彩色血流成像

TCD tissue culture dose 组织培养量
total cardiac dimension 全心脏容积（心断层超声图测定，胎生心脏病诊断用）
transcranial color Doppler tomography 经颅骨超声彩色多普勒断层法
transcranial Doppler 经颅多普勒
transcranial Doppler sonography 经颅多普勒超声描记法
transcranial Doppler ultrasound 经颅多普勒超声［检查］（探头放在头部经颅骨利用多普勒原理显示颅内血管血流和频谱的技术）
transcranial Doppler ultrasonography 经颅骨多普勒超声描记法

TCDD 2, 3, 7, 8-tetrachlorodibenzodioxin 四氯二苯对二噁英（是含二噁英化学物中最常见的一种）

TCE T cell clonal excess T细胞克隆过剩
tetrachloroethane 四氯乙烷（有机溶剂，灭火剂，有强麻醉作用、肝损害）
total cardiac emergency 全部心脏意外
transcatheter chemoembolization 经导管化学栓塞疗法
1,1,1-trichloroethane 三氯乙烷（有机溶剂,有麻醉作用）

T cell thymus derived（or dependent）cell 胸腺源（或依赖）（T淋巴细胞）

TCF tumor cytolytic factor 肿瘤细胞溶解因子

TCGF T cell growth factor T细胞生长因子

TCGFR T cell growth factor receptor T细胞生长因子受体

TCH thiophene-2-carboxylic acid hydrazide（test）噻吩-2-羧酰肼（试验）
total circulating hemoglobin 总循环血红蛋白量

T-Ch total-cholesterol 总胆固醇（血清正常参考值:2.9-6.0mmol/L;100-250mg/dl。升高见于:高胆固醇血症、糖尿病、肾病综合征、胆道梗阻或甲状腺功能低下;减低见于:甲状腺功能亢进或营养不良等）(=TC）

TCI tuberculosis cutis indurativa 硬性皮肤结核病

TCID50 50% tissue culture infection dose 50%组织培养感染量

TCL T-cell leukemia-lymphoma

［gene］ T-细胞白血病-淋巴瘤［基因］
tuberculosis cutis lichenoides 苔藓样皮肤结核

TCM tissue culture medium 组织培养基

T-CO_2 total plasma CO_2 content 血浆 CO_2 含量（指血浆中各种形式存在的 CO_2）

Tco_2 total carbon dioxide 二氧化碳总量（正常参考值：22-32mmol/L。降低：CO_2 减少、HCO_3^- 减少；增高：CO_2 增加、HCO_3^- 增加）

TCP transcutaneous pacemaker 经皮起搏
transmission control protocol 传输控制协议

$TcPaO_2$ transcutaneous arterial oxygen pressure 经皮内动脉血氧分压

TCR T cell antigen receptor T 细胞抗原受体

TCPR T cell proliferative reaction T 细胞增殖反应

TCt tanscranial brain tomography 经颅的脑断层描记法

Tct tinctura 酊剂（处方用语）（＝Tr）

TCVO trans-catheter vessel occlusion 经导管血管闭塞

TD tachycardia detection 心动过速检测
thanatophoric chondrodysplasia 致死性软骨发育异常
thoracic duct 胸管（胸淋巴管）
threshold dose 阈值量（＝MED）
threshold of discomfort 不快阈值
time delay 延迟时间
tolerance dose 耐受量
total dose 总量，总线量
transverse diameter 横径，心脏横径

t.d. tales doses 等量（处方用语）

TD50 medium toxic dose 半数中毒量
toxic dose 50 50%中毒量

TD PCR touchdown PCR 触地聚合酶链反应

T-DC time-density curve 时间密度曲线

TDD thoracic duct drainage 胸管引流

TDF testis determining factor 睾丸决定因子
total dietary fiber 食物纤维总量

TDH thermostable direct hemolysin 耐热性直接溶血素

TDI tolerable daily intake 日耐受摄取量
toluenediisocyanate 甲苯二异氰酸酯（职业性致喘物）

TDL thoracic duct lymph 胸导管淋巴液

TDM trehalose dimycolate 海藻糖二霉菌酸酯

TDM［cyclosporine］ therapeutic drug monitoring［cyclosporine］治疗药物监测［环孢霉素］(临床治疗药物监测有效药浓度范围：期望达到值 100-450μg/L，最低有效值 100μg/L，潜在中毒浓度＞600μg/L)

TDM［digoxin］ therapeutic drug monitoring［digoxin］ 治疗药物监测［地高辛］(有效药浓度范围 0.8-2.2μg/L，潜在中毒浓度＞2-4μg/L。临床治疗药物监测)

TDM［phenobarbital］ therapeutic drug monitoring［phenobarbital］治疗药物监测［苯巴比妥］(有效药浓度范围 15-40mg/L，潜在中毒浓

度 > 50mg/L。临床治疗药物监测）
TDM［theophylline］ therapeutic drug monitoring［theophylline］ 治疗药物监测［茶碱］（有效药浓度范围：儿童及成人 10-20mg/L，新生儿 5-10mg/L；潜在中毒浓度：儿童及成人 > 20mg/L；新生儿 > 15mg/L。临床治疗药物监测）
TDP thermal death point 热性死亡点
thermal diffusion probe 热扩散探针
TdP torsades de points 尖端索状线心电图 QRS 的变化
TDR three dimensional reconstruction 三维重建
thymidine 胸腺嘧啶核苷
time dose relationship 时间剂量关系（放射线剂量与时间的关系）
TDS total dissolved solid 全溶解固体
TDT terminal deoxynucleotidyl transferase 末端脱氧核苷酸转移酶
TDt transverse diameter of thorax 胸廓横径
Tdt terminal deoxynucleotidyl transferase 末端脱氧核苷酸转移酶
TE thrombo embolism 血栓栓塞症
tissue equivalent 组织当量（放射线照射用）
Tris/EDTA（buffer）Tris/EDTA（缓冲液）
Te tetanus 破伤风
TEA thermal energy analyzer 热能分析器
thromboendartectomy 血栓动脉内膜摘除术
total exchange albumin 总交换白蛋白
tracheal-esophageal airway 气管-食管气道
TEAE triethylaminoethyl 三乙氨基乙基
TEAP transesophagus atrial pacing 经食管心房起搏
TEAS transcutaneous electrical acupoint stimulation 经皮的（穴位）电针刺激（疗法）
TEC transluminal extraction catheter 经腔的摘出术导管
tec technic 技术
technician 技术员，技师
technological 技术的
technology 技术
tech technical 技术的
TED threshold erythema dose 红斑阈量
thrombo-embolic disease 血栓-栓塞病
TEE transesophageal echocardiography 经食管超声心动图检查术（将探头通过食管进行心脏超声检查的方法，图像更清晰，故心脏术中检查监护具有重要意义）
TEEG topographic EEG 局部脑电图
TEEH total elemental enteral hyperalimentation 经肠全要素高营养
TEER transepithelial electrical resistance 经上皮的电阻（细胞膜抵抗）
TEF tracheoesophageal fistula 气管食管瘘
Teff effective half life 有效半衰期（物理半衰期 × 生物半衰期/（物理半衰期 + 生物半衰期）
time of effective half life 有效半衰期（= EHL）
TEFR tubular ejection fraction rate 肾小管排出分数率

TEG thromboelastogram 血栓弹性图

TEL telephone 电话

tele Ci tele curie therapy 远隔镭疗法，远距离疗法

tele Co tele cobalt therapy 远隔钴（照射）疗法

TEM body temperature system 体温系统（身体现象记录装置）

transmission electron microscope 透射电子显微镜

TEMED tetramethylethylenediamine 四甲基乙二胺，丁二胺，腐胺

temp temperature 温度，体温（= T）

temporary 一时的，临时的（= T）

tempry temporary 一时的（= T, temp）

TEN total excretory nitrogen 排出总氮

toxic epidermal necrolysis 中毒性表皮坏死松解症（中毒性表皮坏死症）

tend tendon 腱

tenot tenotomy 切腱术

TENS transcutaneous electrical nerve stimulation 经皮的末梢神经电刺激

TEP totally extraperitoneal herniorrhaphy 腹膜外疝完全修补术（腹腔镜下）

TER thymic epithelial reticulocyte 胸腺上皮性网状细胞

term terminal 终末的，末端的

terminology 术语，术语学

tert tertiary 第3级的

TE Shunt trachea esophageal shunt 气管-食管分路

TET tubal embryo transfer 胚胎输卵管内移植（一种辅助生育技术，用于年龄大，少弱精症，需输卵管通畅）

TEV talipes equinovarus 马蹄内翻足

TEWL transepidermal water loss 经皮水分丢失量

TF tactile fremitus 触觉震颤

tissue factor 组织因子

transfer factor 转移因子

transferrin 转铁蛋白

tube feeding 经管营养

tuberculin filtrate 结核菌素滤液

T/F tetralogy of Fallot 法洛四联症（= TOF）

TFA total fatty acids 总脂肪酸

trifluoroacetic acid 三氟乙酸

TFD target film distance 靶片距离

target to film distance 目标与胶片间距离（X线摄影）

TFN total fecal nitrogen 粪总氮

TFPI tissue factor pathway inhibitor 组织因子径路的抑制因子（1991年国际血栓学会统一）

TFX thymic factor X 胸腺因子X

TG tendon graft 腱移植物

thyroglobulin 甲状腺球蛋白

tomography 断层摄影法（= Tomo）

triglyceride 甘油三酯

Tg thyroid globulins 甲状腺球蛋白（血 RIA 法 $< 60\mu g/L$，分化性甲状腺癌和其他甲状腺病）

6-TG 6-thioguanine 6-硫代鸟嘌呤（抗肿瘤药）

TGA transposition of great artery 大动脉转位

complete transposition of the great arteries 完全性大动脉转位

TG-Ab thyroglobulin antibody

甲状腺球蛋白抗体（正常参考值：<30%。意义：协助甲状腺功能亢进、自身免疫性甲状腺炎、慢性淋巴细胞性甲状腺炎的诊断，鉴别甲状腺肿块等）

TGC time gain compensation 时间获得代偿（超声波图像诊断用语）

TGE transmissible gastroenteritis 传染性胃肠炎

TGF therapeutic gain factor 治疗增强因子

transforming growth factor 转化生长因子

tuboglomerular feedback 肾小管球反馈

tumor growth factor 肿瘤生长因子

TGFα transforming growth factor α 转化生长因子 α（血浆 ELISA 法正常参考值：0.028 g/L；升高见于：鳞癌、肾、乳腺癌等）

TGI thyroid growth immunoglobulin 甲状腺生长免疫球蛋白

TGt thromboplastin generation test 凝血激酶生成试验

Tgt target 靶，目标，指标

TGV thoracic gas volume 胸腔内气体容量（全肺容量外加胸膜内、纵隔内全部容量）

transposition of great vessel 大血管转位

TG WBC toxic granules in white cell 白细胞中毒颗粒（正常参考值：6%以下，急性细菌感染、慢性苯中毒时可增高）

TH biological half time 生物学的半衰期

helper T cell 辅助 T 细胞

thorax 胸部

thrill 寒战

thyroid hormone 甲状腺素

thyrosine hydroxylase 甲状腺素羟化酶

tyroxine hydroxylase 酪氨酸羟化酶（催化酪氨酸氧化成多巴（DOPA））

Th thalamus 丘脑

therapist 治疗学者

therapy 治疗，疗法

thoracic 胸的

thrombin 凝血酶

Th（^{232}Th） thorium 钍（原子序数为 90，原子量 232.038 为天然放射性物质。^{232}Th 半衰期为 1.39×10^{10}年。以此为原料制成的血管造影剂胶质二氧化钍（Thorotrast），在体内存留时间太长，易产生副作用，现不再使用）

TH4 tetrahydrofolate 四氢叶酸（= THF）

4th fourth 第四

THAE transcatheter hepatic arterial embolization 经导管肝动脉栓塞

thal thalassemia 地中海性贫血

THAM tris hydroxymethyl aminomethane 三羟甲氨基甲烷（氨基缓冲液，治疗代谢性酸中毒）

Thanat thanatology 死亡学

THb tidal hemoglobin 循环血红蛋白

total amount of hemoglobin 血红蛋白总量

THBF total hepatic blood flow 肝血流总量

THC transhepatic cholangiogram 经肝胆管造影像

transhepatic cholangiography 经肝胆道造影术

THD thermodilution 热耗减

4th digit ring finger 环指

5th digit little finger 小指

THDOC tetrahydrodeoxycorticosterone

四氢脱氧皮质酮

THE tetrahydrocortisone E 四氢可的松 E

theor theorem 定理，原理

theoretical 理论上的

ther therapy 治疗，疗法

thermometer 温度计

therp therapeutic 治疗的

therapeutics 治疗学

therapy 治疗

THF tetrahydrocortisol 四氢皮质醇

tetrahydrocortisone F 四氢可的松 F

tetrahydrofolate 四氢叶酸（=TH4）

tetrahydrofolate [methyltransferase] 四氢叶酸 [甲基转移酶]

tetrahydrofolic acid 四氢叶酸（在天然叶酸 5，6，7，8 的位置上加 H 即成 tetrahydro 型，称活性型）

tetrahydrofuran 四氢呋喃

thymic humoral factor 胸腺体液因子（胸腺分泌激素样物质用于代替免疫球蛋白疗法）

Thf T cell factor helper T cell T 细胞因子辅助 T 细胞

THI trihydroxy indole 三羟吲哚（荧光测定用）

Thio thiosulfate 硫代硫酸盐

thio-TEPA triethylene-thiophosphoramide 塞替派（抗肿瘤药）（=TSPA）

THO ribosylthymine 核糖胸腺嘧啶

tyrosine hydroxylase 酪氨酸羟化酶

thor thoracic 胸部的

THP Tamm-Horsfall mucoprotein [protein] 泰姆-霍斯塔黏蛋白 [蛋白]（由亨勒袢细胞产生，是尿的正常成分，也是管型的成分）

THPP thiamin pyrophosphate 焦磷酸硫胺素（=TPP）

THQ tetrahydroxy quinone 四羟基醌

THR total hip replacement 全髋置换

Thr threonine 苏氨酸（=T）

thrombus，thrombosis 血栓，血栓形成

THS tetrahydro 11 desoxycortisol 四氢 11 脱氧皮质醇（先天性肾上腺皮质疾病时尿中增多）

THSC totipotent hematopoietic stem cell 全能造血干细胞

THSE transcatheter hepatic segmental embolization 经皮肝动脉段栓塞

Th surg 胸部外科（=TS）

THU tetrahydrouridine 四氢尿苷

Thy-1 a kind of T cell antigen 一种 T 细胞抗原

ThySA thymus specific antigen 胸腺特异抗原

TI inversion time 反转时间（核磁共振图像，MRI 摄影计算指标之一，图像诊断用语）

tricuspid incompetence 三尖瓣关闭不全

tricuspid insufficiency 三尖瓣闭锁不全

TIA thymus independent area 胸腺非依赖区

transient ischemic attack 一过性缺血发作（指一过性脑卒中）

turbidimetric immunoassay 免疫比浊法，比浊免疫测定法

TIAF The International Association of Forensic Toxicologist 国际法医中毒学者协会

TIBC total iron binding capacity 总铁结合力（正常参考值：男 260-390μg/dl；女 210-340μg/dl。升高常见于：缺铁性贫血、肝细胞坏死及急性肝炎；减低常见于：遗传性铁蛋白缺乏症、肝硬化、

溶血性贫血、肾病、尿毒症）

TICU trauma intensive care unit 重症创伤监护病房，外伤集中治疗室

TID thermionic ionization detector 热离子离子化检测器

tid ter in die 一日三次（处方用语）

TIF tumor inducing factor 肿瘤诱发因子

TIG tetanus immune globulin 破伤风免疫球蛋白

tungsten inert gas 钨惰性气体

TII transvaginal intratubal insemination 经阴道输卵管内授精（一种辅助生育技术）

TIL tumor-infiltrating lymphocytes 肿瘤浸润的T淋巴细胞，癌浸润性淋巴细胞

TIMI thrombolysis in myocardial infarction 心肌梗死血栓溶解

thrombolysis in myocardial infarction [test] 心肌梗死溶栓[试验]

TIMP tissue inhibitor of metalloproteinase 金属蛋白酶组织抑制物

TIN tubulointerstitial nephritis 肾小管间质性肾炎

TINU tubulointerstitial nephritis-uveitis [syndrome] 肾小管间质性肾炎-眼色素膜炎[综合征]

TIP tumor inducing principle 肿瘤诱发原理

TIPBn transurethral incision of prostate and bladder neck 经尿道的前列腺和膀胱颈部切开术

TIPS transjugular intrahepatic portosystemic shunt 经颈静脉肝内门静脉肝静脉分流术

TIPSS transjugular intrahepatic portosystemic stent shunt 经颈静脉行肝内门体静脉支架分流术

Tis tumor in situ 原位瘤

Tit title 题目，书名，扉页，学位

TIU thyroid iodine uptake 甲状腺碘摄取率（为甲状腺功能指标，正常参考值：口服^{131}I 2μci 后2小时 10%-32%，4小时 17%-42%，24小时 25%-62%，三次结果高于正常范围为甲状腺功能亢进，低于正常范围为甲状腺功能减低）

TJ triceps jerks 肱三头肌腱反射

TJR total joint replacement 全关节置换术

TK tachykinin 速激肽

thymidine kinase 胸苷激酶（血清 RIA、EIA 法的正常参考值：男 1.5-3.5U/L，女 1.6-3.2U / L。升高见于：白血病、淋巴瘤及多发性骨髓瘤）

transketolase 转酮醇酶

tyrosine kinase 酪氨酸激酶

Tk killer T cell 杀伤T细胞

TKA transketolase activity 转酮醇酶活性

TKD tokodynamometer 分娩力测定器，分娩力计表

TKR total knee replacement 全膝置换术，人工膝关节置换术

TL thymus leukemia 胸腺白血病

tolerance level 耐受水平

total laryngectomy 喉全切除术

tubal ligation 卵管结扎

TLC thin layer chromatography 薄层层析法，薄层色谱法

total lung capacity 肺总量（指深吸气后肺内所含的气量）

total lymphocyte count 总淋巴细胞计数

TLCA taurolithocholic acid 牛磺

石胆酸

TLD thermoluminescent dosimetry 温度发光线量计

thoracic lymph duct 胸淋巴管

tumor lethal dose 肿瘤致死剂量

TLE temporal lobe epilepsy 颞叶癫痫

thin layer electrophoresis 薄层电泳

TLI total lymphoid irradiation 全淋巴照射（脏器移植时用）

transport-level interface 运输层楼口

TLR target lesion revascularization 靶病变血管重建术

TLSO thoraco-lumbosacral orthosis 胸-腰骶椎矫正器

TLV threshold limit value 阈限值

total lung volume 总肺容量

TLVSW total left ventricular stroke work 总左室每搏做功

TM tarsometatarsal [joint] 跗跖[关节]

temperature meter 温度计

thrombomodulin 凝血调节素

thrombophlebitis migratry 游走性血栓静脉炎（Trousseau 综合征）

total mastectomy 全乳房切除术

trademark 商标

tropical medicine 热带病学（= Trop Med）

tumor 肿瘤

Tm thulium 铥（69 号元素）

melting [or midpoint] temperature, thermal denaturation 熔解[中点]温度，变性（解链）温度

tubular, maximum clearance of kindey 肾小管最大清除率

tubular, maximum excretory capacity of kindey 肾小管最大排泌量

tubular transport maximum 肾小管最大转运率

TMA trimellitic anhydride 苯偏三酸酐（职业性致喘物）

TM-AB thyroid microsomal antibody 甲状腺微粒体抗体（正常参考值：< 20%；意义：协助甲状腺功能亢进、自身免疫性甲状腺炎、慢性淋巴细胞性甲状腺炎的诊断，鉴别甲状腺肿块等）

TMAC tetramethylammonium chloride 氯化四甲铵

TMD temporo-mandibular joint disturbances syndrome 颞下颌关节紊乱综合征

TmD diodrast tubular excretory mass 碘奥酮肾小管排泌极量

TMEP telangiectasia macularis eruptiva perstans 持久性发疹性斑状毛细血管扩张

TMF temporalis muscle fascia flap 颞肌筋膜瓣

thymocyte mitogenic factor 胸腺细胞有丝分裂因子

TMG tubular maximal glucose reabsorptive capacity 肾小管葡萄糖最大回吸收力（正常参考值：250-375 mg/min，反映肾小管再吸收功能）

TmG maximum tubular reabsorptive capacity for glucose 肾小管葡萄糖再吸收极量

TMJ temporomandibular joint 颞下颌关节

TMJDS temporomandibular joint-disturbance syndrome 颞下颌关节紊乱综合征

TMJDs temporomandibular joint disorders 颞下颌关节紊乱症

TMJID temporomandibular joint internal derangement 颞下颌关节脱位

TMJOA temporomandibular joint osteoarthrosis 颞下颌关节骨关节病

TMJS temporomandibular joint syndrome 颞下颌关节综合征

T ML T cell malignant lymphoma T细胞恶性淋巴瘤

TMMG teacher of massage and medical gymnastics 按摩和医学体操指导者

TM-P tinea manus and pedis 手足癣

TMP thiamine [5] monophosphate 硫胺素 [5] 一磷酸
thymidine monophosphate 胸苷一磷酸
transmembrane pressure 跨膜压，膜滤过压
trimethoprim 三甲氧苄氨嘧啶（磺胺增效剂）
trimethyl phosphate 三甲基磷酸（男避妊药）

TMP-SMZ trimethoprim sulfamethoxazole 增效磺胺甲基异噁唑

TMR topical magnetic resonance 局部磁共振
transmyocardial revascularization laser 经心肌激光血管重建术

TMS transcranial magnetic stimulation 经颅脑磁刺激

TMT, TM tarsometatarsal (joint) 跗跖(关节)

TMX tamoxifen 他莫昔芬，三苯氧胺（非甾体抗雌激素药）

TN normal intraocular tension 正常眼内压（= Tn）
tenascin 生腱蛋白
trigeminal neuralgia 三叉神经痛
true negative 真阴性（确定诊断无病，检查结果为阴性）

Tn normal intraocular tension 正常眼内压（正常参考值：11-20mmHg，个人差异）（= TN）

TNC thymic nurse cell 胸腺营养细胞

TnC troponin C 肌钙蛋白 C

TNDM transient neonatal diabetes mellitus 暂时性新生儿糖尿病

TNF tumor necrosis factor 肿瘤坏死因子

Tng tonography 张力描记法眼压记录

TNI total nodal irradiation 全淋巴结照射

TnI troponin I 肌钙蛋白 I

TNM tumor, node, metastasis classification 肿瘤、淋巴、转移分类（世界癌协会（UICC）制定癌国际临床病期分类）

TNMc tumor, nodes, metastasis-classification 肿瘤、结节、转移-分类（恶性肿瘤国际临床病期分类）

TNS transcutaneous nerve stimulator 经皮的神经刺激装置
transcutaneous neural stimulation 经皮刺激神经

TNSV tobacco necrosis satellite virus 烟叶坏死星状病毒

TNT trinitrotoluene 三硝基甲苯（黄色炸药，有肝毒）

TnT troponin T 肌钙蛋白 T
troponin T[whole blood rapid test] 肌钙蛋白 T[快速全血试验](正常参考值:阴性。TnT 存在于心肌中,心肌细胞损伤时血中 TnT 明显升高。目前发现,肌钙蛋白 T 是诊断心肌梗死的一个特异指标,对诊断早期心肌梗死更有价值。也是判断不稳定心

绞痛患者预后的主要指标)

TNTC too numerous to count 数太多不能计算

TO oral temperature 口腔体温
target organ 靶器官
telephone order 电话医嘱
thoracic orthosis 胸椎矫形器
transverse outlet 下口横径、坐骨结节间径(8-9.5cm,骨盆下口横径)

t.o. turn over 更新,周转

TOBEC total body electorical conductivity 全身电传导度测定法(体脂肪测定法)

TOC table of contents 目录表

TOCP triorthocresol phosphate 磷酸三(邻)甲酚酯(中毒引起迟发性周围神经病)

TOCST total correlation spectroscopy 全相关分光法

TOD total oxygen demand 氧必要总量

TOF tetralogy of Fallot 法洛四联症(先天性心脏病)(=T/F)
time of flight 飞行时间,飞机,另指放射线、子弹等

TOF MRA time of flight magnetic resonance angiography 时间飞行磁共振血管造影术

TOFMS time of flight mass spectrometry 时间飞行质谱法

Tomo tomogram 体层X线摄影照片
tomography 体层摄影法(=TG)

TOMS total ozone mapping spectrometer 全臭氧分布分光器(经卫星测量)

top topically 局部的

TOSS total suppression of spinning sidebands (核磁共振(NMR))旋转边带全抑制(图像诊断用语)

tox toxemia 毒血症
toxic 毒性的
toxicity 毒性
toxicologist 毒理学者
toxicology 毒理学

TOXIN Toxicology Information Network 毒理学情报网

TOXOg Toxoplasma gondii 鼠弓形体

TP tibialis posterior 胫后(肌)
total pancreatectomy 全胰切除术
total protein 总蛋白
Treponema pallidum 苍白密螺旋体,梅毒螺旋体
true positive 真阳性(确定诊断有病,检查结果为阳性)

Tp physical half life 物理半衰期(为核素自然衰变一半所需要的时间)
Toxoplasma 弓形体属
toxoplasmosis 弓形体病
triosephosphate 磷酸丙糖

TPA tissue polypeptide antigen 组织多肽抗原(血RIA法正常参考值:<60U/L。只有恶性肿瘤及部分良性疾病)
transverse pancreatic artery 胰横动脉
treponema pallidum agglutination [test] 梅毒螺旋体凝集[试验]

t-PA tissue plasminogen activator 组织纤溶酶原激活物

TPB tryptone phosphate broth 胰胨磷酸盐肉汤

TPC therapeutic patient club 治疗患者俱乐部
thromboplastic plasma component 血浆促凝血的成分

TPCF treponema pallidum complement fixation［test］梅毒螺旋体补体结合［试验］

TPD thiamine propyl disulfide 丙基二硫硫胺素（持续性活性型维生素 B_1 剂）
tidal peritoneal dialysis 潮式腹膜透析
tip palmar distance 指尖至掌心的距离
two point discrimination 两点辨别
two point distinction 两点识别（检查感觉障碍）

TPE tropical pulmonary eosinophilia 热带肺嗜酸细胞增多症

TPFA treponema pallidum fluorescent antibody test 梅毒螺旋体荧光抗体试验

TPG toxoplasma gondii PCR 鼠弓形体的 DNA 扩增实验（正常：阴性，协助临床有关疾病的诊断）

TPHA treponema pallidum hemagglutination 梅毒螺旋体血凝
treponema pallidum hemagglutination assay 梅毒螺旋体血凝试验

TPI title, page, index 标题、页码、索引
toe pressure index 趾压指数（趾血压与手腕动脉收缩期压比）
treponema pallidum immobilization test［syphilis］梅毒螺旋体制动试验［梅毒］
triose phosphate isomerase 磷酸丙糖异构酶

TPK tyrosine protein kinase 酪氨酸蛋白激酶

TPL thromboplastin 促凝血酶原激酶（血栓形成促进物质，止血药）
total phospholipid 总磷脂（血清正常参考值：150-230mg/dl）

Tpl transplantation 移植

TPN total parenteral nutrition 全肠道外营养，全静脉营养
triphosphopyridine nucleotide 三磷酸吡啶核苷酸，辅酶Ⅱ

TPNH reduced triphosphopyridine nucleotide 还原型三磷酸吡啶核苷酸

TPO thrombopoietin 血小板生成素
thyroid peroxidase 甲状腺过氧化酶
tryptophan peroxidase 色氨酸过氧化酶

TPP testosterone phenylpropionate 苯丙酮酸睾酮
thiamine pyrophosphatase 硫胺素焦磷酸酶
thiamine pyrophosphate 焦磷酸硫胺素（=THPP）

TPp tidal plasma protein 循环血浆蛋白量

TPR total pulmonary vascular resistance 肺血管总阻力

T2PRE T2 proton relaxation enhancement T2 质子弛豫增强效应

TPTX thyroid parathyroid extraction 甲状腺，甲状旁腺摘除

TPV terminal portal vein 终末门静脉
total plasma volume 全血浆量
transverse pancreatic vein 胰横静脉

TPVR total peripheral vascular resistance 全末梢血管阻力

TQ temperament questionnaire 气质调查表

TQC total quality control 总质量

管理

TR rectal temperature 直肠体温

repetition time 反复时间（核磁共振图像（MRI）摄影计算指标，图像诊断用语）

therapeutic radiology 放射线治疗学

therapeutic ratio 治疗效果比

thyroid hormone receptor 甲状腺激素受体

time repetition 重复时间

transparent region 透明领域

tricuspid regurgitation 三尖瓣反流，三尖瓣关闭不全

troy［weight］ 金衡制（英国用的重量单位制，金银、宝石等用以衡量）

tuberculin reaction 结核菌素反应

T/R translate rotate 平移，旋转

Tr tincture 酊，酊剂（处方用语）（= Tc）

translumination rate 透光率

trophoblast 滋养层

tr trace 痕迹，极微量

treatment 治疗，处置（= TRT）

TRA tumor rejection antigen 肿瘤排斥抗原

TR-Ab TSH-receptor antibody TSH 受体抗体（酶标法正常参考值：< 13%）

trans transaction 处理，会刊

transactions 学报，会刊

transformer 变压器

transverse 横断的，横断

transl translated 翻译的

transm transmission 传达，媒介

transpl transplant 移植

trau trauma 创伤

traumatic 创伤的

traumatology 创伤学

TRBF total renal blood flow 总肾血流量（单位时间肾全血流量，正常参考值：850-1000 ml/min）

TRC tissue repair cells 组织修复细胞

trch trachea 气管

tracheal 气管的

tracheotomy 气管切开

TRE thyroid hormone response element 甲状腺激素反应要素

tissue polypeptide antigen responsive promoter elements 组织多肽抗原反应促进要素

TREND tropical environment data 热带环境资料

TRF T cell replacing factor T 细胞代替因子

thyroid stimulating hormone releasing factor 促甲状腺激素释放因子（= TSHRF）

thyrotropin releasing factor 促甲状腺素释放因子

time-resolved fluorometry 时间分辨性荧光术

transferrin 转铁蛋白

TR-FIA time-resolved fluoroimmunoassay 时间分辨荧光免疫分析法

TRH thyrotropin releasing hormone 促甲状腺激素释放激素（为下丘脑合成的激素，促进垂体合成和分泌 TSH，用做试验了解垂体功能。RIA 法正常参考值：42-378pmol/L，15-135pg/ml）

TRI total red cell iron 全红细胞铁

total response index 总反应指数

TRIC trachoma-inclusion conjunctivitis 沙眼包涵体性结膜炎

trip triple 三倍的

triplication 三倍

TRIS Tris [hydroxymethyl] aminomethane 三[羟甲基]氨基甲烷(缓血酸胺,酸中毒缓冲剂)

Tris-Cl Tris hydrochloride Tris 盐酸盐

TRITC tetramethylrhodamine isothiocyanate 四甲基若丹明异硫氰酸盐

tRNA transfer ribonucleic acid 转移核糖核酸，转移 RNA

trop tropic 热带的

Trop Med tropical medicine 热带医学（= TM）

trip tropical 热带的

tropics 热带

TRP tubular reabsorption of phosphate 肾小管磷重吸收

Trp tryptophan 色氨酸

tr pl treatment plan 治疗计划

TRT treatment 治疗，疗法（= tr）

turkey rhinotracheitis (virus) 火鸡鼻气管炎（病毒）

TRU turbidity reducing unit 混浊度降低装置

TS suppressor T cell 抑制 T 细胞

tachycardia sensing 心动过速感知

teaching strategies 教授方略(行动目标（SBO）为到达教育计划，医学教育用语)

terminal sensation 末端感觉

terminal stimulus 终末刺激

thoracic surgery 胸部外科（= Th surg）

tocopherol supplemented 补充生育酚（维生素 E）

tracheal sound 气管音

transseptal sheath 穿房间隔鞘管

tricuspid stenosis 三尖瓣狭窄症

tuberous sclerosis 结节性硬化症（遗传，大脑皮质散在性结节状硬化灶）

TSA therapeutic substances act 治疗药物效果

tumor specific antibody 肿瘤特异抗体

tumor specific antigen 肿瘤特异抗原

TSAb thyroid stimulating antibody 甲状腺刺激抗体

TSAC title, subtitle and caption 标题，副标题和说明

TSAP total serum acid phosphatase 血清总酸性磷酸酶

TSB total spinal block 全脊髓神经阻断

TSBAb thyroid stimulating blocking antibody 甲状腺刺激阻断抗体

TSC Therapeutic Social Club 治疗社会俱乐部

TSCA Toxic Substances Control Act 有害物质控制法

TSD target-skin distance 目标-皮肤间距离（放射线照射）

T sect transverse section 横断面

TSES target symptom evaluation scale 目标症候评价标准

TSF thymocyte stimulating factor 胸腺细胞刺激因子

TSGs tumor suppressor genes 肿瘤抑制基因

TSH thyroid stimulating hormone 促甲状腺激素（为垂体前叶分泌的促甲状腺激素，垂体的功能指标，正常参考值：0.3-5μU /ml。成人 RIA 法 2-10μU/ml；免疫放射法 0.5-5μU/ml；化学发光法 0.2-6.2μIU/ml）

thyrotropin 促甲状腺素

TSHR thyroid stimulating hormone receptor 促甲状腺素受体

TSHRF thyroid stimulating hormone releasing factor 促甲状腺素释放因子(=TRF)

TSI thyroid stimulating immunoglobulin 甲状腺刺激免疫球蛋白

tricuspid stenoinsufficiency 三尖瓣狭窄闭锁不全症

T sign Thomson's sign 汤姆森征(猩红热肘窝的红色横线)

TSI agar triple sugar [lactose, glucose, sucrose] iron agar 3种糖[乳糖、葡萄糖、蔗糖]铁琼脂培养基

TSP thermospray ionization 离子化热喷雾吸入法

thrombospondin 血小板结合蛋白,凝血酶敏感蛋白(血管内皮细胞增殖阻碍物质)

thyroid-stimulating [hormone of] anterior pituitary 垂体前叶促甲状腺素

tropical spastic paraparesis 热带痉挛性下肢不全麻痹

TSPA thiotepa 塞替派(抗肿瘤药)

T-spine thoracic spine 胸椎-棘突

TSPR total systemic peripheral resistance 全身周围血管阻力

TSR total systemic resistance 总全身(血管)阻力

total systemic vascular resistance 全身周围血管阻力(=TSVR)

TSS tumor specific substance 肿瘤特异物质

TSSA tumor specific surface antigen 肿瘤特异性表面抗原

TSST toxic shock syndrome toxin 中毒性休克毒素(黄色葡萄球菌产生)

TST T3 suppression test T3抑制试验

thromboplastin screening test 促凝血酶原激酶筛选试验

toxic shock toxin 毒素性休克毒素

TSTA tumor specific transplantable antigen 肿瘤特异性移植抗原

TSVR total systemic vascular resistance 全身周围血管阻力(=TSR)

TT tendon transfer 腱移植术

tetanus toxoid 破伤风类毒素

thrombin time 凝血酶时间(正常参考值: S: 14-17s; R: 0.85-1.15。TT时间延长见于:纤维蛋白原减少,抗凝血酶Ⅲ活性增加,肝素及肝素样物质增多以致不能形成纤维蛋白)

tilt table 倾斜手术台

toilet training 排便训练

tolerance test 耐性试验(药物)

trophoblastic tumor 滋养层的肿瘤

T&T touch and tone 脉和心音(诊脉和听心音)

TT3 total triiodothyronine 总甲状腺原氨酸(甲状腺功能指标,正常参考值:115-220ng/dl)

TT4 total thyroxine 总甲状腺素(甲状腺功能指标,正常参考值:5.4-13.0μg/dl)

TTA transtracheal aspiration 经气管吸引

TTAG tubo-tympanoaerodynamic graphy 耳管鼓室气流动态记录法

TTC Teacher Training Center 教师训练中心

triphenyltetrazolium chloride 氯化三苯四唑

TTD temporary threshold drift 一过性阈值变动

TTDtest threshold tone decay test 阈值音衰减检查
TTE transthoracic echocardiography 经胸超声心动图
***t* test** *t* 检验(比较两个均数时计算统计量 *t* 值,再查 *t* 界值表,得概率 *P* 值,据以做出判断)
TTH thyrotropic hormone 促甲状腺激素
TTN transient tachypnea of the newborn 新生儿暂时性呼吸增快
TTP thrombotic thrombocytopenic purpura 血栓性血小板减少性紫癜(Maschcowitz 综合征)
thymidine triphosphate 胸苷三磷酸
thymidine 5′ triphosphate 胸苷三磷酸
TTQ teacher temperament questionaire 教师气质问卷
TTS temporary threshold shift 一过性阈值移动
transdermal therapeutic system 经皮治疗系统
TTT thymol turbidity test 麝香草酚试验(正常参考值:0-5 Kunkel 单位,现已不用)
tolbutamide tolerance test 甲糖宁耐量试验(正常参考值:空腹时 10±5μU/ml,测定血中胰岛素,了解β细胞功能)
TTTS twin to twin transfusion syndrome 双生儿输血综合征(一卵性双生儿,两者血管吻合,当一儿患贫血输血时,则另一儿出现多血症,也称 feto-fetal transfusion syndrome 双胎儿输血综合征)
TTV transfusion transmitted virus 输血传播病毒
TTW therapeutic time window 治疗时间窗
TTY teletype 电传打字电报机
TU thermal unit 热单位
toxic unit 中毒单位
Tu tuberculin unit 结核菌素单位
turbidity unit 混浊度单位
tub tabella (tablet) 丸剂
tubing 插管
TUB tubular adenocarcinoma 肾小管腺癌
Tub, tuberc tuberculosis 结核病(=TB,TBC)
TUC transurethral coagulation 经尿道(电)凝术
TUL transurethral lithotripsy 经尿道碎石术
transurethral ureterolithotripsy 经尿道尿道碎石术
TULB transurethral laser therapy for bladder tumors 经尿道用激光治疗膀胱肿瘤
TULIP transurethral ultrasound guided laser induced prostatectomy 经尿道超声波引导下激光前列腺切除术
TULS transurethral laser surgery 经尿道激光外科手术
tum tumor 肿瘤
TUR transurethral resection 经尿道切除术(经尿道插入内镜,行前列腺膀胱疾患电烧或切除手术)
turb turbid 混浊
turbidity 混浊
TURB transurethral resection of bladder tumor 经尿道膀胱肿瘤切除术
TURBN transurethral resection of bladder neck 经尿道膀胱颈切除术
TURCaP transurethral resection of carcinoma of prostata 经尿道前

列腺癌切除术

TURF trans urethral radiofrequency heating 经尿道放射线高热疗法

TURP transurethral prostatectomy 经尿道前列腺切除术

transurethral resection of prostata 经尿道前列腺切除术

turp turpentine 松节油

TUV total urine volume 全尿量

TV television 电视(放射诊断或治疗、重症室患者、手术室监视用)

thoracic vertebra 胸椎(=T)

total volume 总量

tricuspid valve 三尖瓣

tubulovesicles 管状小泡

Tv typhoid vaccine 伤寒疫苗

typhus vaccine 斑疹伤寒疫苗

TVD toxic vapor damper 毒蒸气减衰器

toxic vapor detector 毒蒸气检出器

triple-vessel-disease 三支血管病变

TVL tenth value layer 1/10 价层,十倍衰减层(放射线)

TVP textured vegetable protein 植物结构蛋白质

TVR target vessel revascularization 靶血管血运重建

total vascular resistance 全血管阻力

tricuspid valve replacement 三尖瓣置换术

TVU total volume urine (in twenty four hours) 全尿(24小时尿)

transvaginal ultrasonography 阴道超声检查(能清楚了解盆腔疾病)

TW terminal web 终末网(电子显微镜用语)

T1WI T1 weighted image T1加权像

T2WI T2 weighted image T2加权像

TWA time-weighted average concentration 时间加权平均浓度,时间荷重平均浓度(劳动环境中有害物质的允许浓度)

TWE tap water enema 自来水灌肠

TWIMC to whom it may concern 给有关人(给不知姓名的人写信的"称呼")

TWO this week only 限本周

TX thromboxane 血栓素,凝血噁烷

tx traction 牵引

TXA thromboxane A 血栓素A

TXA2 thromboxane A2 血栓素A2

TXRF total reflection X ray fluorescence spectrometry 全反射荧光X线分析法

Ty type 型,体型

Tymp tympanicity 鼓音,鼓响性

tympany 鼓肠,鼓音(叩诊音)

Typ typical 典型的

typographer 印刷工人

typographic 印刷的

typography 印刷品术

Tyr tyrosine 酪氨酸(=Y)

TzB tetrazole blue 四唑蓝

U

U unclassified 未分类的
understandable 可理解的
unit 单位
university 大学
unknown 未知
unsymmetrical 不对称的
upper 上,上位
upsilon Υ(大写),υ(小写)希腊语的第 20 个字母
uracil 尿嘧啶
uranium 铀(原子序数为 92,原子量为 238.07。在天然物质中原子量最大并具有放射性。铀 238 (^{238}U)半衰期为 4.51×10^9 年。占天然铀的大部分。铀 235(^{235}U)半衰期为 7.13×10^8 年,在天然铀中含量较少。用于原子弹及原子反应堆)
urea 尿素
urine 尿
urobilinogen 尿胆原(正常参考值:尿中 0.5-2.0mg/d)(= UBG)
urologist 泌尿科医师

UA unstable angina 不稳定心绞痛
uric acid 尿酸(正常参考值:140-420μmol/L(血);0.25-0.75g/24h(尿)。血尿酸升高:①痛风;②各种原因引起肾小球滤过功能降低;③慢性白血病、多发性骨髓瘤和真性红细胞增多症等、中毒性肝炎(氯仿及铅中毒)等)

UAE urine albumin excrete 尿中白蛋白排泄量

UAER urinary albumin excretion rate 尿白蛋白分泌率(正常参考值:< 20μg/min。临床意义:尿白蛋白是由于肾小球基底膜损伤在尿中排出的高分子蛋白。测定尿液白蛋白可为糖尿病肾病以及其它肾脏疾病的早期发现、诊断和疗效观察提供参考依据)

UAN uric acid nitrogen 尿酸氮

UAP unstable angina pectoris 不稳定型心绞痛
urinary alkaline phosphatase 尿碱性磷酸酶

UARS upper airway resistance syndrome 上气道阻力综合征

UB unbound(unconjugated)bilirubin 非结合胆红素(正常参考值:非结合胆红素占总胆红素的 2/3。升高见于:各种溶血性疾病或肝细胞不能正常摄取或结合游离胆红素,如 Gilbert 病、家族性非溶血性黄疸等)
urine bilirubin 尿胆红素

UB_{12} BC unsaturated B_{12} binding capacity 未饱和的 B_{12} 结合能力

UBG urobilinogen 尿胆原(正常参考值:< 3.2μmol/L,增高见于溶血性黄疸或肝细胞性黄疸)(= U)

UBI ultraviolet blood irradiation 紫外线血液照射法

U-BIL urine bilirubin 尿胆红素(正常阴性)

UBM ultrasound biological microscope 超声波生物显微镜

UBT urea breath test 尿素呼气试验

UC ulcerative colitis 溃疡性结肠炎
undifferentiated carcinoma 未分化癌

UCA ultra clean air 超净空气
UCB unconjugated bilirubin 未结合胆红素
UCF ultracentrifuge 超速离心机
UCG ultrasonic cardiogram 超声心动图
ultrasound cardiography 超声心动检查法
urethrocystography 尿道膀胱造影法
UCI umbilical cord implantation 脐带植入（疗法）
UCL uncomfortable level 不舒适水平（=ULL）
uncomfortable loudness 不舒适响度
urea clearance［test］ 尿素清除试验
Ucr urine creatinine 尿肌酐
Ucs unconscious 神志不清
UCT ultrasonic computed tomography 超声计算机体层摄影
ultrasound cardiotomogram 超声波心脏断层摄影图
UDC usual disease of childhood 常见小儿疾病
UDCA ursodeoxycholic acid 熊去氧胆酸（胆汁成分，用作胆石溶解剂）
UDO unwilling drop-out 不愿本意的脱落，不乐意的退学生
UDP uridine diphosphate 尿苷二磷酸盐
UDPG uridine diphosphate galactose 尿苷二磷酸半乳糖
uridine diphosphoglucose 尿苷二磷酸葡萄糖
UDPGA uridine diphosphate glucuronic acid 尿苷二磷酸葡萄糖醛酸
UE3 unconjugated estriol 非结合雌三醇
UES upper esophageal sphincter 上食管括约肌
UESL upper esophageal sphincter length 上食管括约肌长度
UESP upper esophageal sphincter pressure 上食管括约肌压力
UESRR upper esophageal sphincter relaxation rate 上食管括约肌松弛率
UETT uncuffed endotracheal tube 无套气管导管
u/ext upper extremity 上肢
UF ultrafiltration 超滤
uncertainty factor 不确定因子
uroflowmetry 尿流测量
UFA unesterified fatty acid 非酯化型脂肪酸
UFC urinary free cortisol 尿游离皮质醇（正常参考值：55-220nmol/24h（20-80μg/24h）；8-30μmol/mol Cr（25-95μg/g Cr））
UFCT ultrafast computed tomography 超高速计算机断层，超高速计算机体层摄影术
UFF ultrafiltration failure 超滤衰竭
UFH unfractionated heparin 未分级肝素（普通肝素）
UFR ultrafiltration rate 超滤率
UG urethrography 尿道造影法
UGAA urethritis gonorrhoica anterior acuta 急性淋菌性前尿道炎
UGF unidentified growth factor 未确认生长因子
UGIS upper gastrointestinal series 上部消化道系列（简称 G-I series，即上消化道钡餐造影）
UGIT upper gastrointestinal tract 上消化道（食管、胃、十二指

肠的总称）
UGPA urethritis gonorrhoica posterior acuta 急性淋菌性后尿道炎
UH umbilical hernia 脐疝
UHF ultrahigh frequency 超高频
UHHA unstable hemoglobin hemolytic anemia 不稳定血红蛋白溶血性贫血
UHL universal hypertrichosis lanuginosa 全身性胎毛过多症，全身性毳毛过多症，全身性多毛症
Ul ulcer 溃疡
ultrasound imaging 超声波成像
UIBC unsaturated iron binding capacity 未饱和铁结合能力
UIP usual interstitial pneumonia 普通间质性肺炎
UK urokinase 尿激酶
UL upper lid 上眼睑
upper limit 上限
ULDH urinary lactic acid dehydrogenase 尿乳酸脱氢酶
ULF ultra low frequency 超低频率
ULL uncomfortable loudness level 不快音阈值（= UCL）
ULLE upper lid of left eye 左上眼睑
ULQ upper left quadrant 左上象限
ULRE upper lid of right eye 右上眼睑
ULV ultra low volume 超微量
Umb umbilical 脐的
umbilicus 脐
UMC undifferentiated mesenchymal cell 未分化间质细胞
UMG uretero-manometrography 输尿管测压法
UMNL upper motor neuron lesion 上位运动神经元损害
UMP uridine monophosphate 尿苷一磷酸
UMPK uridine monophosphate kinase 尿（嘧啶核）苷一磷酸激酶
UN ulnar nerve 尺神经
United Nations 联合国（设立于1945年，本部在纽约）
urea nitrogen 尿素氮（全血中正常参考值：5-20mg/dl，血清中正常值：8-23mg/dl）
UNA urea nitrogen appearance 尿素氮出现
Unc unconscious 意识不清
Unclas unclassifiable 不能分类的（特别病理组织分类）
Uncomp uncompensated 非代偿性的
uncond ref unconditioned reflex 无条件反射
uncond unconditioned 无条件的
uncor uncorrected 未修正
undet ori undetermined origin 未确定原因
unfin unfinished 未完的
ung（t） unguentum 软膏（处方用语）
univ universal 一般的
university 大学
unk unknown 未知的
UNL underlying naevus lipomatosus 深层脂肪瘤样痣
Unrep unreported 未报告的
Uns unsatisfactory 不满意的
unsymmetrical 非对称的（= unsym）
Unsat unsatisfied 不满意的
unsaturated 不饱和
Unsym unsymmetrical 非对称的（= Uns）

UNTS unilateral nevoid telangiectasia syndrome 单侧痣样毛细血管扩张综合征
UOD ultimate oxygen demand 最终氧需要
UP umbilical part 脐部
unproof 未证明
unproofed 未证明的
urticaria pigmentosa 着色性荨麻疹
UPPP uvulopalatopharyngoplasty 悬雍垂腭咽成形术
Upt uptake 摄取
UPTD unit pulmonary toxic dose 肺毒性单位（肺氧中毒防止指标）
UR unit risk 危险单位
Ur urine 尿
ur anal urine analysis 尿分析
Urd uridine 尿苷
Ureth urethra 尿道
urethral 尿道的
URF uterine relaxing factor 子宫弛缓因子
URG urobilinogen 尿胆素原(正常值范围：< 3.2μmol/L)
Urg urgent 紧急的
URI upper respiratory infection 上呼吸道感染
Urol Urology 泌尿外科学
UR-VS unilateral retinitis-vitiligo syndrome 单侧视网膜炎白斑综合征
US ultrasonography 超声波检查法
ultrasound 超声
unconditioned structure 无条件构造，绝对构造
U.S. United States 美国
U.S.A United States of America 美利坚合众国，美国
USG ultrasonogram 超声波检查图
USP United States Pharmacopoeia 美国药典（= USphar)
US phar United States Pharmacopoeia 美国药典(= USP)
USS universal spinal system 通用脊柱(内固定)系统
UTI urinary tract infection 泌尿系感染,尿路感染
UTP uridine triphosphate 尿苷三磷酸
UTS ultimate tensile strength 最大拉伸强度
UU *Ureaplasma urealytcium* 解脲支原体
urine urobilinogen 尿中尿胆素原
UUE use until exhausted 用完为止
UUTI upper urinary tract infection 上尿路感染
UV ultraviolet 紫外线
umbilical vein 脐静脉
UVA ultraviolet A 长波长紫外线 315-400μm 范围
UVAC univentricular atrioventricular connection 单心室房室连接
UVB ultraviolet B 中波长紫外线 (280-315μm 范围)
UVC ultraviolet C 短波长紫外线 (100-280μm 范围)
Uviol ultraviolet 紫外线
UVR ultraviolet radiation 紫外线照射
UVSC ultraviolet solar constant 紫外线太阳常数
UWGCG University of Wisconsin Genetics Computer Group 威斯康星大学遗传学计算机组

V

V vaccine 疫苗
vacuum 真空(=Vac)
valine 缬氨酸(=Val)
value 值
valve 瓣
vanadium 矾(原子序数为23,原子量为50.9414)
vapor 蒸气
variation 变化,变异,变种
varicella 水痘
vector 向量,矢量
vein 静脉
velocity 速度(=Vel)
venous blood 静脉血
ventilator 换气装置
ventral 腹侧
ventricular 心室
verbal 口述的
vertex 顶,头顶
vertical 垂直,垂直的
vessel 血管
Vibrio 弧菌;弧菌属
violet 紫
virulence 毒力,毒性
virus 病毒
vis 力
viscosity 黏稠度
visibility 可视性
vision 视力,视觉
vitamin 维生素
voice 声
volt 伏特(电位差。电压单位。来源于意大利名 A. Volta。)
voltmeter 电压计
volume 容积
vomiting 呕吐

VA vertebral artery 椎动脉
virulent antigen 毒力抗原
visual activity 视敏度(视力)
vitamin A 维生素 A(脂溶性维生素=vit A)
voltaic alternative 交流电

V-A vein-artery filling 静脉-动脉灌流

Vac vacuum 真空(=V)

VacA vacuolating cytotoxin A 空泡毒素 A

Vacc vaccination 种痘,接种
vaccine 疫苗
vaccinated 接种的

VAD vascular access device 血管插入装置(可持续注射)
ventricular assist device 心室辅助装置
vincristine, adriamycin, dexamethasone 长春新碱、阿霉素、地塞米松(多发性骨髓瘤化疗方案)

VAE venous air embolism 静脉空气栓塞

VAG vertebral angiography 椎动脉造影术

Vag vagina 阴道
vaginal 阴道的
vaginitis 阴道炎

Vag hyst vaginal hysterectomy 经阴道子宫切除术

VAH Veterans Administration Hospital 退役军人医院

VAIN vaginal intraepithelial neoplasia 阴道上皮肿瘤形成

VAKT visual, association, kinesthetic,tactile 视觉,联想,运动感觉,触觉

Val valine 缬氨酸(=V)
value 值
valued 有价值

VAMP vesicle associated membrane protein 小囊相关膜蛋白(与神经分泌颗粒的细胞膜相结合的蛋白质)

VAP variant angina pectoris 变异型心绞痛
ventilator associated pneumonia 换气机相关肺炎

vapor vaporization 蒸气化

VAR visual aural range 视听域
volt ampere reactive 电压电流反应性

var variant 差异的,变形
variation 变化,变更
variety 变化,变异

VAS visual analogue scale 视觉类似物标准

vas bund vascular bundle 血管束

Vas Rad vascular radiology 血管放射学

Vasc vascular 血管的,脉管的

Vasec vasectomy 血管切除术

VAT ventricular activation time 室壁激动时间

VATS video-assisted thoracoscopic surgery 电视辅助胸腔镜手术

VAZ vena azygos 奇静脉

VB venous blood 静脉血
Veronal buffer 佛罗那(二乙基巴比妥酸)缓冲液
vitamin B 维生素 B(=vitB)

VBAC vaginal birth after cesarean section 剖宫产后阴道分娩

VBAP vincristine, BCNU, adriamycine, prednisolone 长春新碱、卡氮芥、阿霉素、泼尼松龙(多发性骨髓瘤化疗方案)

VBDS vanishing bile duct syndrome 胆管消失综合征

VBI vertebra basilar insufficiency 椎骨脑底动脉循环不全

VBP vagal body paraganglioma 迷走神经神经节旁肿瘤

VBS Veronal buffered saline 佛罗那缓冲盐水

VC varicella chickenpox 水痘
venereal candidiasis 性病性念珠菌病
venereal case 性病病例
verrucous carcinoma 疣癌
villous capacity 绒毛容量
vinyl chloride 氯乙烯(职业性慢性氯乙烯中毒,表现为雷诺综合征,肢端溶骨症和硬皮病)
vital capacity 肺活量(正常男性约 3470ml,女性约 2440ml)
vitamin C 维生素 C(=vitC)
vomiting center 呕吐中枢

VCA viral capsid antigen 病毒衣壳抗原

VCC vasoconstrictor center 血管收缩中枢

VCD vacuum constriction device 真空压缩装置

VCG vectorcardiogram 心电向量图
voiding cystography 排尿膀胱造影术

VCR vincristine 长春新碱(=LCR)

VCS vasoconstrictor substance 血管收缩物质

VCSS vena cava superior syndrome 上腔静脉(闭塞)综合征

VCT venous clotting time 静脉血凝固时间

VCUG voiding cystourethrography 排尿性膀胱尿道造影

VD variable deceleration 变异减速
vascular dementia 脑血管性痴呆
venereal disease 性病
vessel disease 血管疾病
virus diarrhoea 病毒性腹泻
vitamin D 维生素 D(脂溶性维生素)(= vitD)
vitiligo dermatome 生皮节型白癜风
volume of distribution 分布容积

2-VD two-vessel disease 双支血管病变

VDA vigorous diagnostic approach 积极诊断法
visual discriminatory acuity 视觉辨别敏度
volumetric data acquisition 容积数据采集

VdB van den Bergh's test 范登伯格试验(胆红素检出法)

VDBT vascular dementia of Binswanger type 宾斯旺格型血管性痴呆(缺血性白质病变为主病变,初呈早老痴呆)

VDC vasodilator center 血管扩张中枢

VDCC voltage-dependent calcium channel 电压依赖性钙通道
voltage dependent calcium channel (膜)电位依赖性钙通道

VDEL venereal disease experimental laboratory 性病实验室

VDEM vasodepressor material 血管抑制物质

VDG venereal disease-gonorrhea 淋病性性病

VDH valvular disease of heart 心瓣膜病

VDM vasodilator material 血管舒张物质

VDRL Venereal Disease Research Laboratory 性病研究实验室

VDRR vitamin D resistant rickets 抗维生素 D 佝偻病

VDRT venereal disease reference test [of Haris] [哈里斯]性病标准实验

VDS vasodilator substance 血管扩张物质
venereal disease-syphilis 梅毒性性病

VDT video display terminals 电视显示末端(可能引起视觉障碍,计算机用语)

VDV ventricular diastolic volume 心室扩张期容积

VD/VT ratio of dead space to tidal volume 死腔与潮气量的比

VE variceal eczema 静脉曲张性湿疹
vascular ectasia 血管扩张症
vasogenic edema 血管源性水肿
ventricular extrasystole 心室性期外收缩
vesicular exanthema 小水疱性发疹,小疱疹
virtual endoscopy 仿真内镜
visual efficiency 视力效率
vitamin E 维生素 E(脂溶性,抗不妊症因子)(= vit E)

VEA ventricular ectopic activity 室性异位活动

VEB ventricular ectopic beat 心室性异位收缩

VECP visually evoked cortical potential 视觉诱发脑波

VED ventricular end diastolic 心室扩张终期

VEE Venezuelan equine encephalomyelitis 委内瑞拉马脑脊髓炎
Veg vegetable 蔬菜
vegetation 组织增殖
vegetarian 素食主义者
vegetarianism 素食主义
VEGF vascular endothelial growth factor 血管内皮细胞生长因子
Vel velocity 速度(= V)
VEM vaso-excitation material 血管兴奋物质,血管收缩物质
vent ventilate 换气
ventilation 换气
ventricle 室,心室,喉头室
vent fib ventricular fibrillation 心室纤颤(= VF)
VEP visual evoked potential 视觉诱发电位
VEPF vascular endothelial [cell] proliferation factor 血管内皮[细胞]增殖因子
VER vagina electric resistance 阴道电阻
visual evoked response 视觉诱发反应
Vert vertigo 眩晕
VES ventricular extrasystole 心室性期外收缩
Vet veterinary 兽医的
vet med veterinary medicine 兽医学
Vet Sci veterinary science 兽医科学
Vet MB Bachelor of Veterinary Medicine 兽医学学士
VF ventricular fibrillation 心室纤颤(心室无规律收缩状态,数分钟死亡)(= vent fib)
ventricular flutter 心室扑动
very fair 很公平
vitamin F 维生素 F
vocal fremitus 语音振颤
voice frequency 声音频率
VFC ventricular function curve 心室功能曲线
VG ventricular gallop 心室性奔马律
ventricular gradient 心室梯度
very good 非常好
vitamin G 维生素 G,核黄素旧名(= vitG)
VH Veteran Hospital 退役军人医院
viral hepatitis 病毒性肝炎
vitamin H 维生素 H,生物素旧名(= vitH)
v/h vulnerability/hardness 脆弱性/硬度比
VHDA very high density area 超高密度部分(图像诊断用语)
VHF very high frequency 超高频率
VI ventilation index 换气指数
via intermediates 经中间体(物)
viscosity index 黏稠度指数
vitamin I 维生素 I(旧名,在家鸽中防止消化紊乱的因子)
volume index 容积指数
VIA virus inactivating agent 病毒灭活剂
VIB vocational interest blank 对职业不感兴趣
Vib vibrate 振动
vibration 振动
vibratory 振动的
VIC vaporizer inside circuit 气化器内回路(密闭循环麻醉器呼吸回路组挥发性麻醉剂)
vasoinhibitory center 血管抑制中枢
VIG vaccinia immune globulin

牛痘免疫球蛋白
VIN vulvar intraepithelial neoplasia 外阴上皮内肿瘤形成
VIP vasoactive intestinal peptide 血管活性肠肽
vasoactive intestinal polypeptide 血管活性肠多肽
vipoma 血管活性肠肽瘤
voluntary interruption of pregnancy 自愿的妊娠中止
viper visual precision 视觉精度
virol virology 病毒学
vis vision 视觉,视力
visc visceral 内脏的
viscosity 黏稠度
viscous 黏稠的
vit vital 生命的
vitamin 维生素
vitreous 玻璃体的
vit A vitamin A 维生素 A(=VA)
vit A_1 vitamin A_1 维生素 A_1
vit B vitamin B 维生素 B(=VB)
vit B_1 vitamin B_1 维生素 B_1(抗神经因子,抗神经炎因子)
vit B_{12} vitamin B_{12} 维生素 B_{12}(动物蛋白因子,恶性贫血有效)
vit B_{12b} vitamin B_{12b} 维生素 B_{12b}
vit B_2 vitamin B_2 维生素 B_2(缺乏产生口角炎)
vit B_3 vitamin B_3 维生素 B_3(鸠发育因子)
vit B_6 vitamin B_6 维生素 B_6(抗皮肤炎因子)
vit Bc folic acid vitamin 叶酸
vit Bcx vitamin B complex 维生素 B 群(B_1,B_2 的总称)
vit C vitamin C 维生素 C(=VC)
vit D vitamin D 维生素 D(=VD)
vit D_1 vitamin D_1 维生素 D_1
vit D_2 vitamin D_2 维生素 D_2
vit D_3 vitamin D_3 维生素 D_3
vit E vitamin E 维生素 E(=VE)
vit G vitamin G 维生素 G(=VG)
vit H vitamin H 维生素 H(=VH)
vit K vitamin K 维生素 K(=VK)
vit L vitamin L 维生素 L(=VL)
vit M vitamin M 维生素 M(=VM)
vit P permeability vitamin 维生素 P,通透性维生素(毛细血管通透性保持正常)(=VP)
vit PP pellagra preventive vitamin 维生素 PP,糙皮病预防维生素(=VPP)
VITIES voltammetry at interface between two immiscible electrolyte solution 在两互不混合电解质溶液界面的伏特计
Vivi vivisection 活体解剖(动物)
VK vitamin K 维生素 K(=vit K)
VL vitamin L 维生素 L(肝滤液中一种活性成分)(=vit L)
V-L vitiligo-localis 局限性白癜风
VLA very low altitude 超低高度
VLB vinblastine 长春碱(抗肿瘤药)
VLBW very low birth weight 极低出生体重
VLCD very low calorie diet 超低营养饮食
VLCFA very long chain fatty acid 极长链脂肪酸
VLDL very low density lipoprotein 极低密度脂蛋白
VLDS verbal language developmental scale 口语发展量表(小儿言语发达迟滞的程度采用的标准)
VLED very low energy diet 超低

能量饮食

VLF very low frequency 超低频波

VLFA very long chain saturated fatty acid 极长链饱和脂肪酸

VLG venereal lymphogranuloma 性病性淋巴肉芽肿

VLIA virus like infections agent 病毒样感染因子

VLN very low nitrogen 超低氮

VLR very low range 超低域

VM vasomotor 血管运动

ventricular mass 心室肌（重）量

vitamin M 维生素 M（活性形式的叶酸，抗恶性贫血因子）（= vit M）

volt meter 伏特计，电压表

V-M vitiligo-mixed 混合性白癜风

VM-26 Vumon，teniposide 替尼泊苷（恶性肿瘤治疗药）

VMA vanillylmandelic acid，3-methoxy-4-hydroxy-mandelic acid 香草扁桃酸，3-甲氧基-4 羟基扁桃酸

Vmax maximal expiratory flow 最大呼气流量

maximum velocity of shortening 最大收缩速度

Vmax25 maximal expiratory flow in 25% vital capacity 25%肺活量时最大呼气流量

Vmax50 maximal expiratory flow in 50% vital capacity 50%肺活量时最大呼气流量（检测小气道阻塞的指标，实测值/预计值 < 70%，且 V50/V25 < 2.5，即认为有小气道功能障碍）

VMD veterinary medicine doctor 兽医学医生

VMR vasomotor rhinitis 血管运动性鼻炎

V-Ms vitiligo-mixed Sutton 伴晕痣（亚）型白癜风，萨顿病

VMS visual memory span 视觉记忆期间

VN vitronectin 玻璃体结合蛋白

VNC vesical neck constriction 膀胱颈狭窄

VNS vegetative nervous system 自主神经系

VNTR variable number of tandem repeat 串联重复（序列）的可变数（多型性 DNA 标志）

VO verbal order 口头命令，医嘱

Voc vocational 职业性的

Vocab vocabulary 语汇，字汇

VOD veno-occlusive disease 静脉闭塞性疾患

VOI volume of interesting 感兴趣的容积

Vol volume 卷（用于书籍、杂志表示卷数）

voluntary 自由意志的

volunteer 自愿者

vom vomitus 呕吐物

VP vapor pressure 蒸气压

vegetational pemphigus 植物性天疱疮

venous pressure 静脉压

ventricular paced 心室起搏的

verruca plantaris 跖疣，足底乳头瘤

vesicular pemphigoid 水疱性类天疱疮

vitamin P 维生素 P（一组黄酮类化合物）（= vit D）

V/P ventilation/perfusion（ratio）通气/灌注（率）

VP-16 Vepesid，etoposide 鬼臼乙叉苷，依托泊苷（抗肿瘤药）

VPA valproic acid 丙戊酸（抗癫痫药尤其适用于癫痫小发作）

VPB ventricular premature beat 室性早搏

VPC vapor phase chromatography 气相色层分析法

ventricular premature contraction 心室性期外收缩

volume-packed cells 红细胞压积

volume percent 体积百分数

VPD vapor phase decomposition 气相分解

VPF vascular permeability factor 血管渗透性因子

VPI vapor phase inhibitor 气相抑制因子

vegetable peroxidase inhibitor 植物性过氧化酶抑制物质

VPJ verruca plana juvenilis 青年扁平疣

VPP vitamin PP 维生素 PP（= vit PP）

VPR Voges-Proskauer reaction 优-普反应（大肠菌群分类反应）

volume pressure response 容积压力反应

VPS ventricular premature systole 心室性早期收缩

ventriculo-peritoneal shunt 脑室腹腔脑脊液分流术

vibrations per second 每秒振动数

VPW ventricular pressure wave 心室压波

VQ ventilation quotient 换气商

voice quality 声质

V/Q ventilation/perfusion ratio 通气/血流比例

VR variable response 可变反应

ventilation rate 换气率

vocal resonance 语响

vocational rehabilitation 职业性康复

volume residue 残气量

VRD viral respiratory disease 病毒性呼吸道疾患

VRI viral respiratory infection 病毒性呼吸道感染

VRP ventricular refractory period 心室不应期

VS vaccination scar 接种瘢痕

vaginal smear 阴道涂片

varioliform syphilid 痘疮样梅毒疹

venesection 静脉切开

ventricle 室

ventricular sensed 心室感知

ventricular septum 室间隔

ventriculus 胃，室

versus… 对…，对抗

very soluble 超易溶性

vesicular stomatitis 小水疱性口内炎

vesicular sound 小水泡音

veterinary surgeon 兽医、外科医生

vibration seconds 每秒振动声波数

vital sign 生命征候（指脉搏、呼吸及体温）

vsby visibility 能见度

VSD ventricular septal defect 心室间隔缺损

virtually safe dose 实质的安全用量

VSI very seriously ill 非常严重的疾病

VSM vasculo-syncytial membrane 血管合胞体膜

Vsn vision 视觉

VSP ventricular septal perforation 心室中隔穿孔

VSS visual sexual stimulation 视觉的性刺激

vital signs stable 生命征候稳定

VSSA virus specific surface antigen 病毒特异性表面抗原

VSTA virus specific transplantation antigen 病毒特异性移植抗原

VSULA vaccination scar on upper left arm 左上臂接种瘢痕

VT tidal volume 潮气量

total variance 总变异

vacuolating toxin 空泡化毒素

vacuum tuberculin 真空干燥结核菌素（真空中浓缩成 1/10 容积）

variable time 可变时间

ventricular tachycardia 心室性心动过速

vitamin T 维生素 T（增强血小板，抑制出血）

VTR video tape recorder 录像机

VU varicose ulcer 静脉曲张性溃疡

vitamin U 维生素 U（抗溃疡因子，源于卷心菜，甘蓝，圆白菜）

V-U vitiligo-universalis 泛发性白癜风

VV verruca vulgaris 寻常疣

V-V vitiligo-vulgaris 寻常性白癜风

v/v percent volume in volume 容积/容积百分比（一定体积中某个成分容量的百分数）

VVC vulvar verrucous carcinoma 阴唇疣样癌

VVR vasovagal reflex 血管迷走神经反射

VW venereal warts 性病疣

vessel wall 血管壁

von Willebrand [disease] 冯·维勒布兰德［病］（遗传性假性血友病）

V/W volume in weight 重量容量比

vWF von Willebrand factor 冯·维勒布兰德因子

VX varix 静脉曲张

VZ varicella zoster 水痘带状疱疹病毒

VZIG varicella zoster immunoglobulin 水痘-带状疱疹免疫球蛋白

VZV varicella zoster virus 水痘、带状疱疹病毒

W

W tryptophan 色氨酸（= trp）

wall 壁

warm 温

water 水

watt 瓦特（电功率单位）

weather 气象

Weber 韦伯（磁通量单位）（= Wb）

week 星期（= WK）

weight 重量

west 西方

western 西方人，西方的

wet 湿

widow 未亡人，寡妇

wife 妻子

wine 酒；葡萄酒

woman 女性

wrong 错误

5W when, where, why, what, work 何时，何处，为什么，什么，工作

WA when awake 觉醒时

WAIS Wechsler adult intelligence scale 魏克斯勒成人智力量表

WaR Wassermann reaction 瓦瑟曼反应，瓦氏反应（检测梅毒）（= WR）

WAS Wiskortt-Aldrich syndrome 维-奥综合征（伴血小板减少和湿疹的免疫缺陷病）

WAS World Association of Sexology 世界性学学会

Wash Washington 华盛顿

WAT weight, altitude, temperature 体重，身高，体温

white adipose tissue 白色脂肪组织

WAX weak anion exchange 弱阴离子交换

WB whole blood 全血

Wb 韦伯（= W）

WBC well baby clinic 育儿咨询

white blood cell 白细胞（正常为 4.0-10.0 × 10^9/L）

WBC DC white blood cell differential count 白细胞分类计数（正常参考值：中性杆状核粒细胞 1%-5%，中性分叶核粒细胞 50%-70%，嗜碱性粒细胞 0-1%，嗜酸性粒细胞 0.5%-5%，淋巴细胞 20%-40%，单核细胞 3%-8%。病理性中性粒细胞升高常见于：急性感染、严重组织损伤或急性溶血、急性失血、急性中毒、白血病及恶性肿瘤。中性粒细胞减少常见于：病毒及伤寒等感染、某些血液病、理化损伤、自身免疫性疾病、脾功能亢进等）

WBGT wet bulb globe temperature [thermometer] 湿球温度[温度计]（= WBT）

WBI whole body imaging 全身成像

whole body irradiation 全身照射

WBM whole boiled milk 完全煮沸乳

WBT waking body temperature 觉醒时体温

wet bulb temperature 湿球温度（湿度测定，用温度计测湿球温度）（= WBGT）

WC water closet 洗手间

wheelchair 轮椅

whooping cough 百日咳

without charge 免费

W/C wheel chair 轮椅

WCX weak cation exchange 弱阳离子交换

WD well differentiated 高分化的

wet dressing 湿敷

Wilson disease 威尔逊病（肝豆状核变性）

Wd ward 病房

well developed 发育良好

WDHA watery diarrhea, hypokalemia and achlorhydria syndrome 水泻低钾无胃酸综合征（见于分泌血管活性肠肽的胰腺瘤）

wDLE widespread discoid lupus erythematosus 广泛盘状红斑狼疮

Wds wounds 创伤，外伤

WD syndrome withdrawal syndrome 脱瘾综合征(脱瘾症状,特别是肾上腺皮质激素的症状更明显)

WEE western equine encephalomyelitis 西方马脑脊髓炎

WEEV western equine encephalitis virus 西方马脑炎病毒（美国西部流行的脑炎病毒）

W-F Weil Felix（reaction） 外-斐（反应）（诊断斑疹伤寒）（=WFR）

W/F white female 白人女性

ⅧWF factor Ⅷ related von Willebrand factor 第Ⅷ因子相关(冯)维勒布兰德因子

WFMH World Federation for Mental Health 世界精神卫生联合会

WFR Weil-Felix reaction 外-斐反应（斑疹伤寒血清凝集反应，正常参考值：凝集效价：O_{x2} < 1∶80；O_{xk} < 1∶80；O_{x19} < 1∶80。凝集效价增高常见于：斑疹伤寒）（=W-F）

WG Wegener's granulomatosis 韦格纳肉芽肿（以呼吸道坏死性肉芽肿、全身坏死性血管炎和肾小球肾炎为特征的疾病）

wire guide 导丝

WGA wheat germ agglutinin 麦胚凝集素

WGT window glass test 窗玻璃试验

WH watt hour 瓦特小时

wound hormone 创伤激素

WHA weak histocompatibility antigen 弱组织相容性抗原

WHHL Watanabe heritable hyperlipemia Watanabe 遗传性高脂血症

WHO World Health Organization 世界卫生组织（联合国专门机构，创建于 1948 年，为提高卫生保健而进行国际合作）

wrist-hand orthosis 腕手关节支具

WHVP wedged hepatic venous pressure 肝静脉楔压

wk week 周，星期（=w）

WK well known 有名的

wkly weekly 每周

WL wavelength 波长

WLCC white large cell count 大白细胞总数(正常：(2-7) × 10^9/L，主要反映中性分叶核粒细胞的绝对数值)

WLCR white large cell rate 大白细胞百分数（正常：50%-70%，主要反映中性分叶核粒细胞的百分数）

WL test waterload test 水负荷试验

WLN within limit of normal 正常范围内（=WNL）

W/M white male 白人男性

WMA wall motion abnormality（室）壁运动异常

World Medical Association 世界医学学会

WMS Wilson Mikity syndrome 威-米综合征（低体重出生儿肺功能不全）

WN wave number 波数

well nourished 营养良好

WNAP whole nerve action potential 全神经活动电位

WNL within normal limit 正常范围内（=WLN）

WO wash out 洗脱（药效试验时先停止类似药品相当期间后再开始新药）

written order 书面医嘱

W/O water in oil 油包水

WOB work of breathing 呼吸功

WOC without compensation 无代偿

WP wet pack 湿布包裹法

WPB whirl pool bath 涡流浴

WPC water pollution control 水污染管理

WPW Wolff-Parkinson-White［syndrome] 沃-帕-怀[综合征](心电图预激综合征)

WR Wassermann reaction 瓦瑟曼反应（检查梅毒）（=WaR）

Widal's reaction 肥达反应（正常参考值：O<1:160；H<1:160；A<1:160；B<1:160；C<1:160。凝集效价增高常见于：伤寒、副伤寒。临床上单份血清凝集效价超过1：160有诊断意义；双份血清测定，后次凝集效价增高更有诊断意义）

WRC washed red cell 洗净红细胞

water retention coefficient 水潴留系数

WS Waardenburg's syndrome 瓦尔登伯格综合征（先天性痴呆，鼻骨肥大，眼裂狭小遗传性疾患）

water soluble 水溶性，可溶性

work shop 讲修班，研讨会，车间

WSCC white small cell count 小白细胞总数（正常参考值：(0.8-4.0) $\times 10^9$/L，主要反映淋巴细胞的绝对数值）

WSCR white small cell rate 小白细胞百分数（正常参考值：20%-40%，主要反映淋巴细胞的百分数）

W-SS Warthin-Starry stain 沃率-斯塔蕊染色（银染色，用于幽门螺杆菌检查）

Wt weight 重量，体重

WTO World Trade Organization 世界贸易组织

WTPCF whole treponema pallidum complement fixation [test] 全梅毒螺旋体补体固定[试验]

WV walking ventilation 步行时肺换气量

W/V weight per volume 单位容积重量

WW window width 窗宽

WWW world wide web 全球信息网，万维网

WxP wax pattern 蜡型，蜡模

X

X axis (of cylindrical lens) 轴（圆柱）

chi X（大写），χ（小写）希腊语的第22个字母

cross，transverse X轴，横轴

exchange 交换

extra 外，在外，额外

female sex chromosome 雌性染色体

horizontal axis 水平轴

times 乘积；倍数；倍

xanthosine 黄嘌呤核苷（=Xao）

xenon 氙（54号元素）（=Xe）

xerose bacillus 干燥菌（上皮性干燥症）

xi Ξ（大写），ξ（小写）希腊语的第14个字母

X mean 总体的算术平均

x mean 样本的算术平均

Xa activated factor X 活性因子X

chiasma 交叉，染色体交叉点

xact exactly 正确

XAFS X ray absorption fine structure X线吸收微细结构

XAL xenon arc lamp 氙弧光灯

xan xanthine 黄嘌呤

XANES X ray absorption near edge structure X线吸收近边结构
Xanth xanthomatosis 黄瘤病，黄脂增生病
Xao xanthosine 黄(嘌呤核)苷
XAT X ray analysis trial X线分析试验
XC m-xylene diisocyanate m-二甲苯二异氰酸
X-C X chromosome X性染色体
xch exchange 交换
XCT X ray computed tomography X线计算机断层摄影
XD xanthoma disseminatum 播散性黄瘤
X-linked dominate inheritance X-连锁显性遗传
XDH xanthine dehydrogenase 黄嘌呤脱氢酶
XDP xeroderma pigmentosum 着色性干皮病
X ray diffraction powder X线衍射粉末
Xe xenon 氙（54号元素）（=X）
XE xerosis of epithelium 上皮干燥症
XEG X ray emission gage X线辐射计量器
XEMS X ray fluorescence element mapping spectrometer 荧光X线成分绘图分光计
xeno xenodiagnosis 动物接种诊断
xenodiagnostic 异体接种诊断的
xenograph 异体照像
xenographic 异体照像的
XES X ray emission spectrum X线辐射光谱
XF extra fine 超微的
XGPRT xanthine guanine phosphoribosyl transferase 黄嘌呤鸟嘌呤磷酸核糖转移酶
XH extra hard 超硬度的
extra heavy 超重量的
extra high 超高度的
XIM X ray intensity meter X线强度计
XIP exchange inhibitor peptide 交换抑制肽
X-ray（examination）in plaster 带石膏X线检查
xiph xiphoid 剑突
XL excess lactate 过剩乳酸
X-L X-linked 伴性的，X连锁的（由X染色体上的基因遗传）
XLH X-linked hypophosphatemia X-连锁低磷酸盐血症
XLHM hyper IgM syndrome 过剩IgM综合征
XLP X-linked lymphoproliferative syndrome X-性染色体连锁的淋巴细胞增生综合征
XLp X lipoprotein X脂蛋白
X-MG X-ray myelography X线脊髓造影
XMP xanthine monophosphate 黄嘌呤一磷酸
XO xanthine oxidase 黄嘌呤氧化酶
XOP X-ray（examination）out plaster 拆除石膏X线检查
XP xerosis parenchymatous 实质性干燥症
X ray photography X线照像术
XPA X-ray pulmonary angiography X线肺血管造影术
XPS X ray photoelectron spectroscopy X线光电子分光镜检查法
xpt except 把…除外，除…之外
XR xerox radiography 干板X线照像术
X-linked recessive［inheritance］

X-连锁隐性［遗传］

X-ray X ray X线

XRF X-ray fluorescence X线荧光

XRI X-linked recessive ichthyosis X连锁隐性鱼鳞病

XRM X-ray micro-analysor X线微小分析器

XRPM X ray projection microscope X线投影显微镜

xs chiasma 交叉

XSCID X-linked severe combined immunodeficiency X-连锁的重症联合免疫缺陷

XSP xanthoma striatum palmar 掌纹黄瘤

XT xanthoma tuberosum 结节性黄瘤

χ^2 test chisquare（χ^2）test 卡方检验（比较两个率时，可计算统计量 χ^2，再查 χ^2 界值表，可确定 P 值范围）

XTV X ray television X线电视

XX double strength 2倍强度

xxh double extra hard 2倍超硬度
double extra heavy 2倍超重量

XXX triple strength 3倍强度

XXXX quadruple strength 4倍强度

XXXXX quintuple strength 5倍强度

XY male 男性染色体

xyl xylose 木糖，五碳糖

XYY syn Double Y syndrome 双Y综合征

Y

Y longitudinal axis 纵轴
tyrosine 酪氨酸（= Tyr）
yard 码；庭院
year 年
yellow 黄色的
yield 收量，收率

YADH yeast alcohol dehydrogenase 酵母乙醇脱氢酶

YAG yttrium aluminum garnet (laser) 钇铝石榴石(激光)

ybr yellowish brown 黄褐色的

YC Y-chromosome Y-染色体

YCp yeast centromeric plasmid 酵母着丝点质粒

yd yard 码（英制度量衡长度单位，1yd = 0.91m）

y day yesterday 昨日

YE yellow enzyme 黄酶

yearb yearbook 年鉴

YEG yeast extract glucose 酵母抽取葡萄糖

YEH_2 yellow enzyme reduced form 还原型黄酶

yel yellow 黄色的

yelsh yellowish 黄色的

YEp yeast episomal plasmid 酵母附加体质粒

YEPD yeast extract peptone dextrose 酵母抽取蛋白胨和右旋糖

YF yellow fever 黄热病

Yip yeast integrating plasmid 酵母整合型质粒

Y-linked chromatosome Y linked Y染色体连锁的

YMB yeast malt broth 酵母麦芽肉汤

YNB AA/AS yeast nitrogen base without amino acids or ammonium sulfate 无氨基酸或硫酸铵的酵母氮源
yng young 青年
Y/O years old 年岁
YOB year of birth 出生年
YOD year of death 死亡年
YPD yeast/peptone/dextrose [medium] 酵母/蛋白胨/葡萄糖[培养基]
YPK yellowish pink 带黄色的粉红色
Yr younger 年轻的
yr year 年
yr, yrs year, years 年, 年龄
Yrb year book 年鉴
YRp yeast replicating plasmid 酵母复制型质粒
YS yellow spot of retina 视网膜黄斑
ysh yellowish 黄色的

Z

Z atomic number 原子序数符号
equivalent weight 当量重量
impedance 阻抗（电）
standard score 标准得分
zero 零，零点，零度=0（手握力评价）
zeta Z（大写），ζ（小写） 希腊语的第6个字母
zone 地带，地域，带
Z, Z′, Z″ increasing degree of contraction 收缩渐增示的记号
zam examination 试验
ZC zygomatic complex 颧骨复合体
ZD zero defects 无缺点
Z-DNA zigzag left handed double helical deoxyribonucleic acid 锯齿形状左手双螺旋脱氧核糖核酸
Z-E syndrome Zollinger-Ellison syndrome 佐-埃综合征
ZDV zidovudine (retrovir) 叠氮胸苷
ZEEP zero end expiratory pressure 无终末呼气压
ZG zymogen granule 酶原颗粒（电子显微镜用语）
ZIFT zygote intra fallopian transfer 受精卵输卵管内注入法
ZIG zoster immune globulin 带状疱疹免疫球蛋白（ZUG）
ZIGV venous zoster immune globulin 静脉带状疱疹免疫球蛋白
ZIP zoster immune plasma 带状疱疹免疫血浆
ZLA isotope with atomic number Z and atomic weight A 序号Z和原子量A的核素
Z line zigzag line 齿状线（食管胃黏膜连接部）
ZM Zimmermann reaction 齐默尔曼反应
zm zoom 变焦镜头（图像可扩大或缩小）
Zn zinc 锌（30号元素）
Zn s serum zinc 血清锌（正常参考值：0.84-1.59μg/ml（1.15μg/ml）体内微量元素含量测定）
ZOE zinc oxide eugenol 氧化锌丁香油酚（牙止痛药）
Zoo C Zoological Code 动物命名规约

zool zoology 动物学
zoological 动物学的
zos zoster 带状疱疹
ZPG zero population growth 人口零增长
ZPO zinc peroxide 过氧化锌
ZPP zinc protoporphyrin (RBC)(红细胞)锌原卟啉
zone of partial preservation 部分保留带
ZR zona reticularis 网状区
Zr zirconium 锆(40号元素)
ZTP zero temperature plasma 温度零度血浆
ZUG zoster immune globulin 带状疱疹免疫球蛋白(=ZIG)
zymol zymology 发酵学,酶素学
zz zigzag Z字形;锯齿形

附录 1

化学元素表

（按照元素符号的字母次序排列）

元素			原子序数	原子量
符号	全名	名称		
Ac	actinium	锕	89	227.0278
Ag	argentum（silver）	银	47	107.8682
Al	aluminium	铝	13	26.981538
Am	americium	镅	95	243
Ar	argon	氩	18	39.948
As	arsenic	砷	33	74.92160
At	astatine	砹	85	210
Au	aurum（gold）	金	79	196.96655
B	boron	硼	5	10.811
Ba	barium	钡	56	137.327
Be	beryllium（glucinum）	铍	4	9.012182
Bh	bohrium	铍	107	264
Bi	bismuth	铋	83	208.98038
Bk	berkelium	锫	97	247
Br	bromine	溴	35	79.904
C	carbon	碳	6	12.0107
Ca	calcium	钙	20	40.078
Cd	cadmium	镉	48	112.411
Ce	cerium	铈	58	140.116
Cf	californium	锎	98	251
Cl	chlorine	氯	17	35.4527
Cm	curium	锔	96	247
Co	cobalt	钴	27	58.933200
Cr	chromium	铬	24	51.9961
Cs	caesium	铯	55	132.90545
Cu	cuprum（copper）	铜	29	63.546
Db	dubnium	𨧀	105	262
Dy	dysprosium	镝	66	162.50

元素			原子序数	原子量
符号	全名	名称		
Er	erbium	铒	68	167.26
Es	einsteinium	锿	99	252
Eu	europium	铕	63	151.964
F	fluorine	氟	9	18.9984032
Fe	ferrum（iron）	铁	26	55.845
Fm	fermium	镄	100	257
Fr	francium	钫	87	223
Ga	gallium	镓	31	69.723
Gd	gadolinium	钆	64	157.25
Ge	germanium	锗	32	72.61
H	hydrogen	氢	1	1.00794
He	helium	氦	2	4.002602
Hf	hafnium	铪	72	178.49
Hg	hydrargyrum（mercury）	汞	80	200.59
Ho	holmium	钬	67	164.93032
Hs	hassium	𨭆	108	265
I	iodine	碘	53	126.90447
In	indium	铟	49	114.818
Ir	iridium	铱	77	192.217
K	kalium（potassium）	钾	19	39.0983
Kr	krypton	氪	36	83.80
La	lanthanum	镧	57	138.9055
Li	lithium	锂	3	6.941
Lr	lawrencium	铹	103	260
Lu	lutetium	镥	71	174.967
Md	mendelevium	钔	101	258
Mg	magnesium	镁	12	24.3050
Mn	manganese	锰	25	54.938049
Mo	molybdenum	钼	42	95.94
Mt	meitnerium	鿏	109	268

元素			原子序数	原子量
符号	全名	名称		
N	nitrogen	氮	7	14.00674
Na	natrium（sodium）	钠	11	22.989770
Nb	niobium	铌	41	92.90638
Nd	neodymium	钕	60	144.24
Ne	neon	氖	10	20.1797
Ni	nickel	镍	28	58.6934
No	nobelium	锘	102	259
Np	neptunium	镎	93	237
O	oxygen	氧	8	15.9994
Os	osmium	锇	76	190.23
P	phosphorus	磷	15	30.973761
Pa	protactinium	镤	91	231.03588
Pb	plumbum（lead）	铅	82	207.2
Pd	palladium	钯	46	106.42
Pm	promethium	钷	61	147
Po	polonium	钋	84	209
Pr	praseodymium	镨	59	140.90765
Pt	platinum	铂	78	195.078
Pu	plutonium	钚	94	244
Ra	radium	镭	88	226
Rb	rubidium	铷	37	85.4678
Re	rhenium	铼	75	186.207
Rf	rutherfordium	铲	104	261
Rh	rhodium	铑	45	102.90550
Rn	radon	氡	86	222
Ru	ruthenium	钌	44	101.07
S	sulfur	硫	16	32.066
Sb	stibium（antimony）	锑	51	121.760
Sc	scandium	钪	21	44.955910
Se	selenium	硒	34	78.96

元素			原子序数	原子量
符号	全名	名称		
Sg	seaborgium	𨭎	106	263
Si	silicon	硅	14	28.0855
Sm	samarium	钐	62	150.36
Sn	stannum（tin）	锡	50	118.710
Sr	strontium	锶	38	87.62
Ta	tantalum	钽	73	180.9479
Tb	terbium	铽	65	158.92534
Tc	technetium	锝	43	98
Te	tellurium	碲	52	127.60
Th	thorium	钍	90	232.0381
Ti	titanium	钛	22	47.867
Tl	thallium	铊	81	204.3833
Tm	thulium	铥	69	168.93421
U	uranium	铀	92	238.0289
V	vanadium	钒	23	50.9415
W	wolfram（tungsten）	钨	74	183.84
Xe	xenon	氙	54	131.29
Y	yttrium	钇	39	88.90585
Yb	ytterbium	镱	70	173.04
Zn	zinc	锌	30	65.39
Zr	zirconium	锆	40	91.224

说明：表内所列原子量采用 1997 年国际原子量表。

附录 2

十进制倍数和分数词首表（国际制）

因数	词头名称 英文	词头名称 中文	符号
10^{24}	yotta	尧［它］	Y
10^{21}	zetta	泽［它］	Z
10^{18}	exa	艾［可萨］	E
10^{15}	peta	拍［它］	P
10^{12}	tera	太［拉］	T
10^{9}	giga	吉［咖］	G
10^{6}	mega	兆	M
10^{3}	kilo	千	k
10^{2}	hecto	百	h
10^{1}	deca	十	da
10^{-1}	deci	分	d
10^{-2}	centi	厘	c
10^{-3}	milli	毫	m
10^{-6}	micro	微	μ
10^{-9}	nano	纳［诺］	n
10^{-12}	pico	皮［可］	p
10^{-15}	femto	飞［母托］	f
10^{-18}	atto	阿［托］	a
10^{-21}	zepto	仄［普托］	z
10^{-24}	yocto	幺［科托］	y

注：［ ］内的字，在不混淆的情况下，可以省略。

附录 3

希腊字母表

大写 正体	小写 正体	英文读音	中文读音（参考）	大写 正体	小写 正体	英文读音	中文读音（参考）
Α	α	alpha	阿尔法	Ν	ν	nu	纽
Β	β	beta	贝塔	Ξ	ξ	xi	克西
Γ	γ	gamma	伽马	Ο	ο	omicron	奥密克戎
Δ	δ	delta	德耳塔	Π	π	pi	派
Ε	∈，ε	epsilon	艾普西隆	Ρ	ξ，ρ	rho	柔
Ζ	ζ	zeta	截塔	Σ	σ，s*	sigma	西格马
Η	η	eta	艾塔	Τ	τ	tau	陶
Θ	ν，θ	theta	西塔	Υ	υ	upsilon	宇普西隆
Ι	ι	iota	约塔	Φ	ψ，φ	phi	斐
Κ	κ	kappa	卡帕	Χ	χ	chi	喜
Λ	λ	lambda	兰姆达	Ψ	ψ	psi	普西
Μ	μ	mu	米尤	Ω	ω	omega	欧墨伽

* 在词末时，小写不用 σ，而须用 s。

ISBN 7-81071-246-2
9 787810 712460 >